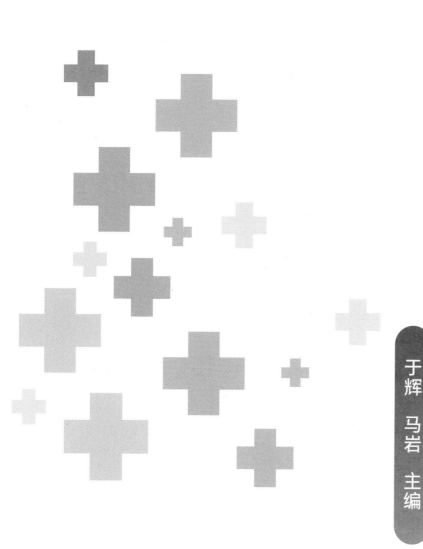

叙事护理

于辉 马岩 主编

U0386826

清华大学出版社
北京

图书在版编目（CIP）数据

叙事护理 / 于辉，马岩主编 . — 北京 : 清华大学出版社，2024.1
ISBN 978-7-302-63648-9

Ⅰ . ①叙⋯ Ⅱ . ①于⋯②马⋯ Ⅲ . ①护理学 Ⅳ . ① R47

中国国家版本馆 CIP 数据核字（2023）第 092243 号

责任编辑：辛瑞瑞
封面设计：钟　达
责任校对：李建庄
责任印制：沈　露

出版发行：清华大学出版社
　　　　网　　址：https://www.tup.com.cn，https://www.wqxuetang.com
　　　　地　　址：北京清华大学学研大厦 A 座　　　邮　　编：100084
　　　　社 总 机：010-83470000　　　　　　　　邮　　购：010-62786544
　　　　投稿与读者服务：010-62776969，c-service@tup.tsinghua.edu.cn
　　　　质量反馈：010-62772015，zhiliang@tup.tsinghua.edu.cn
印 装 者：三河市龙大印装有限公司
经　　销：全国新华书店
开　　本：185mm×260mm　　　印　　张：18.5　　　字　　数：337 千字
版　　次：2024 年 1 月第 1 版　　　　　　　　印　　次：2024 年 1 月第 1 次印刷
定　　价：118.00 元

产品编号：100457-01

编 委 会

主 编 于 辉 马 岩
副主编 夏春梅 王 瑶 李博艺 刘春艳 于 鑫
编 者 （以姓氏笔画为序）

于 辉（哈尔滨医科大学附属第一医院）

于 鑫（哈尔滨市第一医院）

马 岩（哈尔滨医科大学附属第一医院）

王 瑶（哈尔滨医科大学附属第一医院）

成思宇（哈尔滨医科大学附属第一医院）

刘春艳（哈尔滨医科大学附属第一医院）

齐冰洁（哈尔滨医科大学附属第一医院）

任亚男（哈尔滨医科大学附属第一医院）

李双双（哈尔滨医科大学附属第一医院）

李博艺（哈尔滨医科大学附属第一医院）

李斯博（哈尔滨医科大学附属第一医院）

肖 莉（哈尔滨医科大学附属第一医院）

宋绍娟（哈尔滨医科大学附属第四医院）

张盼盼（哈尔滨医科大学附属第一医院）

张静雯（哈尔滨医科大学附属第一医院）

陈 静（哈尔滨医科大学附属第一医院）

陈宏博（哈尔滨医科大学附属第一医院）

郑 琳（哈尔滨医科大学附属第一医院）

查灵芝（黑龙江省第二医院）

洪宇佳（哈尔滨医科大学附属第一医院）

夏春梅（哈尔滨医科大学附属第一医院）

高　迪（哈尔滨医科大学附属第一医院）

高　姗（哈尔滨医科大学附属第一医院）

唐园园（哈尔滨医科大学附属第一医院）

常广明（哈尔滨医科大学附属第二医院）

序言一

  翻开扉页，一个个案例跃然纸上，似故事一样娓娓道来了叙事护理的前世今生。我为此书的编者们致力于深化优质护理服务、推动护理内涵建设、促进护理人文教育，在叙事护理方面的深耕而感动。她们用细腻的笔触，多维度解析了叙事护理，深入浅出的让读者对叙事护理有学习、有思考、更有感悟，充分展示了叙事护理的魅力，所见证的视角，是护理学的理论发展和实践的高度融合；所体会的温度，是以人为本的关怀核心；所看到的情怀，是白衣天使的责任担当；这是医院品牌凝聚力的集中体现，也是医院高质量发展不可或缺的重要组成部分。

  初阅此书，眼前一亮；再翻此书，回味甘甜；三品此书，爱不释手。

  期待读者通过阅读此书，掌握沟通与分享的技能，培养出适应时代需求的"强理论、懂技术、善关怀"的有精湛、有温度、有情怀的专科护理人才。

哈尔滨医科大学人文学院院长

哈尔滨医科大学图书馆馆长

2023 年 12 月

序言二

护理，不仅是工作，也是爱和奉献。

护理，不仅是责任，也是使命和担当。

护理人员需要用丰富的专业知识守护患者的生命健康，而用心聆听、用爱关怀患者，可以驱散患者因病痛产生的痛苦和不安。要想切实做好护理服务，仅看到表面的护理问题还不够，只有用心去了解并理解患者背后的故事，才能在护理工作中赋予患者温度和力量。这种护理理念和方式，就是叙事护理。

目前，叙事护理正在被越来越多地提及，并被给予了越来越多的关注。第十二届中华护理学会指出：叙事护理已成为责任制整体护理的有机组成部分，同时，也是舒适护理的重要载体，是优质护理的重要途径。

叙事护理，用其独特的方式为"南丁格尔精神"赋予了新的精神内涵，它让我们懂得每位患者的每个故事都值得被尊重和倾听，让我们用心去感受人文关怀的重要理念。叙事护理以关爱为纽带，联系医护人员与患者的心灵，让彼此更加信任和依赖。本部由一线工作人员依据实际工作情况编写，书中案例均来自实际工作。本书编者扎根基层，立足临床护理一线，将知识传播和价值引领有机结合，旨在提升护士的思想水平、政治觉悟、道德品质和文化素养。广大从事护理工作的同仁可以通过对叙事护理概念、态度、方式、方法等方面的学习，将叙事护理的理念融入临床护理实践中，让每一个故事都成为治愈的力量，让每一次护理都充满温暖和关怀，让护理人员成为感受爱、付出爱、播撒爱的天使。

惟匠心以致远！这本书将无形的叙事护理，描绘成有形、有声、有爱的模样。护理人员学会这种叙事文化和方法，将更好地践行叙事护理这一理念。同时，建议医疗系统战线的相关单位要着力打造科室和医院的文化品牌，构建和谐医患关系，切实改善就医体验，助推医疗卫生事业的高质量发展。

陪伴是最长情的告白，守护是最温暖的陪伴，护士的陪伴让患者治愈之路的风景和体验都有了最美的答案。让我们一起用护理的叙事力量，帮助患者走出绝望，让更多患者看到希望之光。

范宇莹

哈尔滨医科大学护理学院院长

2023 年 12 月

前　言

《"健康中国 2030"规划纲要》中提出"加强医疗服务人文关怀、构建和谐医患关系"的精神，这也对护理高质量发展提出了更高要求。人文关怀是护理的核心，是构建和谐护患关系的关键。在人文护理之路上，叙事护理带着有温度的技术，领航先行。

护理不仅仅是一门科学，更是一门关于心的精细艺术。叙事护理作为新型的心理护理模式，也是哲学、人类学、社会学、文学等多学科交融的技术应用，其中，也承载着感动、责任、梦想。本书旨在优化护士的人文素养，提升护理内涵，打造优质护理服务新标准，进一步提高患者的就诊满意度。在为护士减压赋能的同时，增强患者对护士的信任感，构建和谐护患关系，提高护理管理者能力，塑造医院高水准的护理品牌。

叙述护理将成为护士掌握的新工具，也是助力优质护理的关键。本书集众人之长、剖析之精、实例之普，促进护理沟通、展示人文精神、深化护理内涵、丰富职业生涯。通过黑龙江省护理各领域专家，包括叙事护理带头人、研究生导师、心脏移植护理专家、安宁疗护专家、国家二级心理咨询师、护理教师、健康管理师、护理科研者等老师的优势互补与笔耕不辍，力求通过本书的学习，让护理工作者、护理管理者、护理教师以及学生，在叙事护理方面有质的提升。无论是整体系统的学习还是简单的浏览案例，都会带来生命的触动、灵魂的共鸣。包括从其中所获得的滋养、感动、泪目、欢乐、思维转换、能力提升，感受不一样的护理，体会缤纷的护理生涯。

共建、共享高质量的叙事护理。当护士在工作中用心、用情去触动患者的生命，那么他们与患者就成为了生命共同体，患者自然会对他们产生依赖和信任。

当护士积极回应和关注患者的心理需求，安慰、共情和照护患者，患者便知道不是一个人在和病魔战斗，便拥有战胜疾病的勇气。

叙事护理做为提灯引路之光,让护理人员和患者都可以遇见更好的自己,同时,也照亮了护理的品牌之路。期待读者从本书中,体会到有温度、有形状、有色彩的叙事护理。

于　辉

2023 年 11 月

目　录

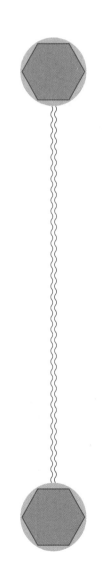

第一篇　绪　论

第一篇

绪　论

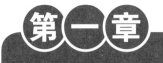

第一章　叙事护理概述

第一节　叙事护理的起源

一、叙事护理来源

叙事护理（narrative care）来源于叙事医学。叙事护理是叙事医学的重要组成部分，是现代心理学中的一种治疗方法。叙事治疗起源于 20 世纪 80 年代，其两位创始人是澳大利亚临床心理学家麦克尔·怀特（Michael White）和新西兰的戴维德·艾普斯顿（David Epston）。两人在实施家庭治疗时发现，使用讲故事等隐蔽的治疗方式往往可取得较好的效果，于是将这种治疗方法命名为叙事治疗，并于 20 世纪 80 年代提出了相关理论。1990 年，两人的代表作《故事、知识、权力——叙事治疗的力量》在北美发行，此书系统阐述了有关叙事治疗的观点和方法。随之，叙事治疗在北美、南美、非洲、亚洲、欧洲等很多地区和国家得到发展和推广应用。2001 年，美国哥伦比亚大学的教授丽塔·卡伦（Rita Charon）正式提出了"叙事医学"的概念，并指出其本质是"一种人性化的、有效的医疗实践模式"。丽塔·卡伦把叙事医学（narrative medicine）定义为具备叙事能力的医生，在借助文学叙述能力的同时力求对医学实践产生积极影响，开展有效的人道医疗实践活动。同时，其提出叙事医学的三阶段理论，认为叙事治疗的实施包括 3 个阶段：关注（完全投入地倾听患者叙事并观察）、表征（医务人员通过写作对患者疾病叙事进行反思）及亲和（采用富有同理心的姿态面对患者遭遇，满足患者需求）。叙事治疗与临床护理是相通的，叙事护理的模式与方法本质上也是人性化的、有效的护理实践活动。

"叙事医学"是一种实践医学的方式，它关注正患病的人，不但关注他的身体，也关注他的痛苦、心理感受和社会经济因素对所患疾病和治疗的影响，并会向患者表达这种关切。患者叙事不会作为不相干因素剔除，相反，这些故事会被作为诊断疾病的线索，了解患者的疾病进程、患病体验、患者诉求的有力工具。实践叙事医学的医务工作者会试着从患者的角度看待整个疾病和治疗过程、邀请患者和家属参与医疗决策，并主动去理解患者的想法、担忧和企盼；他们会主动反思自己的医疗实践、主动把这些故事以写作或讲述的形式分享给同行或公众。叙事医学的初衷是提供充满关怀的医疗，并在此过程中与各方建立良好关系。

叙事医学是多种因素相互作用的结果，患者的疾病叙事、文学理论、以患者为中心的医疗、医患共同决策都是叙事医学的共同来源。医学被称为"关于个体的科学"，无论关于疾病和治疗的一般性知识在总体人群中如何确定，运用到每个患者身上时总有不同，总有不确定性，因为每个人的经历不同、思维不同、身体特质不同，因而临床表现不同、病理改变不同，治疗方案也不完全一样，治疗效果也常常不同。怎么才能知道这些不同呢？就是要听患者讲述关于自己得病的故事。在患者所经历的疾病和医生所认识的疾病不匹配时，患者会感到不被理解，要讲出来让别人理解自己。卡伦曾说过"叙事医学是文学与医学学科的临床弟兄"。"文学与医学"研究领域始于1972年，致力于运用文学作品来培养医学生的共情能力，引导他们认识医学实践中的伦理问题。使医生在阅读中本能地去关注这些细节，而且关注细节的细读习惯可以迁移到医患交往中，变成"细听"的习惯。患者可以自由倾诉的前提是医生会专业地倾听，而这正是细读练习可以训练的。1996年美国学者在分析了当时临床医学决策过程、医患关系、卫生法案判决结果、医学教育和临床研究的现状后，宣布美国已经进入"以患者为中心的医学时代"。2001年美国国家科学院下属的医学研究所在其《全国卫生质量展望报告》中正式定义了"以患者为中心的医疗卫生"，即医生、患者、家属之间建立伙伴关系，以确保临床决策尊重患者所想、所需和意愿，患者能参与自己的照护或得到"做决定所需的教育和支持"，有效的医患沟通被认为是实现以患者为中心的医学的第一要素。虽然医学界不能确定"以患者为中心的医学"形成的具体原因，但研究表明让患者作为伙伴参与医疗过程的确有助于提高患者依从性，从而改善预后，通过此过程患者的生理和心理健康指标都得到了提高。以患者为中心的临床方法要求医生不仅从生理、病理、病因、治疗选择等纯粹生物医学的视觉来解释患者的病痛，由于患者对疾病的解释基于他对疾病的感受，因此医生还要关注患者的叙事。以患者为中心的医疗在很大程度上促使医生倾听以前被科学话语排斥的患者的声音，从建立有效的医患沟通、和谐的医患关系、有利于患者照护伙伴关系、提高患者满意度的目的出发，医生开始倾听患者的叙事。研究资料表明，如果患者参与到医疗决策当中，且医患交流不仅仅限于信息交换，而是包含医生主动倾听、患者提问、医生用非专业性技术语解释并提供各种治疗方案的信息，这种内容丰富的医患双向交流会使患者更容易参与到临床决策当中，患者的依从性也有较大提高。因此，医患共同决策被认为是提高患者依从性的主要手段之一，也是落实以患者为中心的医疗的主要途径之一。

"叙事医学"的概念从 2011 年被正式引入我国以来，得到迅速发展。叙事是人类思考、记忆和表达的最基本方式，生病中的人通过叙事来讲述自己的痛苦、伤心、绝望、希望、对疾病的思考等。叙事医学通过倾听患者叙述、关注曾被忽视的情感因素、再现患者所讲，达到与患者共情、建立关联和归属关系，从而建立医患间的互信，使患者得到良好的就医体验、医生得到职业满足感，实现医学人文关怀的真正落地。医学人文教育中要加入以细读文学作品和写作为手段的叙事医学内容，以便尽早培养医学生的叙事能力。随着对医学人文的不断倡导，叙事医学在国外蓬勃发展，临床医务人员通过"吸收、解释、回应患者的故事和困境"，使叙事护理渐成体系。近年来，国外学者开始从临床干预的视角对叙事护理进行重新定义。Aloi 将它定义成一种利用叙事手段实施护理干预的方法，帮助病患抛弃过去故事的情节，构建有积极意义的、崭新的故事。在叙事过程中，引导患者通过叙说自己的故事宣泄情感，不仅可以帮助患者、朋友、家人，同时护士在助人的过程中反思自我角色，使自己的心理得以不断成长，从而遇见更好的自己。叙事护理没有特定的定义，其概念来源于叙事医学。丽塔·卡伦将叙事医学定义为"具有叙事能力的医生开展的人道且有效的医疗实践活动"。在此基础上，叙事护理的概念可以界定为：具备叙事能力的护士开展的能够提供人道且有效的护理活动。在该护理过程中，护士理解患者表达的思想，体验患者的感受，回应患者的疾苦与困境，体察患者的需求，从而为其提供充满尊重、共情和生机的医疗照护。叙事医学的载体是"故事"，通过"讲故事"这个活动，把科技与人文有机地融入一体，让医护人员除了观察外表体征之外，还会体验患者内心疾苦，强化知－情－意，身－心－灵的整体互动，从而让患者表达思想、倾诉情感、宣泄情绪、反省自身，而医护人员则通过倾听故事理解患者，与其共情，并通过重新诠释故事，帮助患者摆脱疾病困扰，建构积极的生活态度。提高临床护士叙事护理能力。叙事能力是一组技能，包括聆听、阅读、认识、吸收和诠释，并且进入说听说读的故事里；叙事能力还包括对叙述者和聆听者之间存在的道德伦理复杂性的敏感和尊重，并且对听到的特权知识的感恩。而缺乏叙事能力的医护人员难以达成真正意义上的人际沟通，破坏患者对医护人员的信任感，这不仅阻碍了疾病的治疗效果，还可能导致患者放弃向医护人员求助。而多数临床护士虽有倾听患者故事的意愿，但缺乏相应的敏感性、技巧及信心。因此，针对临床护士叙事能力的培训迫在眉睫，可通过选取多种文学题材，以多种分享形式展开对倾听、阅读、提问、写作、反思等技巧在内的培训，有助于提高护理人员的叙事能力。

二、国外叙事护理的研究进展

国外对叙事护理的研究起步相对较早，早在 20 世纪 90 年代，叙事护理已经逐渐在国外兴起。到 2016 年底，全球已经有 19 个国家在开展叙事护理的相关研究。目前美国、英国的叙事护理研究较为领先，可能与其较早开展叙事医学教育、注重培养医务人员叙事能力有关。国外的叙事护理研究对象多集中于精神护理、创伤康复护理、癌症患者护理等方面，侧重于叙事的揭示作用，引导患者宣泄利于病情诊断与制定护理措施。国外的叙事护理，尤其是叙事医学被广泛运用在临终患者、老年患者、社区、肿瘤、创伤、精神等领域，其中，癌症患者和临终患者是相对集中的研究对象群体。原因在于，国外学者对癌症患者心理痛苦做了大量研究发现，心理痛苦已经成为第六大生命体征。而这些人群的心理痛苦是复杂且不断变化的，只有在真实的患病场景中才能真正被体现和诠释。患者的经历具有鲜明的故事特征，每位患者经历的痛苦过程都是故事，有患病治病过程，有生病的感受，有患者对自己的认识，有对生命意义的理解。叙事护理通过对患者故事的倾听、理解、重构达到对患者的理解、共情以及患者价值观的重塑。国内叙事护理实践应用的领域在三级综合医院，也有在社区临终关怀病房。其他人群中的叙事研究，如 Cynthia 在患者首诊中运用叙事医学的实践说明，允许患者讲出他们的故事，使治疗、护理结合他们的价值观，更具个性化，并且对患者更有意义。日本早稻田大学教授和田仁孝等创立的运用叙事医学制定的日本医疗纠纷调解制度，缓解了紧张的医患关系。此方法也值得借鉴和应用到护理领域。

三、国内叙事护理的研究进展

我国临床叙事护理尚处于初步探索阶段，近 5 年才逐步走进临床护理人员的视野。兴起之初主要集中在叙事教育领域。当前叙事护理研究热点主要集中于叙事护理，国内护理学者已将叙事护理应用于癌症患者、老年慢性阻塞性肺疾病患者、自然分娩产妇、脑梗死抑郁患者、重症监护病房不同文化水平患者家属、糖尿病视网膜病变患者、经皮冠状动脉介入术后患者及中心静脉导管维护等方向。其他方向的叙事护理研究相对不足，有待深入开展。李春，中国石油中心医院院长助理，中国叙事护理开拓者，运用微信平台，系统地介绍了叙事的理念，结合临床护理工作中的应用，积累了大量宝贵的经验。李春对学问的追求可谓孜孜不倦，锲而不舍。她在 2016 年 8 月出版了《叙事护理》，写作本书之前，她对国内外有关叙事疗法和叙事医学的理念与实践做了大量深入的学习和检验。因此让人对临床护理工作中遇到的一些困难能够迎刃而解、茅塞顿开。李春的《叙事护理》推动了我国叙事医学和叙事护理事业的发展，每一位热爱临床护理工作的人，都会从本书中获得很多启发，大大提高工作的价值和人生的幸福感。

四、叙事护理的理念

叙事护理发扬以人为本的护理理念，是一个全新的人文护理实践领域。它把社会、历史和文化的因素带入护理过程中，从身体的数据化到身体的文学化，为我们打开了患者心灵的窗户，让我们见证患者及其家属的疾病境遇和心灵疾苦，从而结成目标一致的利益共同体。注重人文关怀，不仅有助于护士职业精神的提升，而且也为患者提供了优质的护理服务，将成为护理人员必须掌握的护理技能之一。也有利于构建良好的护患关系，当在对患者进行叙事护理时，我们使用的不是一种可以置身事外的工具或技术，而是一种生命态度，不仅仅是救治患者的肉体，更重要的是救赎患者的灵魂，促进社会适应和自我认同，改善生活质量，从而提高患者的满意度。因此叙事护理在我国有较大的发展空间，且在各个护理领域都有广阔的应用前景。

第二节　叙事护理的发展

叙事手段可以成为一座连接医患与护患的桥梁，通过整合医疗或护理活动的分歧，以达到医生、护士与患者的一致状态。

随着医学模式的转变，护理工作的内涵被不断丰富，这也促使护理服务向着人性化、高质量方向发展。人文关怀作为文化护理的核心和改善护患关系的润滑剂，被提上了新的高度。而叙事护理作为护理人文关怀开展的新方式，对于护理人文关怀的落实十分重要。

一、叙事护理的现状

（一）叙事护理教育研究

叙事护理教育以培养临床护士和学生的叙事护理知识和能力为目的，有效推动了护理的人文发展。

国外的叙事护理教育开展较早，为培养学习者的叙事能力，将诗歌、漫画、书面散文和视觉艺术等艺术素材融入叙事护理教育，发展反思性实践。通过组织临床护士精细阅读文学作品、漫画等艺术作品，例如：优秀的医学作品、高质量的影片、医护人员的工作日记、患者的自述等，指导其进行反思性写作和探讨，通过让护士从不同角度理解艺术作品中蕴含的文化含义和人文精神，提升其同理心，提升其对患者的行为、表情、情绪的感受能力，继而提升护士的叙事护理能力。

国内叙事护理教育的初步探索，借鉴了国外的叙事护理教育成果，成为我国护理教育者推进护理人文发展的新方式。目前，国内的叙事护理教育课程主要包括以Fink整合课程设计模式为理论指导开发的《叙事护理学》课程和基于布鲁姆目标分类理论及叙事教育学理论构建的结构化叙事护理培训课程。其分别构建了叙事护理课程的理论体系，补充了针对临床护士的具体实践技能和方法，为叙事护理的开展提供了理论基础。

国内对叙事护理教育的研究，目前尚处于初步阶段，叙事护理教学模式、教学理念及教育资源的发展尚不成熟，叙事护理教育刚刚兴起，未广泛开展。我国护理专业的教学者，也开始逐步重视叙事教育的独特优势，其在护理多个学科中得到了应用，有待于在更多学科进行深入研究。

（二）叙事护理临床实践研究

国外多采用基于艺术的叙事以及Murry叙事框架法与护理对象进行有效的健康教育或良好的沟通与交流。美国的ICU护士采用Murry叙事框架法，通过倾听、识别并记录患者生活中的关键事件，挖掘重要的生命事件确定家庭支持对患者战胜疾病的重要意义，助力患者在亲情的鼓舞下，重构生命故事。

Adam等通过分享母乳喂养主题的叙事性电影素材，对围产期孕妇进行健康教育，借助电影生动形象的表达方式，提高孕妇对婴儿喂养健康知识的认知及促进健康行为。

国内学者在借鉴国外叙事护理实践经验基础上，提出叙事护理实践模式，将其分解为关注、理解、反思和回应4个步骤，应用于自然分娩的产妇、老年慢性阻塞性肺疾病患者、妊娠合并系统性红斑狼疮患者等人群，使叙事护理在临床护理中发挥积极作用。

但由于叙事护理实践处于探索阶段，护士倾听、解构等叙事方法运用不成熟，沟通时间和叙事场所缺乏，在一定程度上限制了叙事护理的发展。

（三）叙事护理管理研究

在叙事护理发展过程中，护士作为叙事护理的实践者，不断提升临床护理服务质量，也成为叙事护理的服务对象和受益者。护士长期处于复杂的工作环境，由于需要应对较大的工作压力及缺乏发泄情绪的机会，面临着巨大的心理压力，这对护理队伍的稳定及护理质量的提升，带来巨大挑战。

叙事护理对此提供了一个有效解决途径，有研究显示，让护士分享他们在工作中的故事，寻找护理职业中有意义的闪光点，可以帮助其发现职业价值，从而提升职业认同感和幸福感。国内学者也将这种方法借鉴到肿瘤科、急诊科、普外科等多个学科，开展医院层次、学科层次的培训、沙龙等活动，激发护士的工作潜能，降低焦虑、抑郁情绪，稳定护理队伍。叙事护理在护理管理中已初见成效，但开展范围仍有限。

二、多维度的叙述护理

我们强调以人为本，强调以实施整体护理为出发点。运用叙事护理的方法，就能将患者的过去、现在及未来连成一个整体，并从中透露出"身体 – 心理 – 社会 – 精神"4个层次的需求。

目前，国内外学者对叙事护理的研究逐渐由关注层面转为干预层面，并通过不断尝试证明，通过叙事护理临床干预可以达到改善患者情感体验、提高护理工作效率、和谐护患关系等目的。

（一）涉及多个科室、地区

叙事护理在临床多个科室开展应用，在多个地区、不同等级的医院均有推行，但范围仍很局限。临床应用叙事护理的科室有肿瘤科、普外科、心外科、心内科、神经内科等，包含三级医院、二级医院等。

例如，《叙事护理在乳腺癌患者手术室护理中的应用效果分析》《长春市三级甲等医院临床护士医学叙事能力现状及影响因素分析》《叙事护理在国内外急诊护理实践中的研究进展》《叙事护理干预在肺癌患者中的应用效果及对 SAS、SDS 评分的影响》等文章探索了叙事护理的现状、进展、影响因素和应用效果。

叙事护理不仅融入了日常护理工作中，在护士专科化发展的过程中，它也被应用于慢性伤口患者。《叙事护理在慢性伤口患者中的应用效果观察》一文探讨了叙事护理对慢性伤口患者心理状态和生活质量的影响，得出慢性伤口患者接受叙事护理可减轻患者焦虑、抑郁情绪，促进患者伤口愈合，提高生活质量，从而提升护理满意度的结论。

《叙事护理在社区中老年女性压力性尿失禁患者健康教育中的实践与思考》将叙事护理贯穿在社区中老年女性压力性尿失禁患者的健康教育实践工作中，构建了合作信任的护患关系，提高了健康教育的工作质量，达成了疾病干预的目的。

（二）基于循证的叙事护理

循证医学与叙事护理整合，通过不同的视角证明叙事护理在护理领域的应用价值。

《基于循证与叙事构建肠造口适应实践模式》一文将叙事护理与循证医学相联合，用于造口专科护理实践，证明了叙事与循证联合可用于造口适应实践的应用，叙事可发挥评估收集资料、健康教育、心理干预、质性研究的联合作用，易于探索患者的内心体验。

《循证护理联合叙事护理对慢性阻塞性肺疾病氧疗患者治疗依从性及自我感受负担的影响》通过循证护理联合叙事护理对慢性阻塞性肺疾病氧疗的患者进行干预，能提高患者治疗的依从性，减轻患者自我感受负担。

《叙事护理结合循证护理对行 PICC 置管恶性肿瘤患者的影响》对行 PICC 置管的恶性肿瘤患者采用叙事护理结合循证护理的方法，有助于降低深静脉血栓发生率，提升患者依从性，缓解其心理焦虑状态，提高患者生活质量。

总之，循证医学与叙事护理结合的研究，虽然开展的数量较少，但效果良好，已成为今后叙事护理的发展趋势之一。

（三）叙事护理的量性研究、质性研究

叙事护理，在护生、新入职护士、资深护士、护理专家乃至护理管理者中，均已开展不同层次、不同深度的研究。例如，《实习护生发生护理过失的叙事研究》《ICU实习护生参与叙事护理体验的质性研究》《优质护理模式下肿瘤科新入职护士进行叙事护理心理体验的质性分析》《小儿外科临床护士叙事护理培训效果的质性研究》《临床护士人文关怀、共情及护理叙事能力相关性研究》和《社区签约护士叙事护理体验的质性研究》。

还有通过了解医院护理部、护士长等临床护理领导者在叙事护理的推行、管理过程中的真实体会，聚焦叙事护理临床推广应用的质性研究等。

以上均为有效推行叙事护理提供了参考。

（四）叙事护理与相关方法的联合应用

叙事护理与相关方法联合应用进一步提高了护理水平。

1. 叙事护理结合团体认知行为干预　叙事护理结合团体认知行为干预在主动脉夹层覆膜支架置入术后患者中的应用效果评估中，比较两组的情绪评分及自我感受负担评分，得出叙事护理结合团体认知行为干预可缓解主动脉夹层覆膜支架置入术后患者的不良情绪，减轻其疾病负担的结论。

2. 叙事医学结合 OSCE 模式　血液透析中心护理质量是提升终末期肾脏疾病患

者生活质量的关键，《叙事医学结合 OSCE 模式在培养血液净化护士人文素质中的应用》实施叙事医学结合 OSCE（Objective Structured Clinical Examination，客观结构化临床考试）模式，有效提升了培训质量，强化护生自主学习能力和核心能力，提升了他们的人文素质。

更多的叙事护理与相关方法的联合应用，期待护理专家们继续探索、研究与实践。

三、对我国叙事护理的启示

（一）加强临床护士叙事护理理论及能力的培训

目前，国内的叙事护理能力培养体系尚处于探索阶段，临床护士由于缺乏相应的叙事护理方法，无法达到预期的沟通效果，缺乏理解和分析患者疾病故事的能力，临床叙事护理实践受到限制。护士作为陪伴住院患者时间最长的人，在沟通上有更多的时间，更具亲和力，但缺乏沟通及护理技巧。

这提示我国护理管理者应加快构建具体可行的叙事护理能力培养模式，让临床护士在学习相关理论知识的同时，通过情景模拟、成功开展叙事护理实例分享及叙事反思分享，帮助临床初学者将叙事护理知识通过临床实践应用到护理工作中，以提升护理工作者的叙事护理能力，促进叙事护理实践的有效开展，切实帮助临床患者解决实际疾病困境、改写疾病故事结局，以提高护理人文关怀的内涵与温度。

（二）拓展叙事护理的应用范围

目前，国内的叙事护理实践主要通过借鉴国外的 Murry 叙事框架和基于艺术的叙事，帮助外化、解构临床患者的疾病故事，对于传记叙事法的应用较为少见，可考虑将其运用到患者的临终关怀护理中，作为系统回忆生命故事、提升生命末期生活质量的一种借鉴。目前，我国的叙事护理主要运用在临床患者中，未来也可在门诊患者中进行应用。与此同时，护理工作者可尝试将叙事护理实践引入我国支持性照护和延续性护理中，以修复疾病对患者身心健康造成的损害，重建患者自我意识，进而提升临终关怀和居家照护质量。此外，基于大健康理念，叙事护理的开展范围还可以由社区护士向处于不同生命周期的、不同区域表现出叙事需求的人群扩展，通过叙事护理改善居民的不良情绪，满足由于各种原因导致的倾诉需求，走出生活困境，前移护理节点，避免由于不良情绪导致的心理及社会问题。

（三）为护士开展叙事护理提供便捷途径

可考虑在医院设立专门的叙事护理门诊；构建互联网叙事护理交流平台，在医院微信公众号或科室微信公众号设置叙事护理网上咨询模块，让有需求的患者通过线上下单的方式选择经过专业培训、具有一定资质的护士为其提供叙事护理服务；也可为患者提供私密空间，帮助患者更好地找寻专业护理支持；同时可以开拓病友故事分享等讨论空间，为同病相怜的患者在虚拟空间中找寻共鸣和支持。

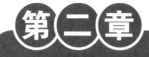

第二章 叙事护理精神、理念

第一节 叙事护理精神

一、叙事护理精神概述

随着叙事医疗的迅速发展，叙事护理也逐渐被重视。叙事护理是在叙事医学的基础之上，结合临床护理学的专业特点衍生的，由于我国对叙事护理的研究还在起步阶段，因此其概念目前仍无统一界定。叙事护理也是人文护理的延续，总结国外学者的观点可将叙事护理暂定义为：护士通过面对面访谈方式与患者进行言语和肢体的交流，并在听其讲述疾病故事的过程中观察患者的表情变化，对故事进行反思总结，继而帮助患者重新构建生活或疾病故事，从中发现护理要点，总结现有护理学专业知识为患者提供科学有效的护理措施，从而实现临床干预。在叙事护理概念中护士是关键所在，而护士的专科知识、人文素质和叙事能力更是叙事护理的重中之重。

人文与健康照护自古以来就被认为是紧密相连，但又路径不同的两个学科。但从实验医学时代开始，尤其是循证医学时代，这两个学科似乎越走越远，甚至有背道而驰的趋势。美国作家医生赛尔泽（Richard Selzer）的《掷铁饼者》（*The Discus Thrower*）、克西（Ken Kesey）的《飞越疯人院》（*One Fleu Over the Cuckoo's Nest*）等经典文学作品和临床叙事作品里，都讲述过医护人员冷漠无情对待患者的故事，这也说明了世界各国都普遍存在着医护之间共情能力枯竭、医患之间情感疏离的现象。尽管这些文学作品与专著、论文集等具有专业性的文章有所区别，但是我们不可否认文学创作多来源于生活，甚至是在反映现实生活表象下的隐藏寓意，所以当下尤为重要的是如何积极提升医护人员的人文素养和叙事素养。

循证医学的快速发展也带来了精准医学的逐渐普及。精准医学有可预测、可预防的特征，是体现患者个体性、心理认知状态、参与性的医疗模式。精准医学时代对患者的人生境遇、身份和心理特征的多样性和差异性更为重视。精准医学模式的终极目标不是单纯地治疗疾病，而是根据个体差异性制订出最优方案，以最大化实现全生命周期的健康，是科学技术达到顶峰之后回归人文的医学新模式。当代护理教育者应当着重思考如何在精准医学时代重新将两者真正融合在一起。在医护职业的继续教育阶段要多开展人文教育，让每一位医护人员都能保持人文心和共情感的初心。

近年来，护理领域提倡人文关怀的呼声越来越高，也有管理部门强调护理人文对护理教育和实践的重要性，但目前护理人文教育的现实状况仍停留在技巧和技术层面，缺乏顶层设计和体系构建，不是真正意义上的人文教育。护理人文教育的规范化、体系化和具体化仍需进一步完善。

叙事是人类表达情感的基本方式，个人的经历故事体现在人类生活的各个层面。医学与叙事这一人文新理念主要体现在医学与语言、医学与艺术、医学与文学的关系中。以主体性和个人化故事为特征的叙事医学正逐渐成为引领医学新时代的重要实践模式。在医学教育领域开展叙事医学人文学科，并在实践中遵循叙事医学理念与原则，是实现个人化精准医疗的重点研究课题。

叙事是医护人员与自我、医护人员与患者、医护人员与医护人员、医护人员与社会之间的本质关系。因此，叙事护理与叙事医学一样，既是一种教育哲学，也是一种职业技术。

护理职业创始人南丁格尔曾言，护理是一种有智慧的管理和照顾患者之道，护理界并不缺乏人，缺乏的是精英；不产生护理精英，护理永远没有发展，永远是低水平。除了运用生物学知识外，还要运用人文科学知识来为患者服务，使不同需求、不同状态的患者在最短时间内达到治疗或者康复需求的最佳身心状态，这本身就是一项"最精细的艺术"。

叙事护理作为一种临床人文护理的实践模式，展现了护理人员的生命智慧，打破了医护人员生物学机制的局限，提升了护理实践中的情感叙事和人际关系。一位善于倾听的医生或护士能够跨越主体经验和时空障碍，通过共情去感知自我和患者之间的相处之道，从情感上理解患者的处境与焦虑、恐惧、愤怒、沮丧等心理，实现与患者间的视域融合，协助患者构建完整、有意义、有逻辑的叙事方式，达成主体间的共识。循证医学时代正在与精准医学时代传递接力棒，只有在医学教育和临床实践中大力提倡和应用叙事护理，将个人化叙事真正融入护理过程中，精准医学时代才真正到来。

二、叙事护理精神的解析

（一）叙事护理的态度

叙事护理面对生命的态度是尊重、好奇、谦卑。

尊重在古语中的解释是指将对方视为比自己地位高而必须重视的心态及言行，现在已逐渐引申为平等相待的心态及言行。护士对患者的尊重是发自内心真正地接受患者，将患者放于与自己价值、尊严、人格等方面平等的地位，做到与患者共情，积极且正确地关注患者的疾病状况、人生观、价值观、喜好、认知能力、精神导向等，继而无条件地接纳、包容并与之平等交流，让患者时刻有被重视的感觉，使其放下戒备打开内心世界的大门，愿意与护士讲述自己的故事，倾诉内心的感受。同时护士给患者的反馈也一定是正向的、毫不敷衍的。生而为人，我们本就平凡，但是平凡的人都值得尊重，无关年龄、身份、地位，每个人都应得到基本的尊严。懂得尊重的人往往能在尊重他人中成就自我，而不懂尊重的人待人接物往往以自我为中心，不得人心。

《礼记》中有一则家喻户晓的故事：齐国发生饥荒，一位名叫黔敖的富翁决定赈灾，当他看到一个衣衫褴褛却用袖子遮住脸的人，便吆喝着："喂！来吃吧。"不料那个饿汉坚定地说："不受嗟来之食。"黔敖这才意识到自己的言语是多么侮辱别人。赈灾本是善举，但他的言行中却透露着高人一等的姿态，从而导致那位有气节的灾民饿死街头。护理本是疗愈，不要让高傲的言语和行为伤了患者的心。

随着现代医学的不断发展，护理事业越来越被重视，护士也在不断塑造正能量的形象。护士拥有丰富的专业知识，在患者的心中也从只会扎针换药的"小护士"摇身变成各个护理领域的专家，而在叙事护理过程中，我们如果也以护理专家的身份自居，以居高临下的姿态去跟患者对话，就会让患者有压迫感和窒息感。谦卑并非自降身份地放低姿态，而是说我们每个人都是各自领域的专家，在护理知识方面具备专业性，但现在我们叙事护理要做的是充分了解患者，拉近护患距离，让患者真正信任我们。对于患者而言，他才是最了解自己疾病发生发展过程的人，他才是最了解自己感受的人，他才是自己的专家，因此我们与患者对话的时候，一无所知的我们不得不谦卑，虚心请教方可完成叙事护理的第一步。华夏五千年历史长河中，谦逊始终都被认为是一种美德，一种修养，更是一种智慧。不懂装懂，自高自大者，则总是面目可憎。莎士比亚曾说："谦逊是最高的克己功夫。"我们也该始终保持一颗敬畏之心，褪去浮躁与骄傲，脚踏实地，在护理事业中奋力成长。

好奇，并不是指医护人员要对患者有很多的疑问、怀疑，而是说医护人员所面对的这个生命，他的行为、情绪、认知，他为什么会有这样的行为和这样的情感而产生好奇，是对这位患者在此时此刻的好奇。作为独特个体存在的人，患者对于自身疾病的感知和体验是独特的，所以我们应执着探索，去靠近患者和他的家庭，目的是疗愈患者被疾病折磨导致的心灵创伤，而不是为了满足自己的好奇心而对患者的痛处刨根究底，穷追不舍。患者乐意分享什么我们就倾听什么，尊重患者的隐私，不逼迫患者说自己不想说的事情，时刻牢记我们是为患者服务的，这才是叙事护理的真正意义。

【案例2-1】 先跟自己和解

有一次我正在值夜班，突然接到门口保卫处的电话，说有一位先生来探望病房的住院患者王先生。

我："抱歉，疫情防控期间不可以探视。"

这位先生说："我给他打电话他不接，麻烦你让他到门口来，我跟他说两句话。"

我："请您稍等。"

随后我到病房对王先生说："王先生，门口有人找您，想和你说两句话……"

我话还没说完，王先生生气地说："不用搭理他，不见，赶紧让他滚蛋！"

我告诉这位先生："不好意思先生，王先生不愿意去。"

这位先生："我明白了，谢谢。"

这个时候我就不太理解了，有人来看望自己，王先生为什么非但不高兴，还要发这么大的火呢？王先生今年81岁，2年前做过肾结石手术。他给人最深刻的印象就是乐观，然而自从那位想要探视他的先生出现以后，王先生的脸上就失去了往日的笑容。他的心情牵动着我，我心想怎样才能帮助到他呢？思来想去我走进了他的病房。这个时候我是怀揣好奇，带着尊重，以谦卑之心，尝试走进王先生的生命故事。

我："王先生，我看您这几天心情一直不太好，可以聊聊什么原因吗？"

王先生突然激动地说："那人就是个混蛋，这辈子我都不想再见他，孽子！"

我："王先生您先消消气，如果给您这几天的状态起个名字，您觉得哪个词比较合适？"

王先生："我这几天的状态就叫没有状态吧，如果非要形容，也只能用无奈来形容了。"

我："王先生，您什么时候开始有这种无奈的感觉的呢？"

王先生："两年多了。"

我："王先生，您连疾病都不怕，要不咱们试试和这个无奈握手言和好吗？"

王先生："谢谢你这么关心我，那我就和你说说吧，那天门口来的那个人是我小儿子，他来找我就没别的事，肯定是来找我要钱，不然他怎么可能还记得自己有我这么个爹呢！我最生气的就是他没有人性，平时从来不出现，不关心我，现在我都住院了，还想着要我钱。"

我："您和您小儿子关系一直这样吗？"

王先生："那倒也不是，3年前他来找我要钱，我没给，从那以后他就记我的仇，不来看我了。"

我："看来您真是生小儿子的气了，那他有让您满意的地方吗？"

王先生突然眼里有了光，说："他教育孩子还是不错的，我那小孙子当初考上了重点高中，之后又考上了名牌大学的本硕博连读，学习特别好。"

我："王先生，这可真是值得骄傲啊，您的小孙子真优秀。"

王先生："其实只要他们一家人过得好，就行了。"

我："那您和小儿子有没有好好聊过，把这件事说开呢？"

王先生："哪有，聊不了两句就开始吵架了。"

我："父子之间骨肉亲情，打折骨头连着筋，关系也不是说断就能断的，那您有没有想过改善和儿子的关系呢？我感觉您还是关心他的，您看你们不怎么联系，他也知道您住院了。还提着礼品来看您，他是不是也很担心您呢？"

王先生若有所思，不说话了。时隔3天，王先生脸上又恢复了笑容，早上查完房，拉着我悄悄地说："小陈，我想开了，也不想计较那么多了，我这个岁数了，也不知道能活到哪天，不想带着遗憾离开，毕竟那是我儿子，我要乐观起来。"

我笑着给王先生竖起了大拇指，说："您现在感觉如何？还有无奈的感觉吗？"

王先生："哎，时间这么久了，关系怎么可能说缓和就缓和了呢？我不过是先跟自己和解罢了。"

我说："您要不要给小儿子打个电话聊聊呢？"

王先生此时又沉默了。

王先生住院第7天的时候，我："王先生，医生说您的病情稳定，明天就可以出院了。"

王先生："我正想找你呢。你有空不？跟你聊聊。"

我迫不及待地说："我现在就有空呀！"

王先生："听了你的建议，昨天我给小儿子打电话了，如果一直僵着，我就这样走了还真是遗憾，所以我敞开心扉和他聊了很多。原来他也有难处和压力，他和媳妇都没稳定的工作，孩子大了，花钱的地方多，一时找不到钱就想着来找我，我以为他花天酒地不好好过日子，没钱了又来找我，他说我不理解他，我说他不孝顺，总之都是误会。这次说开后我把心里话告诉小儿子，只要他需要，我都会尽力帮他。小儿子也很后悔，哭着跟我道歉。"

我："王先生您现在心情好多了吧？"

王先生："嗯，我觉得可以和这个无奈告别了，哈哈！唉，早点说开也不至于僵持这么多年。这次住院真是值了，一举两得。医生治好了我身体的病，你把我心里多年的疙瘩解开了，治好了我的心病。"

说着说着王先生又不自觉地笑了起来。

王先生出院后我却若有所思：我是一名平凡的护士，繁华浮世我被需要，哪怕只是患者的一个微笑，一句谢谢，足以慰藉我灵魂。在疗愈患者的过程中，我也找到了自己的价值。

（二）叙事护理技术与态度的关系

只有生命才能进入生命，只有灵魂才能与灵魂交流。都说万事开头难，在刚刚接触叙事护理、了解叙事护理精神的时候，我们也许会觉得这些词很空洞，很难有具象的理解，在临床的实践中也会觉得无从下手。但只要我们敢于挑战，从精神和理念出发，创造良好的开端，有了切身的临床体验之后，就会发现理论与实际相结合的妙不可言。不强调技术不代表我们可以不学技术，而是以技术为辅，以精神理念为核心去开展临床叙事护理。叙事护理的精神实际上是要我们去全然地倾听我们的患者和家属，那么真的做到全身心投入地倾听有那么容易吗？实际是非常难的，因为每当别人说话的时候，我们的内心就会有评判和论断。

我们要做到全然地倾听就要做到"五不"：不批评、不论断、不评判、不建议和不指导，并且保持"无知"的态度。想要做好叙事护理就要有拉家常的能力，可以从询问患者的"吃喝拉撒睡"开始。

改变患者不是目的，重要的是强调对患者生命的了解与感动。在学习叙事护理以前，我们在临床工作中经常会对患者或家属的一些行为和语言表示不理解，不明白明明很简单的一件事，他们为什么会有那么多奇怪的想法？只有真正理解叙事护理的精神，我们带着同理心，停下忙碌的工作脚步，倾听和陪伴患者，充分了解患者和家属的需求之后，才能理解他们那些看似奇怪的想法，我们不能以自己的价值观去评判患者的行为和选择。

【案例2-2】　解开心结的关键，仅需要一个肯定

　　李女士是一位肾肿瘤的患者，今年78岁，两周前体检发现右肾占位，来我院手术治疗。李女士住院期间一直闷闷不乐、心事重重，并且一直都是一个人，没见到其他家人来看望过她。看到李女士这样的状态，我心知她肯定是有什么难言之隐。作为护士，我很心疼李女士，人都有老去的那一天，我一直在想怎样才能让李女士开心。或许可以先试着了解一下什么原因惹得李女士每天如此消沉。第2天早上查房时，看到李女士还像往常一样无精打采地望着窗外，我热情地对李女士说："李女士早上好呀！"

　　李女士半天才回过神，转头看向我，强挤了一个礼貌性的微笑："是你呀，早上好！"

　　我："早上吃过饭了吗？吃的什么好吃的呀？"

　　李女士："我最近胃口不太好，刚才在食堂随便买了点小米粥。"

　　我："您马上要做手术了，吃这么少怎么行呢？现在身体正是需要营养的时候，您把身体补好了才更有利于术后恢复呀。"

　　李女士："就这一碗粥还是好不容易才吃完呢，哎，吃不动喽！年轻的时候日子过得苦，正好赶上了物资匮乏的年代，那个时候呦，想吃都吃不到，现在条件好了，也老了，就是满汉全席摆在面前都没有食欲，老喽，老喽！没意思哟……"

　　我："您可别这么说，您看着一点也不老，看上去起码比实际年龄年轻15岁。"

　　听到这儿，李女士脸上露出了难得的笑容："你这丫头可真会说话，黄土埋半截儿的人啦，皮囊再年轻也不中用啦，你看我这身体是一天不如一天，马上要手术了，也不知道……"

　　说到这儿，李女士的眼里不禁泛起一丝晶莹的泪花，继续说："也不知道能不能挺过来，能不能下得了这个手术台。"

　　我赶忙安慰着说："您千万别担心，别有顾虑，为您手术的主刀医生经验特别丰富，在咱们省内也是非常知名的教授，刀到病除，您就把心放肚子里，肯定没问题，况且看您面相慈祥、和蔼可亲的，您一定是位福大命大的人。"

李女士："你就别安慰我啦，我今年都 78 岁啦，我这身体能活到这岁数我就知足了，命是挺大，就是这福薄了些，哎，老伴走得早，年纪轻轻就把我扔下了，还有一对儿女，全靠我一个人拉扯大的，儿女还算争气，大学毕业后都争取到了出国留学的奖学金，后来都在那边结婚生子定居了，回来一趟不容易。我去那边语言又不通，只能当哑巴，还不如在国内呢。"

我："您这些年真的是不容易，虽然我还年轻，但是听您这么一说特别能体会您的心酸与不安，但是这么多年风风雨雨您一个人都扛下来了，想必您一定有超于常人的坚强和毅力，这次手术您也一定能顺利渡过难关，心态决定一切，只要您积极乐观地面对生活，生活也会处处充满阳光和希望。"

李女士的神情逐渐放松，说："我这几天心情不好，想必你也看出来了，不瞒你说呀，我都这个岁数了，我不怕死，我怕的是临死前都见不到儿女最后一面，这两年疫情严重，国外更是泛滥，他们回不来，我也去不了，互相担心，又见不到面，这滋味儿别提多难受了，这次住院也没敢和他们说，雇了个护工照顾我，但你说护工再好哪能和自己亲人比呀，我这主要是心里不好受呀。"

我握住李女士的手，满眼关怀地看着她："您放心，您还有我，这期间您有任何需求都可以跟我说，我一定竭尽全力，我们全科护士也会待您如亲人一样，您别有负担，从今天起要答应我好好吃饭，好好睡觉，养足精神，别让国外的儿女为您担心，照顾好自己。"

李女士："和你聊完，我这心里痛快多了，没那么堵了，谢谢你呀小陈，由衷地谢谢你对我的关心，我一定好好的！"

此时叙事护理便显得尤为重要，走到患者床边，小心地询问和耐心地倾听，使患者感到温暖，愿意倾诉困扰已久的心事。后来李女士很配合，手术也很顺利，睡眠也不再用药物维持了，心情释然后身体康复也很快。护理工作就是叙事剧，每天去实践它，或许是一个微笑；或许是一句问候；或许是向患者投去一道关怀的目光；或许是完成疗愈患者心灵的工作；或许是停下忙碌的脚步用心陪伴患者的 3 分钟；或许是不停鼓励健康宣教的落实。让护理工作成为叙事剧，完善自己，也用爱温暖患者。在实践中帮助自己理解何为谦卑，何为尊重，何为好奇。对这些空洞的词汇有了深刻的体验，才能对精神理念有更深入的理解。

【案例2-3】　**一家之主的坚持**

孙先生在骑车送孩子上学的路上突然出现头晕症状，摔倒在地，意识不清，几分钟后被家人唤醒，虽然能回忆当时的情况，但头晕持续发作不能缓解，并伴有喷射性呕吐，看东西天旋地转、头痛、饮水呛咳。家人将孙先生送到医院时，他已经呈现出昏迷状态，脑部 CT 检查后确诊为急性脑出血。在医生护士的全力配合抢救后，生命体征终于平稳下来，但醒来后发现自己味觉丧失，一侧肢体无法活动，很是沮丧，据家属说患者也变得比以前更加沉默寡言、心事重重。我得知后，便去与孙先生交谈，想了解一下孙先生的想法进而帮助他重建健康的心理。

我："孙先生，我刚和您的主治医生聊过您的病情，您的手术很成功很顺利，可是我看您这几天一直不太开心，也不太爱讲话，能和我说说为什么吗？看我能不能帮助到您？"

孙先生见我如此热心，便说："本来我不想说的，这么大个老爷们儿主动说这些显得矫情，刚从鬼门关转一圈回来，现在本应该高兴对吧？可是你知道吗，我女儿明年高考了，我媳妇儿打工也赚不了多少钱，家里本就不富裕，我现在虽说捡了一条命回来，但你看我现在这副鬼样子，原本就指着这手脚出力挣钱呢，现在整天在床上躺着，哪都好好的，偏偏这胳膊腿不听使唤了。"

我："孙先生您先别灰心，都有这个过程的，您出院以后积极配合康复治疗，还是有很大机会痊愈的。"

孙先生："哎，说的就是这个事儿，我这次的病已经让本就不富裕的家庭雪上加霜了，后续康复治疗还不知道得花多少钱呢，我不想把仅有的一点存款用在给自己治病上，到时钱花完了病也没治好，耽误孩子上大学，以后自己还要成为家人的负担，不如现在就死了算了。"

我听到孙先生有放弃治疗的想法非常担心，赶紧一番安慰后将孙先生的想法告诉了其家人，人命关天的事家人必须知晓情况。孙先生的爱人和女儿知道了这件事后也很吃惊，孙先生的爱人说："谢谢你能把这么重要的消息告诉我，不然后果不堪设想，老孙要是就这么结束生命走了我活着还有什么意思，钱财都是身外之物，没了还可以再赚，人就这一个，他要走了我也不活了，砸锅卖铁也得把他的病治好。"

孙先生的女儿也哭着说："爸爸总是这样，什么都不说，什么事都自己一个人扛着，我大学学费的事我可以自己想办法，听说现在有助学贷款，我可以先跟学校申请贷款，等我毕业了再慢慢还，不管怎样，现在治好爸爸的病才是首要的大事。"

我听到孙先生妻女的话后，一直在想该如何让孙先生和家人都带着较少的遗憾生活呢？在陪伴这个家庭的过程中，我仔细倾听患者和其家庭的需求，最终经过全面考量，孙先生及其家人决定：患者继续治疗，孩子的学费再想办法，现在国家对大学生的政策这么好，办法总比困难多。慈祥善良的父亲培养出了孝顺懂事的孩子。后来孙先生顺利康复出院，可我心里却五味杂陈，同时也满心祝福，希望世间少些病痛。

事实证明，人是很难被改变的，也不乐意被他人改变，我们能做的只有带着一颗真诚的心，靠近对方，真切地了解对方世界的故事，倾听他们的渴望与需求，在倾听的过程中就会生出对生命的敬意和感动。

在越来越多的临床案例反馈中，我们发现叙事护理慢慢变成了增加患者和家属依从性的工具，拉近了护患之间心与心的距离。叙事护理不是为了满足医务人员的愿望和需要，而是通过陪伴患者及家庭的过程，让护士更清晰地了解患者和家庭的愿望和需要，并尊重和协助他达成愿望和需要。这就是我们所说的：我们不是以改变患者为目的，而是强调对患者生命的了解与感动。

三、叙事护理的主要内容

按照叙事医学总体框架，叙事护理的主要内容可概括为"两工具、三焦点、四要素"。

（一）两工具

文本细读和反思性写作。文本细读是一种强调语境的文本关注能力，我们可以把患者当作一个等待我们细读的文本，需要我们去品读，这样我们就能快速建立与患者的信任关系，同时，细读训练也能大幅度提升医护人员的认知共情能力。文本细读训练的实现以叙事素养为主要方向，以反思性写作为检验工具。医护人员通过创意性写作和平行叙事病历书写，提升其职业认同与职业素养。

（二）三焦点

人与人之间的关联性、人与人之间的共情、人类的情感，特别是负面情感。

（三）四要素

关注力、再现力、接纳力和反思力。关注作为主体的人，倾听患者的故事并予以适时的回应；对接收到的故事进行重写或重述，思考如何帮助他人开展叙事调节，通过引导故事的正确走向赋予新的生命意义；接纳对方与自己的生命共同体关系，建立积极的叙事关系，并对关系、情感、生老病死或职业身份等进行反思。

四、叙事护理人文教育适用范围及目的

叙事护理人文教育适用范围广泛，将叙事医学引入护理教育的各个层次可达到以下多重目的：

（1）在护理教学当中开展叙事护理人文教育活动有利于护理专业学生加快社会化进程，起到心理疏导作用和伦理道德教化作用，多视角的叙事能引导更和谐的人际关系，能有效减少校园冲突和自杀现象。

（2）能让护士更好地理解患者的故事以及患者在医疗过程中承受的个人风险，意识到自身行为的影响和后果，尽量用简单、朴素和易懂的语言与患者交流，站在患者立场上考虑问题，有效减少护患冲突。

（3）阅读、聆听、讲述和书写疾病故事是即将成为护士的学生应具备的基本涵养和能力。叙事护理人文教育能让护士对患者的患病经历有更具体和深刻的了解，快速建立护患信任关系，提升服务质量。

（4）有助于挑战护理研究和实践中的固化思维，让护士更具想象力、感知力和批判性思维，以新视角发现护理研究现状，提出新假设，推动护理事业发展进程。

（5）能够提高护士叙事伦理技能，帮助护士运用可读性强的文字将医疗上最复杂的事情解释清楚。讲述出来和写作出来的故事有助于护理工作者进行深刻反思。

（6）更好地构建护理职业身份，舒缓心理压力，减少职业倦怠感，增强职业认同感，构建和谐的同行关系以及护士社会关系。

五、如何对内宣教叙事护理精神

（一）加强叙事护理事业的宣传措施

1. 加大投入　建议医院管理层应增加对叙事护理事业的人力和物力的投入，尽可能地解决叙事护理少、工作量大、非叙事护理性工作太多、仪器设备不足等普遍存在的问题，把叙事护理从非叙事护理性质的杂事中解脱出来，这样才能确保叙事护理为患者提供优质的叙事护理服务，提高聘用制和民营医院叙事护理的精神和物质待遇，使叙事护理在工作中产生安全感和满足感，从而提高工作积极性。同时，还应该根据每个叙事护理的自身特点，发挥每个人的优势和长处，如培养专科叙事护理、社区叙事护理等，加强专科理论和技能的学习，把所学知识应用于实践，能

够得到患者和医生的一致认同，使叙事护理自身的目标和期望能够得以满足，有助于提高叙事护理的主观幸福感。就目前而言，该方面还有待加强。

2. 实行人性化管理　医院领导要改变"重医轻护"的观念，医生与叙事护理的工作是相互协作、相互补充、共同完成医疗活动的，他们之间只是分工不同而已，不应有高低贵贱之分。叙事护理长作为最基层领导者，是叙事护理在工作中重要的社会支持资源，直接影响叙事护理对叙事护理工作的忠诚度和团队归属感，这就要求作为叙事护理管理者的叙事护理长要理解叙事护理，善于用叙事护理沟通，为叙事护理营造一个能够友好合作、沟通良好的工作氛围，使叙事护理能够在一个轻松自如的环境中工作，从而减轻叙事护理的压力。

3. 加强护患的沟通与协调　沟通是传递与交流信息的润滑剂，良好的护患沟通是改善护患关系的重要措施之一。学习一定的沟通技巧，了解人与人之间传达思想、交流感情、交换信息的一般方式及注意事项，灵活运用，搞好周围人际关系，处理好医患关系。应以积极的态度看到和认识国家对医疗工作的投入，提高人际沟通的行为技巧，作为社会人，要学会尊重叙事护理，尊重叙事护理的工作价值。急诊叙事护理的宽容大度，患者的理解与包容，构建和谐的护患关系，产生的互动效应达到了急诊叙事护理的经典文学叙事建构的叙事护理形象优化的目的。

4. 集中授课　临床护士工作时间不一致，针对全院护士进行集中授课有一定的难度，但为了提高护士掌握叙事护理技巧的能力，切身感受到叙事护理对生活和工作带来的改变，有必要展开针对叙事护理骨干团队成员进行 3 ~ 5 天的集中培训，理论与实践相结合，进而全面开展临床叙事护理工作。

5. 案例学习　叙事护理团队成员定期以录课的形式进行典型案例分享，并提高大家分析、总结、反馈的能力，及时总结经验与不足，不断提升叙事护理能力。

（二）科室叙事护理的推进要素

1. 护士长重视　与任何一项护理工作一样，护士长在叙事护理工作推进的过程中发挥着重要的领导作用，他（她）既是决策者，也是监督者，把握着叙事护理发展的方向，也是叙事护理实践最强劲的驱动力。

2. 团队力量　学习、研讨、交流、分享，让叙事成为护理团队的共同行为。

3. 行为坚持　培养所有医护人员的自主学习意识和沉浸式工作模式，使叙事护理逐步成为自发行为，融入科室日常护理工作中。

4. 成果转化　专业或技术的发展遵循理论到实践，再上升到理论的过程，开展叙事护理也要注意成果的总结与转化。

5. 遵循原则　遵循平等自愿、资源共享、优势互补、协同提高的原则。

科室叙事护理的推进过程中需注意以下三点。①掌握叙事护理核心技术，树立叙事护理理念：叙事护理学习的过程是一个逐渐深入的过程，是在实践中加深理解、不断积累、不断提高的过程，是一个慢慢浸泡的过程；②营造氛围，在科室内培训叙事护理，在学习中见证叙事护理给患者带来的改变，带动护士理念的转变，让学习、实践叙事护理的热情发自于内心，落实于行动；③知识累积，循序渐进，每周坚持晨间学习，以叙事护理的一个技术点，甚至是一种问话方式为主题，从学生到老师，人人组织参与。在科室骨干护士中遴选有兴趣、有能力的护士作为种子护士，作为叙事护理的实践者与推动者。以点带面，以面带体。

第二节　叙事护理理念

一、叙事护理理念概述

我们所说的叙事护理，其实就是指通过倾听患者的故事，接收其释放出来的相关信息，继而对症施治、护理，体现医学人文关怀，去帮助患者实现生活、疾病的重构。以及从中发现护理问题，抓住护理要点，对患者实施护理干预的护理实践。

在叙事护理过程中，要求护士不仅要关注患者生理上的变化，还要能够去关注患者的内心精神需求，改善患者心理健康，提高生活质量，跟进人文关怀，提升患者满意度，建立和谐、信任的护患关系。

（一）叙事护理的核心理念

1. 人不等于疾病，疾病才是疾病。

2. 每个人都是自己疾病的专家。

3. 每个人都有资源和能力。

4. 每个人都是自己生命的作者。

5. 疾病不会 100% 地操纵人。

（二）叙事护理人文教育的维度

叙事护理人文教育主要围绕不同关系和不同视角展开聆听、阅读、讲述和写作训练，全面提升护士的叙事素养，尤其是认知叙事能力。在教育过程中阅读和写作主要涉及的维度包括：

1. 形成忽视历史洞察力的护理发展史的科学故事和人文故事。

2. 提升护士对疾病和患者的理解以及关于生老病死的经典文学故事。

3. 构建护士职业身份认同和抵抗职业倦怠的临床现实主义故事。

4. 帮助患者、患者家属及医护人员进行精神心理治疗的各类故事。

二、叙事护理理念及来源

近年来，国内学者通过借鉴国内外各种理论和经验来探索提升医学人文素养的方法，而起源于国外的叙事医学成为目前改善医学人文"困境"的一种新视角、新思路、新途径。医学人文关怀的氛围亦是医务人员的职业尊严和幸福感所在。

医学既是自然科学，又是人文科学。然而，在技术发展迅猛的今天，医学的科学性和技术性得到了充分展示，而人文性却在医疗发展中逐步弱化。导致医患关系紧张甚至恶化的重要原因是医学人文教育长期被轻视所导致的人文意识淡漠和人文精神缺失，因此，越来越多的学者和临床管理者认识到医学人文关怀是患者顺应性、满意度、忠诚度的基石，是紧张的医患关系中的润滑剂和减压阀，对构建和谐医患关系起着重要作用。

叙事医学作为一种后现代思想，大多运用在心理学和社会工作领域。《韦伯第三国际词典》中对叙事（narration）的解释是："讲故事，或类似讲故事的事件或行为，用来描述前后连续发生的系列性事件。"Haigh 和 Hardy 认为，叙事所讲的故事有一定的反思性、创造性和价值，而不是讲普通的故事。国内学者王一方更是将叙事描述成一个极富人文关怀和情感魅力的领域。对于患者而言，叙事过程中所展现的不仅有疾病信息，更深一层的是隐藏在病痛之后的疾苦观、生死观、价值观等内心世界的表达。

叙事护理概念是在叙事医学概念基础上的延伸，其定义在现阶段仍没有确定。叙事医学被美国哥伦比亚大学长老会医院的美国哥伦比亚大学的教授丽塔·卡伦（Rita Charon）定义为："具有叙事能力的医生开展的人道且有效的医疗实践活动。"在此论述的基础上，叙事护理的概念可以认为是：由具备叙事能力的护士向患者提供人道且有效的护理活动。具体表现为：护士在护理过程中对患者所表达的思想要充分理解、对患者所叙述或表现出的疾苦与困境给出回应与安抚、对患者所提出的合理需求提供充满尊重和生机的医疗照护。

叙事护理的过程就是：患者通过"讲故事"真心地表达思想、倾诉情感、宣泄情绪，医护人员通过"听故事"理解患者、与之共情、体验患者内心疾苦，然后再将科技与人文有效融合并对故事重新诠释，与患者进行全面互动，从而帮助患者摆脱疾病困扰，建构积极的生活态度。

三、叙事护理的研究意义

（一）个体意义

我国学者黄瑛、吴冰和白联缔等认为，护士职业精神反映了护士的从业理念和价值取向，包括职业道德与职业素养、职业情感与伦理责任，涵盖对生命的尊重、敬畏和关爱，还有熟练的技能和高水准的伦理道德素质。美国《韦氏大学英语词典》将护士职业精神定义为护士从业过程中所表现出的善良正直、尽职尽责的行为。通过叙事护理的实践，能够引导护士认识生命的价值，感悟到生命的神圣和尊严，重视自己的精神世界，关注自己的思维导向，培养内心对护士职业的认同和虔诚，提升职业精神，完善职业人格。

（二）学科意义

有学者认为："人文学科应该是护理学的根基。"尽管护理人文属性如此重要，但在相当长的一段时期内，护理学没有真正确立以人为中心的理念，导致护理学人文底蕴不足。护理学科已经成为一级学科，不仅需要有独立的理论体系，更需要体现自身学科的特色。在医学人文领域，叙事护理作为一个新兴的研究方向，研究者发现让人文医学走向叙事是培养医护人员人文关怀的有效办法，也是让医学真正转向生物－心理－社会模式的一种全新的医学实践工具。叙事护理的研究是护理学科借鉴医学发展之路，从哲学指导思想到具体研究方法，不断吸收、融合，既丰富了护理学知识体系，又丰富了临床人文护理的方法，最后形成护理学独特的研究模式和路径。

（三）社会意义

提供直达患者心灵的优质护理，构建和谐护患关系。人文关怀是优质护理的重要指征。人文关怀的前提是护士能真正地引导患者正确讲述自己的经历、感受，从而起到理解患者、了解其需求的目标，并据此提供爱与支持。尽管对护理人文关怀的重视和要求不断加深，但人文关怀临床实践尚处于比较表浅的层面，缺乏人文关怀的能力及具体实施方法和形式。叙事护理就是通过故事走进患者内心世界，倾听患者内心的疾苦，正确理解他的需求，从而帮助患者减轻痛苦，重建生活信心，直面苦难甚至死亡。这是促成护患建立信任，产生共鸣，减少医患矛盾的必要条件。将叙事运用于护理人文关怀，不仅为患者提供人性化的照护，还可以为分享对患者的关怀照顾经验提供一种可行的方法。

四、搭建与医、患有效的叙事护理理念

（一）构建有效的叙事护理理念

叙事护理是通过讲故事的方式进行干预，具体核心实施过程应包括外化、解构、改写、外部见证人及治疗文件。

1. 外化式交流　传统观点认为，问题是个体内在品质的一种外在表现。叙事护理的观点提倡尊重人的独立性，将原本贴有标签的人进行还原，把问题和人分离开。如将问题与人视作一体，则会增加改变的难度。问题被"外化"之后，人的内在本质会被重新审视，进而有能力和能量去反省解决自己的问题。例如针对一位患有抑郁症的患者，护士用外化式的提问将是"这个'抑郁'是什么时候来到你身边的？"而非外化式的提问则会是"你从什么时候开始抑郁的？"通过外化式提问，可以将"抑郁"拟人化，让患者感觉到"抑郁"不是自身的问题，自己只是在面对"抑郁"这个问题，让患者觉得自己是有主动权和力量去与问题进行抗争的，使患者在潜意识中树立信心。

2. 解构式思维　解构是通过一系列的问话探索问题或行为背后的社会文化原因，探索问题始末过程。能发掘患者没有表达出来的内容，帮助其从绝望当中看到希望。具体包括解构、承认、重新定位及寻找价值观。解构就是避免用常规的方式去看待相关问题，看到属于个体的独特性；要尝试从患者的视角思考病对事物抱有好奇的态度，同时关注问题之外人的整体性。

3. 改写惯例　改写是一个漫长而曲折的过程，且一定会在行为蓝图和认同蓝图之间来回穿梭。行为蓝图是人的行为；认同蓝图则是对相应行为产生的看法。在探索过程中，首先要去发现例外事件，发现患者叙事故事中的那些"闪光点"，引导患者把过去产生的自我认同感迁移到现在或未来，形成新的自我认同，帮助患者发现自己的优势，重新构建一个积极的故事。具体实施过程中，护士要鼓励患者先讲出自己的生命故事（主轴），并从中找到例外（支线故事），再引导其进行改写，丰富支线故事，即帮助患者从不同的角度重新编排和诠释自己的人生经历，形成一个积极向上的情节。例如针对一个经常逃学的孩子，护士通过询问"你不上学期间是怎么照顾自己的？"使孩子在回忆的过程中意识到，原来在"逃学"的故事中，自己也是那么不容易，还学到了如何照顾自己，进而使"逃学"这个故事得到新的诠释，让孩子弱化受责备的前提，发现自己身上闪光的地方。带着这份新的意义和力量，干预对象的自我认同会发生相应的变化，能够寻找到隐藏在消极自我认同中的积极部分，进而能够更好地面对生活中的问题。改写就是要发现一些与主线故事

旋律不一致的"例外事件"，即支线故事，并引导干预对象不断丰富这些支线故事，使相关行为不断得到强化，并慢慢替代主线故事。

4.*外部见证人*　每个人的成长与改变，往往都需要一些外力因素的见证和促进。一个新的自我界定，如果得不到其家人、同学、同事、领导或朋友等在意的人的支持，那么这个自我认同仍是很脆弱的。所以，叙事护理干预过程中，应通过一些方法让患者的相关改变能被他人，特别是其在意的人了解到，即帮助患者与他人建立生活关联，以得到他人的提醒、支持和肯定。外部见证人的反馈往往会强化患者的改变行为。再以上述丁丁的故事为例，护理过程中，护士可以针对丁丁的正向行为和积极改变给予奖励，如每做出有效改变就发给她一张奖励贴纸，满几张贴纸后可以换得一个她喜欢的物品或文具。这样，丁丁的每一点进步就会得到病区护士及家人的见证，成为促进她改变的动力。传统的治疗文件包括奖状、证书、信件等。随着信息技术的不断深入，微信、短信、电子邮件等也被创造性地作为治疗文件使用。具体实施过程中，护士可借助某种奖励或工具强化患者的信念。治疗文件可以被保留分析，且通过护患之间相关文件的往来反馈，可以帮助患者进行自我梳理和具象表达。

5.*治疗文件*　治疗文件作为一种支撑性文件，多用于增强干预效果，具有帮助患者重塑自我认同的作用。

（二）医、患有效叙事护理的临床实践

叙事实践被看作人文主义、以人为中心的方法的一部分，构成了日常护理实践的基础。国内外关于"临床叙事护理实践"的研究都不多，国内更少。在景雪冰等对临床护士叙事医学认知的调查中发现，63.6%的临床护士缺乏叙事医学及叙事护理的相关知识，甚至从未听过叙事医学，对叙事医学知识认知水平较低。59.9%的护士表示非常有必要开展叙事医学知识培训，但总体需求不高。叙事医学的研究为叙事护理临床实践的开展提供了一定的参考。

1.*叙事护理临床实践的领域*　国外学者对癌症患者的心理痛苦做了大量研究发现，心理痛苦已经成为第六大生命体征。而这些人群的心理痛苦是复杂且不断变化的，只有在真实的患病场景中才能真正被体现和诠释。患者的经历具有鲜明的故事特征，每位患者经历的痛苦过程都是故事，有患病治病过程，有生病的感受，有患者对自我的认识，有对生命意义的理解。所以国外的叙事护理，尤其是叙事医学被广泛运用在临终患者、老年患者社区、肿瘤、创伤、精神等领域，其中，癌症患者和临终患者是相对集中的研究对象群体。叙事护理通过对患者故事的倾听、理解、重构达到对患者的理解、共情以及患者价值观的重塑。国内叙事护理实践应用的领域多在三级综合医院，也有在社区临终关怀病房。

在其他人群中的叙事研究，如 Cynthia 运用叙事医学在患者首诊中的实践说明，允许患者讲出他们的故事，使治疗、护理结合他们的价值观，更具个性化，并且对患者更有意义。日本早稻田大学教授和田仁孝先生创立的运用叙事医学制定的日本医疗纠纷调解制度，缓解了紧张的医患关系。此方法也值得借鉴和引入叙事护理领域。

2. 叙事护理临床实践的方法　叙事实践的框架包含 4 个核心支柱，并构成了叙事实践的方法，即先决条件（prerequisites）、关怀的环境（care environment）、护理过程（care processes）和护理的叙事部分（narrative aspects of care）。先决条件是指护士应具备的素质，如专业知识、人际交往技能、清晰的个人价值观和自我认知等。护理环境包含决策分享、赋权、创新和风险控制潜力良好的人际关系等组织文化氛围。护理过程包含共同决策，提供整体化护理，尊重患者价值观契约精神。叙事实践部分要处理患者情感，如孤独、失落、厌倦、期望、应对不能等问题。

3. 叙事护理临床实践的形式　叙事护理在临床实践的可用形式较多。从医护人员角度主导实践的形式，如在临床上通过平行病历、精细阅读、反思性写作来训练医务人员的叙事能力。平行病历要求用自己的语言来记录下患者或他人的疾苦和体验，继而通过小组讨论来交换对患者故事的理解和自我诊疗行为的反思，强调"以患者为中心""医者慈悲为怀""治疗与照护并重"的职业精神。精细阅读指通过对不同内容和体裁文学作品的阅读以培养学生倾听和理解能力。此外，叙事医疗工作坊也是一种活动形式。从患者角度参与的"患者叙事"同样形式多样。日本的"斗病记"主要指患者、家属或护理人员以文字的形式叙述与疾病抗争的有关经历，以起到鼓励患者和启发家属的目的。英国的"患者之声"（Patient Voices）在尊重个人隐私的前提下设置录像录下由 6 ~ 8 例患者组成的小组交谈情况，交流内容丰富，涉及患病的感受、精神上备受折磨的患者眼中的世界、移植患者对供体的表白等。

国内学者刘颖颜的研究中，使用的方法为：建立舒缓爱心家园（包括患者和家属），布置温馨环境，根据患者需求制订个性化护理照护计划，面对面沟通聊天，聆听患者故事、护士日志和交班时运用 15 min 小组讨论护士心情故事。在环境布置中，护理人员打造了温馨的临终关怀室，病区一角设立"文萃轩"放置有关生死教育和心灵疏导的文学书籍，播放背景音乐舒缓放松心情，在心灵驿站贴上人生感悟和爱心家园的照片，使整个病区充满人文关怀情怀和关爱氛围。

黄辉等通过在病区和医院两个层面开展护理人文关怀故事分享系列活动，帮助护士理解人文关怀内涵和意义，和谐护患关系，并能使护士同事之间关系更加融洽，科室人文关怀氛围更加浓厚，但该研究中叙事护理实践的内容和形式等需要进一步改进和完善。

4. 叙事护理实践的评价　对于叙事护理效果的评价工具鲜见研究报道，但叙事医学实践后的评价方法有一定的借鉴作用。目前，叙事医学实践后的效果评价主要体现在通过质性研究了解接受叙事医学教育和训练的体验和感受，通过一些患者疾病相关的结局指标来反映叙事医学的临床作用。

（三）开展叙事护理的临床意义

1. 对患者而言　叙事护理有机会让患者敞开心扉叙述自己的故事和充分表达自己的感情，让护士更深入地了解患者身、心、社、灵，不但有助于患者采取及时有效的心理护理和调动患者的积极性，而且有助于护士发现患者的护理问题，最终促进救治和康复的效果，改善患者的临床结局。

2. 对护士而言　护士以经典案例作为参照，可以更有针对性地与患者进行沟通，通过倾听、交流，更好地体会患者和家属的遭遇和难处，采取更加快速、有效的护理干预措施；叙事护理过程中护士通过倾听、理解、感悟、共情和回应，不但可以更好体会患者和家属的遭遇和难处，帮助护士消除内心的不满情绪，而且能够为护士营造一个人文唤醒和自我修炼的环境，最终提升护士的人文修养和人文情怀。

3. 对医院而言　叙事护理体现"以人为本"的护理内涵，并且有效弥补护理过程中护士和患者沟通不足的缺陷，通过叙事构建良好护患关系，改善患者就医体验，有效提高患者满意度，提升医院社会效益。

以下数据资料来自 2019 年 3 月—2021 年 3 月，某医院 56 名急诊科护理人员实施叙事护理管理模式的效果分析：

1. 资料与方法

（1）一般资料

研究对象：急诊科 56 名在职护理人员，根据时间不同计为对照组（2019 年 3 月—2020 年 3 月）和观察组（2020 年 4 月—2021 年 3 月）。年龄（31.44±3.56）岁。

纳入标准：研究期间急诊科在岗，且具备一年以上护理工作经验；身体状况良好。

排除标准：非该院急诊科正式护理人员；长时间请假、妊娠期护理人员。

（2）方法

对照组：实施传统管理模式，根据该院急诊科护理工作规章制度，定期进行理论知识与专业急救能力进行考核，针对考核不合格者给予 1 次补考机会。

观察组实施叙事管理模式：

①负面情绪抒发。为降低护理人员自身负面情绪对工作的影响，管理者需每天密切观察护理人员情绪及行为情况，对于部分负面情绪较重护理人员进行主动询问，首先需判断出现负面情绪的问题原因为哪一类别问题，如护患关系、同事关系、家庭因素、工作压力等，并耐心询问和听护理人员诉说问题，引导护理人员将内心压抑情绪抒发出来，避免长期压抑。

②正向问题引导。管理者结合护理人员阐述原因，将其归类为情绪化问题或工作专业问题，针对情绪化问题，管理者需秉持平和温柔的态度，针对护理人员阐述问题进行换位讲述，将护理人员角度变换为倾听者，管理者立足于换位角度上讲述如果是自己，该如何处理上述问题，给予护理人员处理问题的办法。针对工作专业问题，可以询问护理人员自身感觉专业能力不足之处，如人工呼吸、气管插管、心电除颤、静脉穿刺等，并根据医院实际情况，定期开展实践能力培训。另外可以开启一带一工作模式，为护理人员提供多次实践机会，以弥补急诊专业操作不足的短板。

③提高职业认同。因急诊科急救事件大多为突发事件，护理人员需第一时间做出反应，管理者需要每月展开 1 次护理总结，在会议上管理者可以先就自身所遇到或者了解到的护理事件进行讲述，并告知事件解决方式，以及如果现在自身冷静情况，下面对该类事件的处理方式。而后让所有护理人员结合急诊情况进行阐述，以及当时的处理方式和再遇见的处理方式。由此可以让护理人员在相互探讨中强化沟通和实践技巧。

④专业调节管理。急诊科每天的工作直接关乎患者生死，护理人员有时会因患者抢救无效而深感自责，这时候管理者可以为其提供该院心理科情绪疏导机会，避免该类事件长时间压抑心中，造成阴影。

⑤联合活动管理。因急诊科患者大多为发病期患者，经过专业救治后便可以解除生命危险，管理者可以在患者出院前，为抢救其的护理人员制作专属视频，并于年终总结大会上播放，在所有医护人员的见证下，与患者一同感恩护理人员的付出，降低其职业倦怠感，强化工作成就感，提升共情能力。

2. 结果

（1）两组护理人员心理状况评分比较

观察组护理人员心理能力、心理品格、自我适应、环境适应、心理动力等心理素质状况评分显著高于对照组，差异有统计学意义（$P < 0.05$），见表 1-2-1。

表 1-2-1　两组护理人员心理状况评分比较〔（$\chi \pm s$），分〕

组别	心理能力	心理品格	自我适应	环境适应	心理动力
观察组（n=56）	150.23±8.54	53.09±4.14	54.13±4.87	40.98±3.24	44.72±3.25
对照组（n=56）	145.82±8.63	49.38±4.23	50.16±4.95	37.17±3.09	41.28±2.13
t 值	2.718	4.691	4.278	6.368	6.625
P 值	0.008	< 0.001	< 0.001	< 0.001	< 0.001

（2）两组护理人员共情能力评分比较

观察组护理人员观点采择、情感护理、换位思考等共情能力评分显著高于对照组，差异有统计学意义（$P < 0.05$），见表 1-2-2。

表 1-2-2　两组护理人员共情能力评分比较〔（$\chi \pm s$），分〕

组别	观点采择	情感护理	换位思考
观察组（n=56）	14.67±2.58	15.72±2.34	16.17±2.32
对照组（n=56）	13.17±2.09	13.71±2.61	14.07±2.53
t 值	3.381	4.291	4.578
P 值	0.001	< 0.001	< 0.001

（3）两组护理人员职业倦怠感评分比较

观察组工作人员在情绪耗竭、去人性化方面评分显著低于对照组，个人成就感方面评分显著高于对照组，差异有统计学意义（$P < 0.05$），见表 1-2-3。

表 1-2-3　两组护理人员职业倦怠感评分比较〔（$\chi \pm s$），分〕

组别	情绪耗竭	去人性化	个人成就感
观察组（n=56）	14.25±3.31	5.85±2.06	35.58±2.16
对照组（n=56）	17.37±3.56	9.02±2.17	32.21±2.83
t 值	4.803	7.928	7.084
P 值	< 0.001	< 0.001	< 0.001

3. 讨论

急诊科的急救工作效率和质量是由医护人员、药品物资、仪器设备等诸多要素，通过科学管理有机结合构成的。这几大要素缺一不可、相互依存，而医护人员作为其中最关键的环节，直接关乎患者生命健康。除了正常护理服务，护理人员在急诊科工作还要肩负起突发事件处理、紧急患者预诊分诊、紧急调配等诸多方面的工作，加之同时还要每天面对不同患者抢救无效下的生命终结带来的心理冲击和日常人际关系摩擦，工作错误等情况。诸多因素的堆积下容易带来极大的心理压力，产生负面情绪，进而在影响护理人员身心健康的同时，降低护理人员护理工作质量。故要求管理者在日常管理中，除了要关注到护理人员实践工作能力之外，还要关注心理层面。而既往情况下使用的传统管理模式更多关注到急诊科护理人员实际工作能力，无法立足于护理人员内心需求进行综合考量和柔性管理，使用管理质量并不显著。而叙事管理模式从本质上来说属于心理疗法，通过不同管理措施改善护理人员个体心理情况，减轻工作压力。研究发现，观察组护理人员心理能力、心理品格、自我适应、环境适应、心理动力等心理素质状况评分显著高于对照组（$P < 0.05$）；观察组护理人员观点采择、情感护理、换位思考等共情能力评分显著高于对照组（$P < 0.05$）；观察组工作人员在情绪耗竭、去人性化方面评分显著低于对照组，个人成就感方面评分显著高于对照组（$P < 0.05$）。叙事护士管理方式侧重于心理管理，利用叙事的方式将急诊科护理人员日常工作与生活进行联系，以此帮助急诊科护理人员可以更加积极地认识到急诊科护理工作，从而提升护理工作效率。

叙事护理管理方式主要从正向引导、负面情绪抒发、提高工作认同、专业调理管理以及联合活动管理等诸多方面入手。正向引导为管理者与护理人员完成角度置换，让护理人员立足于第三角度，听取管理者针对该类问题的解决方式，从而找到最佳的解决方式。负面情绪抒发主要从护理人员已经发生的负面情绪进行调节，使其讲述出影响心情问题的根本原因，管理者在此时可以保持倾听角色，待护理人员倾诉完毕后，用温柔的态度进行安慰。提高工作认同，管理者可以在每月总结大会上进行急诊问题讲述和自省，并让所有护理人员根据自身情况讲述护理事件，在交流探讨中学习彼此解决问题的方法，并抒发压抑情绪。专业调理为部分工作年限较短的护理人员在面对患者抢救无效、失去生命时容易产生自责等情绪，故管理者需要为该类护理人员提供专业的心理疏导，避免产生心理阴影。而联合活动主要指管理者联合康复的患者，为抢救其生命付出努力的护理人员录制感恩视频，并于年度大会上进行总结，强化护理人员职业认同，降低职业倦怠，提高共情能力。

综上所述，针对急诊科护理人员实施叙事管理方式，可以显著调节护理人员心理状态，提升共情能力，降低职业倦怠感带来的心理压力，从而强化护理质量，在为患者提供优质护理的同时，为医院高质量发展贡献力量。

第二篇
实　操

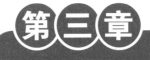

叙事护理核心技术概述

第一节　叙事护理理论提出

1969 年，托多罗夫（Todorov）最早提出"叙事学"一词。1979 年，心理学家萨宾（Sarbin）在美国首次提出了"经验和叙事结构"的观点，阐述了叙事对建构和人格形成的作用。1986 年，他主编了《叙事心理学：人类行为的故事性》一书。20 世纪 80 年代澳大利亚的麦克·怀特（Michael White）与妻子切里尔·怀特（Cheryl White）、新西兰的大卫·艾普斯顿（David Epston），在家庭治疗的基础上提出了叙事心理治疗的理论。叙事心理治疗主要包括以下几个方面：

（一）问题外化（externalizing the problem）

借由将问题客体化，将人与问题分开，即"问题才是问题，人不是问题"。外化不仅是种技巧，更是一种态度。

（二）解构问题（deconstruction questions）

探索问题对当事人和其环境的影响，探索主流文化对问题和人的影响。

（三）重写故事（re-authorizingquestions）

寻找丰厚特殊意义事件，进而移向较期待的自我认同。人类一直是一个说故事者，她总是活在她自身与他人的故事中，她也总是透过这些故事来看一切的事物，并且好像在不断地重新述说这些故事的方式生活下去，可以说故事创造一种世界观，一种人生价值。好的故事不仅可以治疗心理疾病和精神扭曲，而且可以从中寻找自信和认同，透过令人愉悦、感动的隐喻故事，我们可以重新找到面对烦恼的现实状况的方法，正视我们的过去，并且找到继续努力、正向发展未来的深层动机和强大动力。

第二节　叙事护理核心技术——外化

一、外化的概念

什么是外化？老子曾经说过一句话，叫作"物名之而成"。也就是说，如果对一个混沌、模糊的状态，你不给它起名字，你就不知道是什么。你一旦给它命名了，你就知道那个东西的存在了，或者说那个东西的轮廓就清楚了。其实外化，也就是给那个东西（问题）命名。命名实际上是把问题跟这个人脱离开来。人不等于问题，问题才是问题。我们把这个功能就叫作外化，或者是把这种技术就叫作外化。

外化是一种治疗方法，通过鼓励并引导来访者将存在的问题客观化，达到人与问题分离的目的。实施过程当中，问题被认为是人或关系之外的东西，当问题和人分开，问题所拥有的某些模糊的、不易改变的性质，会变得比较容易掌控，不束缚人。

外化是叙事治疗对待"问题"的立场和策略，即认为当事人的问题是他内化了的自我。当事人往往认为问题就是自己的一部分，就像身上的器官那么真实。但实际的问题是内化的结果，很多从文化中、从制度化了的对话中衍生出来的一些预设会让人把问题归咎于自己的身份、人格或者不可避免的条件限制。其实这些让人把问题内化为自己本身的一部分的各种假定本身也需要进行仔细地审视。怀特把这个过程称为"外化具有内化作用的话语"。叙事治疗要通过运用背景、命名、改换名称等方式帮助当事人领悟到人和问题不同。如当事人可能说"我有抑郁症"，其实这是对他一系列不舒服的体验的一种简化，这种简化阻碍了他与自己的进一步交流。其实不但"问题"和人不是一回事，"力量"也不能被认为是人内在的素质。如有人说"我是心理医生"，这很可能成为个人心理进一步成长的障碍。各种生活的张力其实都是内化的结果，当然外化是有边界的，并不能成为推脱责任的借口。比如一个经常殴打妻子的人可能会说"这是童年经历造成的"或"这是社会教育造成的"。这些解释都是对外化的误解。

外化不但要帮助人理解当前的问题叙事是如何形成的，而且要帮助人从根本上改变开创未来生活世界的叙事方式。更重要的是外化的立场贯穿叙事治疗的始终，同时提供了一种安排生活的途径，可以让人安身立命。可以说外化是叙事治疗的一个重要特征。

外化治疗的操作方法：在实践的层面，关注被内化了的问题是外化对话的第一步，比如对于一个称自己有"抑郁症"的人，咨询师应当关注来访者的"抑郁症认同"是如何形成的。关注来访者围绕抑郁症的一系列故事，比如对于一个能把抑郁和自我分开的人，我们就可以问抑郁对生活施加影响已经多久了，哪些因素会促使他出现，他出现的时候会如何影响他的生活，抑郁的影响什么时候最强，什么时候最弱，什么会维持抑郁，什么会抑制抑郁等。这些问题可以把抑郁放到一个故事情境中，从而可以使人开始了解抑郁为何会对生活产生如此大的影响。同时可以使人开始了解抑郁的控制下解脱出来提供参考信息，能起到外化作用的对话可以扩大人思考的范围。等到当事人能够理解人和问题的关系是历史文化塑造的之后，就可以探索性别、种族、文化、阶级等权力关系是如何塑造问题的。通过思考自我认同形成过程中政治因素的作用，就可能对生活产生新的理解，减少自责的影响，增加对更大的文化故事对我们的生活故事影响的认识。

这样，我们可以把有外化作用的对话理解为一种"小政治"活动，他把历史文化构建的东西重新放回历史文化中去考查。这样就比把问题放在个人身上增加了很多行动的可能性。为了帮助同行更好地运用外化对话技术，怀特在实践中总结了一套行之有效的咨询方式，当然这并不是外化的标准模板，不是说所有的外化工作都要遵循这个程序。只是怀特在实践中这么做，发现对当事人有帮助，可以作为一种参考。他运用"地图"这个比喻，就是说不能把这个过程当成对话的实质，或者说不能把地图等同于疆土，地图只是个示意的方向。在他的外化地图中，他把外化分为四个步骤：命名问题、询问影响、评估影响和论证评估。

（一）问题命名

老子说："物名之而成。"在没有命名之前，谈话的对象是弥散的。

如果没有具体的谈话对象，会谈就没有方向性，不能聚集，不能成为有效的交流。在实际运用问题外化的技巧时，可以通过以下描述词，将问题具体化。廖本富提到一些提问方式，如：那个问题长得像什么？他今年多大了？愤怒的任务是什么？他的任务是什么？他如何控制你？自卑大王对你的要求是什么？当你迎合他的要求时，你做了什么事情？你是如何制服这个强而有力的愤怒巨人，使他成为你的仆人的？以及你是如何打败羞耻感这个家伙的？

问题命名的名称应该是名词，并且要尽量贴近来访者的体验，通常要使用来访者的语言，命名的过程要和来访者商量。

倾听来访者描述他所处的困境时，要注意是什么东西困扰他，例如来访者说："我在这件事上感到十分内疚。"那么我们可以询问："这种内疚感给你带来了什么障碍？"如果来访者说："我儿子总是捣乱。"我们可以问："这种捣乱的做法，会给你和你的儿子交往带来什么障碍？"

外化出来的问题名称可能会在咨询过程中发生改变，如果出来的名称不止一个，可以询问来访者他们之间存在什么关系，如果有关系，往往可以给这个关系命名，如果没有关系，则可以询问来访者哪个问题比较重要，询问来访者希望先谈哪个问题。

外化过程中常用的一个技巧是把来访者使用的动词或者形容词换成名词。比如如果来访者说："我们经常吵架。"我们可以说："这种争吵……"如果来访者说："我很抑郁。"我们可以说："这种抑郁的情绪……"有时候来访者会使用一些形容的描述，比如"心里面好像压了一块石头"，我们可以问："这块石头有多大？它是什么时候到你心里去的？"一开始，没有找到合适的名称之前，不妨把问题称为"他"或者"这个问题"。总体上来说命名包括3个步骤：让来访者详描述其难题，了解这个问题在来访者生活中的发展过程，和来访者商量一个贴近其体验的名称。

（二）询问影响

如果命名的过程做得理想，来访者往往可以不再使用第一人称代词。不再总是说我如何如何，而是开始说"这件事……"这个时候就可以进入第二步：询问问题对人的相对影响。

这里主要了解三方面的内容：

1.问题对来访者的哪些方面有影响，有什么影响，哪些方面影响得大一些，哪些方面影响得小一些。

2.如果把问题比作一个人，有自己想法的话，他是要把来访者的生活引导向何处，他是气势汹汹的还是慢慢悠悠的。

3.来访者生活中哪些人、事、物是对问题有利的，或者说什么因素会增加问题的力量，哪些因素会削弱问题的力量。

（三）评估影响

了解了问题对来访者生活的影响之后，可以邀请来访者做一个判断：这些影响或者改变是不是自己想要的，这些影响是好的、坏的还是不好不坏，通过这个阶段，可以帮助来访者做一个选择，通常在外化之前，来访者会感到自己没有选择，只能受制于问题。

（四）论证评估

在这个阶段，邀请来访者说明自己对影响的评估。如果问题对其生活的影响是好的，就要了解为什么是好的，好在哪里；如果是坏的，就要了解为什么是坏的，坏在哪里，阻碍了来访者哪些愿望的达成？如果好坏参半，也还是一样可以询问原因。

二、外化的对象

外化不是一种技术，可以在这里用，不在那里用，对这个人用，对那个人不用，所以什么东西可以外化、什么东西不可以外化实际上不是一个选择的问题。在咨询室里任何问题都可以使用外化式对话，只要保证外化适应特定人的体验，外化的范围可以包括来访者所有的经历、描述和想象。

外化式对话也可以出现在咨询室外。团体、工作场所甚至社区都可以在各种各样的情况下使用外化式对话，在教育工程中，运用社区外化式对话的著名案例之一发生在非洲东南部的马拉雅，在那里外化式对话被用来对付艾滋病危机。艾滋病造成的社会印象效应和自闭等问题导致了社区的分裂，他们被外化，其中艾滋病被拟人化地称为艾滋病先生或艾滋病女士。这样整个社区能够和表演"艾滋先生"或"艾滋女士"角色的人对话，从而应对艾滋病的策略、希望和梦想得以表达，并且把整个社区团结起来，外化和拟人化的另外一个情节"爱心女士"也号召了集体的积极行动。

外化的过程是护理人员和患者合作的过程，开始谈话之前我们已经相信，问题不在患者的身上，而是患者所生活于其中的特定文化塑造的，这就决定我们会问什么样的问题，当一个人描述自己的方式非常消极时（如"我是个毫无用处的人"），外化的机会就出现了。同样，如果一个人谈到某种特质，似乎认为这种特质是自己身上"内在的"（如"是我的勇敢帮我渡过难关的"），那么就应该丰富对这个特质的描述。通过外化我们可能揭开这个特质的面纱，了解它的历史，了解它与哪些问题的解决技术和知识有关。

在实践中我们发现，给外化的内容取一个恰当的名字非常重要，通常被外化的生活故事的比喻（如责备、争吵、内疚、担心、害怕、嫉妒）是由来访者说出来的。有时候要决定外化什么东西还要花一点时间，如有个人说问题是"焦虑症"，很可能这不是来访者自己的话，从而不是恰当的外化表达。通过讨论，来访者可能会表达自己的想法，如恐怖袭击、颤抖、摇晃等，但无论是什么说法，关键是要和当事人的体验非常接近。因为一旦问题的名字接近人的体验，就意味着当事人的潜能和创造性更容易出现。如对于一个孩子，很难想象自己对周围的麻烦有什么办法，但是如果让他思考如何处理"调皮先生"，问题就不一样了。同样对于一个普通人来说，处理袭来的恐惧可能比处理焦虑症更有办法，处理焦虑症可能被视为很专业的领域，当外化的问题和名字与当事人的体验非常接近的时候，就可以引起他们的共鸣，激活他们自己的策略、技巧和观念。这些资源更有利于解决他们的困境。

根据我们的经验，外化的内容会随着时间发生变化，人和问题的关系会随着咨询变化，所以随着他们经验的变化，外化的内容也要相应地变化，外化的对话可以有非常大的弹性和创造性，它一直进行，整个治疗过程中不是用一个星期的外化语言，再用一个星期的内化语言，而要一直使用外化语言。

还有一点值得说明，被外化的问题可以有不同的命名，当参加治疗人员不止一位时，经常出现外化问题的命名不一致的情况，有时候和一个家庭交谈，被外化的问题可能有5个名字，尽管有不同的名字，他们往往能够同意一个一个地讨论。

问题外化——引导患者叙事，让患者尽情诉说并给予陪伴支持和尊重。

问题外化是将人与问题分开，借此避免为患者贴上负性的标签，增强其面对问题的意愿与能力。

注意事项：拒绝患者以"我就是这样的人"为借口，而让其免受承担责任。

问题的外化能够使人与问题分开，但外化不能使人推卸责任，不能使人们否认他们参与而使其继续存在，事实上问题的外化不但使人们觉察并描述自己与问题的关系，还能够使人们担负起对问题的责任——以前他们不可能担负的责任。

此外，问题外化的效果还包括：使人们不再以问题故事来描述自己的生活与关系；催化或唤醒在生活中比较新的、比较美好的故事版本；帮助人们辨识与发展自己和问题的新关系。这些都将酝酿一种生命主权。因为生命主权，人们能对自己的生活有新的选择，追求新的可能性，并担负起全部责任。他们在外化的过程中将发现建构个人生活的新能力。

三、外化的问话——示例

【案例3-1】 **滚蛋吧，懒惰！**

患者，女，27岁，单身，从销售工作。不主动做家务致使家里很脏乱，引发母亲不满，经常因此事发生冲突。通过叙事护理核心技术的外化，我们进行了如下对话：

我：现在让我们来看看这个懒惰，他长什么样子呢？

女孩：他长得怪怪的，特别丑，特别脏。

我：他是从什么时候开始干扰你的呢？

女孩：从我工作就开始来到我身边，我越忙、越累，他出现的频率就越高。

我：当这个懒惰来的时候，你有什么体会呢？

女孩：我感觉自己很颓废，屋子里很乱，感觉身上都臭了，自己都讨厌自己。

我：面对懒惰，你自己有什么样的渴望？

女孩：我羡慕别人把自己打扮得漂漂亮亮，把家里收拾得干干净净。

我：在什么时候自己会去懒惰，那个时候懒惰会带给自己什么好处？

女孩：忙的时候就会去懒惰，没有任何好处。

我：忙时的懒惰不等于你的懒惰，你需要合理安排你的作息时间，累的时候就去休息，养足精神就有能量去打理身边的事，打理好自己的形象。

经过外话问题，提醒来访者：你不是问题，问题才是问题。找到问题的根源，从而遇见更好的自己。过后，孩子母亲找到我，说孩子变了，有精气神了，形象气质也好起来了，她很感激我。我也很欣慰。

【案例3-2】 **无处安放的倔强**

患者，女，70岁，由于摔伤颈椎、胸骨骨折，进而出现高位截瘫，大小便失禁，颈部疼痛明显，疼痛评分6～8分，持续颈托固定颈部，止痛药镇痛。患者家境贫寒，儿子是农民，2个孙子辍学在家干农活，靠微薄的收入勉强来维持平常的生活。脾气古怪的她不是很配合治疗，一直念叨自己就是累赘，没有钱，也治不好，让她出院回去等死算了。也不配合佩戴颈托，护士每次为她翻身的时候，总是生气地说把她弄疼了，搞得大家都害怕去护理她，子女也拿她没办法。张护士当时是这位患者的主管护士。这天患者由护工陪送检查回到病房，张护士看见颈托没有佩戴，准备为她戴好，可奶奶始终不愿意佩戴，说戴着不舒服，下巴都撑痛了。"你们这是害我啊！"患者情绪激动，恶狠狠地对护士说："你们都走开。"张护士轻轻地问患者："奶奶，您怎么不高兴、不配合呢？"患者没有回答她，张护士继续问道："您是担心费用高，还是担心治不好呢？"患者小声说："都担心！"说完把头扭到另一边，话语中，我们似乎能感觉到患者对刚才的所作所为感到羞愧。张护士解释说："我们科室在这方面的医疗技术已经很成熟！之前有位年龄比您大的老爷爷病情还要重，都积极配合治疗，最后都治好了。医疗费用也可以通过合作医疗报销，自己补贴一半，您看孩子们都很孝顺您，您姑娘刚才打电话还一直向大夫询问您的情况呢，我们都希望您快点好起来，您不要担心这些问题，要积极配合治疗。"通过这次交流，奶奶变得积极起来，似乎找到了一种依靠，有了一种前所未有的安全感，之后我们发现她主动配合治疗，手术病情恢复不错。

正确的叙事护理其实不是人说话,而是话说人,透过语言描述来复活我们的经验,使经验、感受重现。更大化地发扬以"人"为中心的护理理念,注重人文关怀,优质护理服务链,做到及时、到位、专业、规范、安全、舒适地护理。

叙事心理治疗的内涵通过倾听患者的故事,运用适当的问话,帮助当事人找出遗漏片段,使问题外化,从而引导患者重构积极故事,以唤起当事人发生改变的内在力量的过程(将原本消极的想法通过叙事一些故事变得积极乐观),真正让患者内心得到温暖,得到治愈。

(一)叙事疗法核心理念

如果人等于问题,那么解决问题的方法是什么?

自杀或者死亡?

把人和问题分开来看。

【案例 3-3】 **打跑"怪兽"的奥特曼**

有一个小孩住院后哭闹着要回家,孩子爸爸说:"哭啥呀哭,病治好了就回家,别哭了。"孩子虽然从爸爸的话语中了解到"我的病需要治好了才能回家"。但是父亲的话并没有让孩子的恐惧感降低或消失,恐惧仍然存在,当时我路过走廊听到了父亲说的话,就跟孩子说:"小朋友,你相信吗?阿姨是奥特曼,你的病是怪兽(命名),现在我们的任务是把你的病,也就是怪兽打跑。越早打跑,我们就能越早回家。"从对话中孩子获得了疾病的名字——怪兽。知道了怎样才能把病赶跑——和"奥特曼"阿姨一起配合,也知道了怎样可以早点回家。打跑怪兽,他会立刻感到安全了,他知道那个东西叫怪兽,有"奥特曼"能打跑,于是他的恐惧感就降低了或消失了。

(二)外化的问话

你是怎么发现 × 来到你的生活的?

× 是怎么影响到你的?

× 如何导致你现在所经历的困难?

在什么情况下,× 最容易影响到你的生活?

你觉得 × 想要怎么控制你?当你被它控制的时候,你做了一些什么事情?

当 × 又来到你身边的时候,你怎样做才能不让 × 影响到你呢?

愿意去思考 × 来到时你比较难得的是什么？

如果 × 会说话，它会希望你怎样对待它？它来到你的生活中，它的心意是什么？

你想对 × 说什么？有没有要感谢它的地方？

【案例3-4】 王一历险记

　　患者王一（化名），男，31岁，发现血肌酐升高1.5年，在天津一中心医院确诊为"肾功能衰竭、尿毒症"，腹膜透析置管术后3个月规律腹膜透析情况下发生腹膜炎，遂住院治疗。第一次见患者，我被他"吓"到了，近一米八的壮汉，一副藐视一切的表情，蓬乱的个性头发，加上一身流行的穿着，再确认一下"肾功能衰竭、尿毒症"的诊断，很难与眼前患者联系起来。一开始科室的医生、护士和周围的病友对他都热情接纳，但好景不长，很多他的负面评价随之而来。医生、护士说他是个"大刺头"，极其不配合治疗，病友说他太没教养，甚至有病友不愿意和他同病房居住。于是，护士长把王一作为重点患者关注了起来，想着是不是要和他好好叙叙。最初的几次谈话基本有问无答，和王一能坐下来聊，是因为一件不愉快的事件。大概是这样的：先是王一因为琐事和几位病友发生口角，接着写有王一姓名的腹膜液在公共恒温箱加热时丢失，最后是王一因为丢失腹膜透析液的事情爆发更多的争执。因为在此之前，病房内从未发生丢失腹膜液的事情，我想这与王一的处事方式有关，立即召集当时所有在院腹膜液透析的家属开会。

　　护士长在会上强调了腹膜透析对患者的重要性，强调了大家都是病友应该互相关爱，还以王一的名义向他平时不尊重的病友真诚道歉。没想到王一听完我的话，对大家说："叔叔、阿姨、大哥、大姐，以前是我不对，骂人、不说话，这个习惯不好，我慢慢改，得这个病心情不好，以前的事都过去了，以后我有什么做得不对的，还希望大家多包涵！"会后王一又主动找到护士长："护士长，太谢谢你了，你是为我的事给大家开会的，腹膜液丢了就丢了，你真心帮我，我很高兴！我人缘差，我要重新做人！"护士长也高兴地说："重新做人啊，那你先改个名吧，现在科里人人听王一色变啊。"一句玩笑，没想到王一想都没想就说："我叫孙悟空！"

对话"孙悟空"

　　护士长：你给自己改的名好厉害啊，你是怎么想的呢？

孙悟空：厉害，老厉害啦。我就喜欢他。

护士长：那你和我聊聊孙悟空的粉丝王一吧。

孙悟空：哦，你说我啊。（笑）

护士长：对。（笑）

孙悟空：我（此时笑容消失了），以前我也挺厉害，年纪轻轻就有了自己的事业，有公司，有司机，整天一群人跟在身后咕王总王总的，身体倍好，事事都顺，简直就是无敌！

护士长：孙悟空第二！

赵云：对，对！（脸色突然变了）就是现在不一样了！

护士长：怎么不一样呢，现在的你又怎样的呢？

赵云：得病了，公司不干了，朋友都散了，积蓄也快没了，以前忙得没时间回家，现在不愿出门……

护士长：能说说你对这个病是怎么看的吗？

孙悟空：这个病……（说了一串脏话），接着他又向我道歉。他又说道：以前别说这个病，就连"病"这个字都与我无关，就是从那次长途驾驶以后，先是不能忍受的头疼、呕吐，最后晕厥，哥们打120把我送天津一中心医院急诊科了，结果一检查，肾衰尿毒症！我就不信啊，骂了他们一顿，立刻出院了。可是出院后老是不舒服，我就听广播、上网搜，哪能看这个病我就去哪，基本我全部跑遍了，最后还是回天津一中心医院做了手术，这病把我毁啦……

护士长：嗯，我能理解你现在的心情，能具体说说你最近的情绪和生活出现哪些改变吗？

孙悟空：一团糟！

护士长：那你是想让这些糟糕继续呢，还是做些改变，或者干脆找回那个孙悟空的铁杆粉丝，无敌的王一呢？

孙悟空：护士长，你说我还行吗？

护士长：为什么不行呢？孙悟空西天取经、降妖除魔，功劳可是很大的啊！如果让你给现在的自己状态命名，你觉得它是什么？

孙悟空：软弱无能！

护士长：对，我们现在聊的就是你。你就是王一，就是孙悟空，至于尿毒症是你人生战场上的一个劲敌！第一场仗他俘虏了你，第二场仗你听从了医生的话，做了手术，你要相信你是厉害的王一，那个软弱无能需要你去战胜，去打败，控制了它，避免了它作恶！

孙悟空：你这么说也是啊，（苦笑）不过，我总不能带着这根管子过一辈子……到哪人家都当我是患者，什么也干不成……

护士长：那你觉得你该干些什么，你的人生还是什么样呢？给我讲讲以前你的故事吧。

孙悟空：以前啊，我就是脑瓜好使，想干什么准能成！而且能吃苦，在家爸妈不让我吃苦，但我出去做生意，不管挣多挣少，我都干，我还对人家态度好，活儿给人家干得好、不耍滑、讲信用。所以开始创业时虽然没挣着钱，但是积累下很多客户，后来客户介绍客户，我才能那么快成立公司，被村里人羡慕。还有啊，家人和亲戚们一直都以我为骄傲，他们都说我孝顺、仗义、有头脑、有担当，将来一定有大出息！

孙悟空：如果不得腹膜炎，我也能照顾生意，我就是不甘心，现在的我就是一辆汽车，走得太慢，我想加速，可是狠踩油门，还是跑不快，甚至不走反停！

护士长：那你懂车吗？会修车吗？

孙悟空：懂，我车都是我自己修！

护士长：如果是你的车出来这个问题，你分析是出了什么原因？

孙悟空：大概没油了。

护士长：你觉得汽车的油在你人生中是什么呢？

孙悟空：嗯……（沉默十几秒）是"希望"！

护士长：能具体说说是做什么的希望吗？

孙悟空：是除掉这个病的希望！

护士长：太好了，咱们找到了问题的所在，我听说你妈妈已经在给你做配型了，结果出来了吗？

孙悟空：对，俺妈做了，俺爸也做了，医生说他俩条件都很好，应该会成功。

护士长：那你现在需要做什么准备呢？

孙悟空：别感冒，别得腹膜炎，管好嘴，好好做腹膜透析，听医生护士的话，配型成功就能做手术啦。

护士长：你看，你这部车不是刚刚加过油了吗？

孙悟空：嗯，护士长，你再给我说说出院回家还要注意什么？

护士长：好！……

从那次恳谈后，以前总骂人的王一变得礼貌啦，偶尔带出脏话会马上道歉，邋遢大王也开始注意保持床单的整洁，王一没有和病友吵过架，还对另一个年轻的肾炎患者好一阵开导，劝那个病友要听医生的话，不能整夜上网……

王一的腹膜炎很快好了，出院前还不忘追着医生护士反复确认腹膜透析居家注意事项。

【案例3-5】 **治愈你，温暖我**

小女孩玲玲（化名），初中生，县城居住，患者诊断为"多发伤"急诊入院，当时陪护是她的奶奶。入院时，奶奶焦急紧张地说着"大夫求求你了，救救我的孙女"，而玲玲却冷冷地说了句："你们都别管我了，我死了算了。"有一次奶奶被大夫叫走了，我终于能有机会和孩子聊一聊了，"阿姨陪你一会吧，你能和阿姨说说你的心情吗？"（倾听）玲玲弱小的身躯瘫在床上，凌乱的长发略显憔悴，让人心疼，"你别碰我啊，我特别疼。"说完就把头扭向了另一边。"阿姨帮你梳梳头发吧，给你编个漂亮的小辫子怎么样？"我努力向这个抗拒的小女孩靠近，原本倔强的她有意向我转过头，孩子说出了这样一番话："要是有妈妈在就好了。"我当时问："让你形容一下你的感受，你觉得应该叫什么？"玲玲说："痛苦，压力大。"（外化——问题命名）我接着又问："这个感受是什么时间向你走来的？"她说："妈妈在的时候，我特别幸福，有很多人爱我，我也特别爱学习，感觉轻松又快乐，去年妈妈病逝离开了我们，我感觉天都塌下来了。"孩子的眼里浸满了泪花，"从此我就和奶奶生活在一起，奶奶一直都对我特别好，我也是在奶奶的陪伴下长大的，但我越来越觉得我是奶奶的负担，奶奶要是没有我会更轻松一些。奶奶太累了，我都想死了算了。"其实我也听说玲玲是个懂事的孩子，自从母亲离开他，她所承受的压力太大，都是自己给自己施加的，我问她："你说你现在不配合治疗，是好还是不好？对你有什么影响吗？"（询问影响，评估影响）"不好，我觉得我很痛，不配合你们扎针换药我就更痛，睡眠也不好，吃饭也吃不进去，奶奶看我这样就更着急。""为什么不好？那要长期这样，你知道会怎么样吗？"我接着问，玲玲说："它像一个包袱压着我，我的伤口会加重，我就没有更好的未来了。"（论证评估）我当时问玲玲："以前你没住院，在家的时候过得怎么样呢？"（解构，回忆过去，发现问题根源），玲玲说："妈妈在的时候，我的成绩一直很好，我也很幸福，妈妈的离开让我特别无助，无望，我感觉生活的负担都压在了奶奶的肩膀上。"我深深理解玲玲的感受，我说："玲玲，你现在配合我们治疗，早点回家，努力学习，等你工作挣钱了，你可以更好地回报奶奶啊，而且现在疫情影响，一人一陪护，不然爸爸也会来陪伴你的，爸爸很爱你，只是不善于表达，刚才我看见爸爸和你视频都急哭了。"后来玲玲也说出了对未来的向往，我们发现玲玲阳光开朗了，我们都很欣慰，其实我后悔没能早一点遇见玲玲，这世上还有多少像玲玲这样的孩子，需要我们心与心的沟通。了解他们的困苦，从而摆脱这种心理阴霾。

下面我们来说外化四个步骤的第一个步骤，就是问题命名。

（1）我们会让来访者去详细地描述一下他面临的这些难题，或者是让他给自己模糊不清的那个状态打一个比方，或者是让他给这种状态赋予一个名词。

（2）就是要去了解这个问题在来访者生命中发展的过程，它是什么时候来的？它有什么样变化？什么时候强？什么时候弱？

（3）要跟来访者商量出一个贴近他体验的名称，最好是一个名词。

第二个步骤，就是我们要去询问这个问题的影响。

（1）问题对于来访者的哪些方面有什么样的影响？哪个方面的影响大，哪个方面的影响小？

（2）我们可以问一下，如果那个问题是一个人，他有自己的想法和语言，他是要把来访者的生活带到什么地方去？他是以什么样的形式带着你去那个地方？他是气势汹汹的还是慢慢悠悠的？他是充满爱心的还是充满恶意的？

（3）来访者生命中哪些人、事、物对问题是有利的？哪些人、事、物对问题是不利的？或者说哪些因素增强了问题的力量？哪些因素会削弱问题的力量？

第三个步骤，就是要去评估影响了。

评估影响是什么意思？就是你去评估一下那个影响到底是好的还是不好的，是正向的还是负向的。了解了问题对于来访者生活的影响之后，可以邀请来访者做一个判断。这些影响或者这些改变，是不是他自己想要的？这些影响是好的、坏的，还是不好不坏的？

通过这个阶段，可以帮助来访者做一个选择。通常在外化之前，来访者会觉得自己没选择，受制于问题，他的生命当中就充满了他无法选择的、命中注定的悲催。当你外化之后，你就让他看到他原来是可以有选择的。

第四个步骤，就是论证评估，实际上这就是"为什么"的问题。

就是在上一个步骤，你不是评估了影响是好是坏，或者不好不坏吗？那么，现在我们就要问你，你为什么觉得它是好是坏，或者不好不坏？在这个阶段，要请来访者说明自己对影响的评估。如果问题对他的生活影响是好的，那就要了解为什么是好的，好在哪儿。如果是坏的，就要去了解它坏在哪里，它如何阻碍了来访者或者患者愿望的达成和愿望的实现。如果是一半好，一半坏，那你就问他，哪一半好，哪一半坏，为什么那一半好，那一半坏。通过我们问"为什么"的问题，我们就可以问出他真正在乎的东西，甚至我们可以问出他的价值观是什么。

四、外化的作用

对疾病的不确定感会造成很深的恐惧，而外化对患者的作用，就是使这个问题具体化，能够让这个患者把目光聚焦在他的疾病或者他的问题上，能够明确这个问题的状态，或者是疾病的状态，能够增加患者对这个疾病的掌控感。一旦获得了这个东西的名字，立刻就变得安宁了，他知道那个东西叫什么，于是他的恐惧感就消失了。

（1）减少问题和关系带来的无意冲突。

（2）降低挫败感。

（3）使咨询师与来访者相互合作，共同寻找问题解决方案。

（4）发现并构建新的信念或关系。

（5）改变来访者对问题或关系产生的不合理信念。

（6）增加对话机会，为解构技术做准备。

我举个例子，有个小孩儿在看电视，电视上在播一个恐怖片，上面有木乃伊跳来跳去，这个小孩儿就跟他的爸爸讲："爸爸，我好害怕。"他爸爸跟他说："那有什么可怕的，那个东西是假的。"虽然那个东西是假的，但是爸爸这句话并没有让孩子的恐惧感降低或消失。孩子虽然知道了那东西是假的，但是他的恐惧感是仍然存在的。孩子的妈妈可能学过叙事，她把孩子搂在怀里，跟孩子说："孩子，没关系，那个东西叫木乃伊。"孩子一旦获得了这个东西的名字，他立刻就变得安宁了，他知道那个东西叫木乃伊，于是他的恐惧感就消失了。另外，我们大家都有这样一种经历，就是小时候我们会给别人起外号，尤其是特别不喜欢的人，你的班主任或者你的某位老师。你给他起一个外号，或者起一个很不好听的外号。然后，很多同学在一起的时候，就会悄悄地用那个外号去称呼那位老师。那么，在称呼的过程中，你就获得了一种快感，似乎你用喊他外号的形式，增加了你对这个人的掌控感，这个就是外化的作用。

五、外化的功能

梅姬·卡莉和商娜·鲁塞尔曾经将外化的很多具体问题集中起来，以《关于外化常见问题的解答》为题发表于《国际叙事心理治疗与社区工作杂志》2002 年第 2 期上，他们把外化对话的功能总结为：

（1）在外化式对话中，咨询师对来访者的理解。

（2）在外化式对话中，非常重要的一点，就是咨询师与来访者一起探讨解决问题的方法。

（3）通过外化式对话，咨询师与来访者塑造良好的沟通关系，将其从历史文化的局限中解脱出来。

1.在外化式对话中，咨询师可以有很多的不同的立场来提问，有时候像是个记者，有时候像是个历史学家，有时候像是个侦探。

2.我们不再仅仅讨论个人的内心和他们的错误以及解决方案。我们在谈论生活史和人际关系，我们可以为当事人走过的生活足迹做见证。

3.在和那些有暴力倾向的男性进行外化式对话的时候，可以给他们创造很多机会，让他们讲述通过其他方式显示男子汉气概的经验，帮助他们找到对自己的行为负责的方式，以一种非暴力的方式来重新安排自己的生活。

4.在外化的操作中，咨询师可以聆听人们叙说生活中的感人至深的亲情和真诚的关系，而这些会帮助人克服心理问题的影响，会给人以新的希望。

5.外化式对话让治疗师参与到当事人从心理问题的控制下拯救自己的过程中，从而学到新的人生经验。问题外话在叙事疗法中占有举足轻重的地位，怀特和艾普斯顿在咨询工作中发现，将问题外化有助于个人问题的解决，并且可以达到下面一系列功效：

（1）减少人际冲突：治疗师与当事人之间无益的、非建设性的问题责任，要规避矛盾，减少冲突。

（2）降低当事人的压力：当事人面对问题的失败和挫败时，容易在努力解决问题却仍然失败之后感到无力、无助、懊悔、消沉。

（3）提供方向：外化让人们可以相互合作、共同努力来面对和对抗问题，避开问题对生活和家庭关系的负面影响。

（4）开启新的可能性：外化使当事人能够采取具体行动，以摆脱问题的困扰，恢复正常生活技能与家庭关系。

（5）面对严重的问题：外化可以让当事人轻松下来，从而能够采取更为有效的措施来减轻精神压力。

（6）提供对话可能：外化使人不必仅仅通过个人独白来面对问题的困扰。

当人与问题分开的时候，人会由无力感进入使自己可以有力量去面对问题的状态，对问题更有控制感、掌握感，人变得自主了。

通过外化，让人透过问题，去看自己的力量与能力，去珍惜自己的问题。

当我们跟问题保持距离的时候，更能看清楚来访者的全貌，有利于正确评估。在临床中，让我们能够坐下来，抽出几分钟的时间，去陪伴那个生命，去了解那个生命，了解那个生命背后的故事。所以，在临床当中，就是更多地强调对患者生命的了解和感动。不可否认，当今的医疗现状是安慰剂常在，安慰患者的人不常在，殊不知，"帮助与安慰"远胜于"救死扶伤"。

正如在美国纽约东北部的萨拉纳克湖畔 E.L. Trudeau 医师的墓志铭镌刻着"To Cure Sometimes，To Relieve Often，To Comfort Always"，用中文描述就是"有时去治愈，常常去帮助，总是去安慰。"而"总是去安慰"正是护理工作的本质与内涵。把叙事疗法和临床护理结合起来，让患者及护士体会到护理工作的内涵，正是叙事护理的魅力所在。

2019 年，新冠疫情暴发以来，广大护理工作者全力以赴应对疫情，被赞誉为最美逆行者，他们用专业的技能、爱心和责任心，奋战在疫情一线，在新冠病房里，医护人员关心患者心理变化，进行心理疏导，使他们树立了战胜疾病的信心和勇气，护士们轻声细语，传递出护理人的温度与情怀，曾有一位新冠康复者说："那些说星星很亮的人，是因为他没有看过护士的眼睛，她们的眼睛给了我莫大希望。"

我曾看过一本书这样说："医学发展到今天，我们总是听到关于技术进步的好消息，在人们的印象里，医院里的技术好就是一切，理性占据主导地位的今天，成功的手术例数，庞大的规模和床位，患者治疗后明显变好的各种指标、数据成为人们谈论医疗这个行业主要话题。"

而当规模、效率、一切拿数字说话的风气逐渐普遍后，医院这个本该充满人文气息的地方，变得像一台精密的机器、一个高效的生产车间、一座冰冷的山，我们在门诊大厅讨论各种专家的手术数量，我们在病房里讨论各项检验指标的变化，我们在收费处讨论看病花了多少钱。我们习惯了理性看待这一切。没有人文的医学，必然会变得傲慢。

六、外化的注意事项

（一）如果不在后结构主义结构框架下运用，外化的价值就会非常有限。

（二）使用外化不一定总是恰当。

（三）通过命名来外化问题，有时候会显得过于简单化，很难给来访者提供具体的帮助。

（四）外化不适用于用来界定具有强迫特征的行为。

1.外化通过对话来实现，恰当的询问与沟通技巧有助于增强外化的功能。外化过程中护士可使用带有策略性的、启发式的提问方式，鼓励患者尽可能详尽、完整地叙述。此外，隐喻性语言的应用，尤其是一些温和的、非暴力的、非敌对的、非对立性的隐喻，可帮助患者减少问题对他们生活所产生的负面影响。

2. 外化式对话中护士不需扮演解决问题的专家角色，而应以尊重、谦卑、好奇的态度，专注地倾听患者的故事，并与患者一起探索问题的起因，帮助他们更加积极地对自己的行为负责，发展自我应对策略和能力。

3. 外化并非适用于所有患者、所有问题、所有情境，尤其不适用于压迫性情境；而且，当患者的问题较为复杂时，单纯通过命名来实现外化可能使问题过于简化或难度太大，达不到预期的效果。尽管外化有各种各样的好处，但是在运用的时候还有很多难题需要特别注意。

外化可能存在治疗伦理的问题。很长时间以来，外化的伦理问题一直在困扰我，我感觉自己似乎在运用一种技术影响别人，却不让人们知道。我知道是为他们好，但是别人不知道，或许我在攻击别人的信念，他们相信我就是问题，但是我在攻击这个信仰却不告诉他们，我在想，不把问题看成是他们人格的一部分，而把它看成是和当事人的自我分开的，这对他们有好处，外化能帮助他们做到这一点。

马丁·佩恩对叙事心理治疗的伦理问题思考的结论是：无论如何叙事心理治疗是透明的——没有什么隐瞒，来访者可以清清楚楚地听我说的话，在运用外化语言的时候，我根本没有强迫来访者接受什么，个人中心疗法中有个人必须和真正的内在自我发生实质性的关联的假设，精神分裂中有关于移情过程的假设，叙事心理治疗的外化假设并不像他们那么隐秘。

虽然在马丁看来叙事心理治疗的确是透明的，但是这种对透明的理解是否与罗杰斯相同呢？我们还是看看罗杰斯是怎么说的：我们已经发现，当心理治疗师在关系中对他的当事人真诚以待，不加掩饰和不戴面具，在那一时刻使之开放地变为他自己的流动的感受和态度，我就可以促进个人的转化。我们使用"和谐一致"这个术语试图描述这个条件，我的意思是说，治疗师正在体验的感受对他自己是开放的，对他的觉知是开放的，而他个人也能够体验这些感受，成为这些感受，并在适当的时候表达这些感受，没有人能够完全达到这种状态，但是如果治疗师能够更多地倾听并接纳他内心正在发生的一切，越能够无所恐惧地体验自己的复杂感受，他和谐一致的程度就越高。

似乎罗杰斯更强调个人内部的直觉、情感、身体感受，他认为每个人都有自己的原始性的机体智慧。但是这些在叙事治疗中很少见，这个差别导致了当前心理治疗界相当激烈的争论，争论的话题主要有两个：一是心理治疗的超越性问题；二是主体的身体化或者说身体体现问题。最常见的反应是感到轻松——因为他们自己不是问题，能够有更多的方式接近他们自己的其他故事，接近他们生活中曾经非常迷茫的其他方面。

外化式对话让问题不再居于生活的中心，也就是说在人和他的各种问题之间创造一个空间，无论问题是什么，以前认为自己毫无价值的人，现在开始认识到无价值感。控制着他的生活，无价值感的产生是有历史的，人可以摆脱它的控制。问题外化之后，就可能认清问题产生的机制，从而可能找到削弱问题的方法，比如如果无价值感开始严重影响一个人的生活，很有可能是某些价值观、评判或者被虐待导致的，外化式对话可能提高我们对这个过程的认识，并且可以探索更多可以避免他们的消极作用的手段。

等问题被外化了，可以让人在应对和问题之间的关系上采取一个立场，这不仅仅是支持或者反对那么简单，因为经验总是有个过渡，比较复杂。比如在外化无价值感的对话中，一个人可能既希望除去无价值感，还要能够保留自己，反思自己的行为对别人的影响的能力。让人在与问题的关系上选择一个立场，有利于给人更多的空间，帮助他们开始摆脱问题的控制。但是要考虑到经验的复杂性。当一个人后退一步，与问题分开，就可以思考问题的历史和消极影响。可以意识到自己现在所处的立场与以前习惯了的位置不一样，这个立场往往没有自责、评判。

当问题不再是生活的核心之后，谈话的中心内容将是一个人对自己生活的认识和处理技巧，这些对于处理问题有非常重要的价值，是要进一步挖掘的东西，而且一旦认识到问题和与问题有关的人本身不是同一回事，朋友和家庭成员就会更愿意团结到来访者周围，成为他的支持小组，可以帮助他维持应对问题的努力，在他打退堂鼓的时候提供支持。随着来访者羞耻感的降低，问题不再被内化，集体行动的可能性就会变得更大。

七、外化对话的难点

外化谈话和别的治疗方法一样，必须通过一定时间的严格训练才能做好。一开始很多心理治疗师会觉得外化的语言很奇怪，运用起来比较笨拙。甚至有的人会觉得谈话进行得很别扭。要将这种谈话方式天衣无缝地融合到工作中，需要时间和训练（包括咨询情境中的训练和咨询室外面生活情境中的训练）。同时，要完全形成外化谈话所依据的思维方式也需要一些时间。外化谈话挑战内化的做法，而内化的做法在日常生活中根深蒂固。因此外化不仅仅是一种治疗"技术"，而且是一种生活态度。那些来咨询的人通常习惯于日常的内化做法，总是"想方设法"把问题放在自己身上。作为叙事治疗的咨询师，我们有责任帮他们找到采取不同的理解和行动的参考框架。刚开始接触外化式对话的时候，对这些新的思维方式，我们需要花点儿时间来适应。对我们很多人来说，外化式对话代表着一种看待我们自己的生活和我们要帮助的人的生活的非常特别的视角。从实践的角度考虑，咨询师在运用外化式对话的时候的确经常遇到一个麻烦，那就是在外化式对话中哪个比喻恰当。

有时候，当问题被外化之后，来咨询的家庭往往用"斗争"来比喻他们和问题的关系。他们可能会说自己希望如何"打败""击溃""消灭"问题。作为咨询师，有时候会感到很为难。斗争和争夺这样的比喻经常出现。我们咨询师是否应该使用它们呢？有时候斗争之类的比喻会造成紧张和压力，结果很多细微的体验就被忽略了。冲突和斗争之类的比喻还可能重复我们不希望出现的生活体验。然而在另外一些情况下，人们完全在纷争中生存的时候会觉得斗争之类的比喻对于描述他们的生活最合适（如面对致命的厌食症或者自我怨恨等）。有一点似乎比较重要，就是我们作为咨询师不要主动提出斗争之类的比喻，并且我们对那些可以让问题不那么占据来访者生活中心的比喻要有敏感性。比如"摆脱问题的影响""改变和问题的关系""和问题建立契约""给问题搞破坏""训练问题"等。另外的比喻还可以包括自己想接受问题的哪些方面的影响，不想接受问题的哪些方面的影响。

非暴力的、非敌对的、非对立性的比喻有无数的选择，都可以帮助来访者减少问题对他们生活的影响。叙事治疗的文献中，强调对立的比喻或者鼓动消灭问题的比喻几乎没有，作为叙事治疗咨询师，我们所要做的是尽量多地给来访者提供可以替代那些对立性的比喻。要做好外化的工作，最好选择一些温和的比喻，如运用"教育问题""训练问题""和问题停战"等，不用"和问题做斗争""击溃问题""杀死问题"等。如果有人对别人很不好，欺负人、取笑人甚至对别人施加暴力，治疗中该怎么办？在这些情况下能否使用外化式对这样的当事人，我们作为咨询师，绝对不能通过外化的操作为他们开脱责任。有很多外化式对话的方式可以让人更积极地对自己的行为负责，避免问题的发生。作为咨询师我们一定要谨慎区分各种情况，区分不同的治疗阶段，能够从总体上把握治疗的走向，清楚地体察各种伦理的、人际关系的敏感点，并且能够恰当处理。外化不是把人和他们的行为或者行为的真实影响分开。

外化式对话的一个主要方面是详细地发掘外化出来的问题对来访者或者有关的其他人造成的影响。通过详细地发掘问题的影响，外化式对话可以用来帮助来访者对问题的影响采取一个立场，和其他有关人员一起面对问题的影响，减少问题的影响。和曾经使用过暴力的人（如对妻子有明显的虐待倾向的丈夫）一起做咨询的时候，不可能仅仅依靠把"暴力"或者"虐待"作为问题外化出来，就可以有效提高来访者的责任感，或者减弱这个当事人的暴力或虐待倾向的负面影响。外化式对话的一个重要方面是要探讨是哪些特定的观念、想法和做法维系着问题的存在。特定的"暴力"的背后可能是"对别人的评价""削弱别人的行为表现""行使权力的行为表现""不细心""控制别人的行为表现""不合群"等丑恶的思维，残酷的行为表现，优越感等。在对话中小心地清晰表达这些做法的影响非常重要。通过表达，可以帮助当事人更清楚地看到自己生活方式的根源及其演变历程。当一个人能够追溯这些想法和做法的真实效果的历史，并能清晰地表达这段历史时，当这些想法和做法背后所隐含的更大的文化背景中有关性别或者权力等的假设能够和这些想法和做法联系起来时，这个人在处理和这些有关权利和控制想法和做法的关系时就更能采取负责任的行动。在这个过程中，我们也可能找到一些特殊的例外，即当事人也会有不显示暴力、控制和权力的想法和做法，这些例外情形就可以给当事人提供新颖故事的开端。学会主动采取负责任的行动，比如补偿、关心别人和同情别人，并且学会体验正面行为所带来的积极情感。

和那些有破坏倾向的人谈话，让他们对暴力负责任或对给别人造成的伤害负责任时，咨询师需要有责任感。需要采取措施，对暴力行为的受害者提供足够的安全保证，增强有关人员的隐患防范意识，防止出现意外。

外化不是摆脱责任，所以如果一个人对别人施加了暴力，就不能仅仅把这行为作为例外的对象，外化要做的是探究这些行为所依据的信念是如何产生的，如何被维持的，比如对别人的评价，替天行道等。然后探究什么时候这些信念比较薄弱，为什么这样，并致力于构建替代性的新颖故事。遇到可能会危及别人安全的情况还要做危机干预。

八、外化对话与其他叙事技术的关系

基本上说，外化是通向一个让人更喜欢的故事的门径，是在叙事中让人找到使生活更有意义的技术、观念和知识的门径。当问题被外化，当一个人不再觉得自己就是问题时，他探究的如何处理问题消极作用的知识和技术的大门就打开了。

比如一个相信自己毫无价值的人来咨询，就叫她小丽，外化无价值感之后，发掘她的历史和影响之后，我们可能发现有时候无价值感对小丽的生活影响不是那么严重，这些时候可能和特定的地方或时间或朋友有关。或者说这些独特结果可能和小丽当时所做所想等有关。随着时间的推移，这些独特结果可以被放在替代故事的情节中，就这个例子而言，我们可以假设小丽决定称这个替代故事为能力，我们可以进一步探讨这个替代故事的历史，问一些问题谈论哪些事、哪些人促成了这个故事。外化的对话不是仅限于外化式问题上，我们同样使外化式对话来外化那些被内化的积极品质，因为我们知道能力同样也是文化历史的产物，所以我们可以问小丽生活中的能力感是如何产生的，是谁促成了它，谁听说这种感觉最不觉得奇怪，什么东西维持着这种感觉，什么东西使得这种能力感成为可能，对她来说意味着什么，有什么样的问题方法与之相关……这个过程可以让那些品质对人更有意义，更有利于问题的解决。

当我反复琢磨叙事护理的理念时，我真切地体会到李春老师在书中说的这样一段话：我花了很长篇幅来讲生命的独特性、不可复制性，其实是想引出一个态度，这个态度就是叙事护理的态度，那就是尊重、谦卑和好奇的态度。

所以，每个人成长过程中，你不知道他可能会捡起什么，可能在成长的路上有很多灾难，也有很多珍宝，它是一件一件的物品，即使是两个人同时肩并肩地往前走，可能每个人捡起来的东西也是不一样的。有的人捡起了珍珠，有的人捡起了瓦砾，有的人可能捡起了石头，有的人可能捡起了宝石等。所以在成长过程中，有时候文化、环境起到一定作用，但是特别有意思的是，每个人的生命都是一个神奇的过程，因为你无法预测这个人、这个生命，他会捡到哪一部分内容化到他的生命里去，这就是我们好奇的地方。

叙事护理是通过想象和培养来扩展一个人的移情能力，这需要我们在将叙事护理本土化的同时，将其融入学生课程当中，在学习中灌输叙事精神和理念，强化医护人员的人文基础。患者的疾病恐惧和无助感常常会因任何身体异动而被放大，叙事护理有助于患者缓解紧张情绪，让患者充分表达自己的情感，打开心结，映射出他们内心真实的渴望与期待，建立对局势的控制感，而护理人员应注意倾听患者故事中的价值，使患者在身体治愈的同时，得到切实的心理照护与关爱。叙事理念是我国学者为解决人文护理困境由西方引入的，因不同地区存在不同的风俗习俗、经济条件和文化差异，叙事护理的推广也存在一定难度。叙事护理在我国还未形成通用的理念和框架，高等学府中的人文课程也大多为选修课，很多护士缺乏与患者沟通的技巧，尤其新入职护理人员，在临床工作初期会有紧张、害怕犯错误、对护理决策不确定性等心理负担。同时，叙事护理强调对个人生命意义的探索、对生命故事的尊重，但部分患者仅仅寻求生理上的满足，很难与其产生情感共鸣，在实践中存在沟通阻碍、缺乏认同感的问题。

每个人的生命故事都有丰富精彩的一面，护理人员在了解患者的基础上，通过好奇心和耐心，探索患者故事背后的闪光点，成功的经验或正向经历，帮助患者看到自己身上很难察觉的积极特质，陪伴患者建立新的自我认同，将患者迁移出当下的困境，改写或重塑患者的疾病故事，让患者重新思考生命中重要和期待的部分，是叙事护理技术中的重点。仪式感是生活中一个重要组成部分。

同样，患者在叙事护理干预中有进步或发生转变的时候，是一个里程碑式的事件。

患者在治疗期间常常有很多不确定感，对于他们的困惑，护理人员可以先帮助他们将问题外化，分为四个步骤：

步骤一、命名问题：为自己的状态"命名"，将问题具象化；

步骤二、描述影响：询问患者这个问题或者困扰对其有什么影响，请他具体进行描述；

步骤三、评估影响：请患者自己对这个影响做一个评价，这个影响是不是自己想要的？好还是坏？

步骤四、论证影响：请患者对评估结果进行辩解，说明出现这样结果的原因。

通过这四个步骤使问题与患者自身分离开，对自己感到困惑的问题有了全面清晰的了解，增加患者掌控感。由于社会文化、家庭、经济等对乳腺癌患者的情绪和心理有着很大影响。

1. 进入患者故事想要进行叙事护理，首先要做的事就是要进入患者的故事。进入患者故事比较常规的方法为查看叙事记录或倾听。护士在分享患者的感受和经历时，应当积极思考患者在讲述过程中所使用的词汇、语气以及影响患者的外界因素。与此同时，护士也应该关注患者的情感态度。

2. 对患者给予正向反馈有学者指出护士在倾听故事的过程中可以向患者提问并给予其正向反馈。例如"你认为是谁给了你帮助和支持？""你发现了自己具有哪方面的潜力？"等。而其他学者则主张在对患者进行正向反馈时，应采用更加直接的方式，把患者故事中的有意义之处作为切入点，并予以肯定，例如护士发现患者生病前对朋友有求必应，就可以赞扬其乐于助人、关心朋友的品质，让其认识到自己的优点和美德。但是，由于每个患者有着其各自的特点，护士应当根据患者的具体情况选择恰当的反馈方式。

3. 总结与思考对患者的经历和故事积极进行总结和反思，能够帮助护士增长临床智慧和知识。叙事护理的反思可以采用集体反思与个人反思相结合的方法。个人反思应当主要以书面文字形式来体现，其内容主要是：记录故事和经历的重要内容，患者的叙事方式，叙事者的精神状态；总结患者对待疾病的立场和观点；陈述倾听者自身的情感、态度并分析其产生的原因；记录护理中遇到的主要问题；根据具体问题制定详细的护理方案。所谓的集体反思，即在小组内讨论个人反思的过程和不足，并得出最优化的护理方案。"其实外化，也就是给问题命名。命名实际上是把问题跟这个人脱离开来，人不等于问题，问题才是问题，我们把这个功能就叫作外化，或者是把这种技术就叫作外化。"

女儿学舞蹈有一年了，她非常喜欢学舞蹈，每次接她下课，她都是手舞足蹈的，特别开心。有一次我问她："姑娘，你怎么这么开心呀？"她说喜欢上宋老师的课，上课很好玩，也很有趣。女儿学习舞蹈的热情很高，家庭作业自然也能按时完成。通常我和老公都不去刻意地监督她，她自己就能完成。女儿的家庭作业每次都是看几遍老师的视频后自己练习，熟练后再将自己录制的视频上传给老师。有一次在录制一个比赛的舞蹈时，她自己在屋里待了2小时，以往30分钟都能搞定的，这次怎么回事呢？于是我忍不住进去看看她，结果呢，我看到了意想不到的一幕，女儿一边跳舞一边抹眼泪，我就问："姑娘你怎么了？需要妈妈帮忙吗？"女儿说："不用！"然后边跳边抹眼泪。其实作为母亲，看到这样的一幕也是特别揪心。

当时我觉得孩子不愿沟通，我想，我可以用叙事护理中的外化技术试试。我就好奇地走过去问："亲爱的姑娘，跳舞让你这么伤心是因为什么呢？"她边抽泣边说："我气自己……总做不好这几个动作，总出错……一到这里就卡住了，我都录了好几遍就是不行……"女儿委屈地抽泣着，眼泪止不住地流。

原来，她哭泣的背后是一颗不服输的上进心啊！我爱怜地抚摸着她的脑袋问："你分不清这两个动作，总出错，想过用什么办法让这个'错误'离你远远的吗？"听了我的问话，孩子眼泪止住了，小脑瓜好像开始思考我的问话了，我相信她会用能够想到的所有方法去解决困扰她的小问题。果然没一会儿，她就非常完美地录完视频了，问题得以顺利解决。

这就是神奇的外化力量。

以前经常听护理姐妹们叙事与患者之间的故事，而在不断地学习中，我学到了叙事护理不仅仅可以用于患者，在我们的生活中，我们也可以通过倾听他人的故事，运用适当的方法，使问题外化，帮助当事人找出遗漏的片段，从而引导当事人重构积极故事，以唤起当事人发生改变的内在力量。

接下来我还要和大家分享一个案例。

【案例3-6】 遇见懂事的孩子

这是我哥家孩子的故事。我的叙事对象是沫沫，他今年6岁了，和大多数孩子一样即将步入小学，而我哥也和其他家长一样，怕他适应不了新环境，提前在家对他一遍遍地叮嘱。由于工作的原因，我哥第一周都没能亲自送他去学校，而由姥姥代劳了。时间一天、两天过去了，每次回家我哥说都能看见儿子天真的笑脸，心想：看样子儿子在学校已经适应了。因为我哥也是从事心理教育相关工作，所以我们有机会就会一起分析孩子的特点，一起出谋划策。

周五上午我哥正在上班，电话铃声响了起来。一看是孩子的数学老师张老师打来的，我哥的心里"咯噔"一下，第一感觉就是他儿子可能在学校磕着碰着了。

我哥："喂，张老师，您好！"

张老师直接问道："你是沫沫的爸爸吧？"

我哥："是的，张老师您好！"我哥颤抖着声音再一遍问好。

张老师："沫沫爸爸，打扰你工作了，我想和你沟通下孩子上课的习惯问题，孩子非常活泼，乐于助人，课堂上也积极回答问题，但是就在今天孩子在课堂上做小动作，在多次提醒无果后被我批评了，整节课都在流眼泪，我担心今天的事情会给他在学习上带来阴影，他回家后请您开导一下他……"

我哥："张老师，沫沫其实是个很爱接受新事物的孩子，接受知识也很快……"

我哥还没说完，就被张老师温柔的话语打断了："沫沫爸爸，孩子的成绩虽然重要，但是学习习惯更重要……"

挂了电话后，我哥说他久久不能平复，一直以来沫沫的学习能力让我哥很骄傲，突然才意识到，相比学习能力，儿子上幼儿园时没有及时"修剪"的毛病，如今已经成为"灾难"了。想到一年级的老师和幼儿园的老师肩负的责任不同，挂了电话，满脑子都在想"怎么会这样？"这才刚上一年级啊，难道孩子真的有问题？注意力不集中、上课不注意听、爱做小动作、挑食导致营养跟不上？他把各种不好的标签都贴到了儿子身上。突然觉得他不再是一个骄傲的爸爸了。

在回家的路上，他早已怒气冲天，脑海中询问了十万个为什么：上课为什么跟小朋友说话？为什么不注意听讲？为什么要做小动作？就在他怒气冲天的时候，他的手机铃声响了。"叮咚"一声，原本在气头上的他并不想去关注手机上的来信。在孩子妈妈的提醒下，他拿起手机。

但在今天他满脑子都是张老师的那句："成绩虽然重要，但习惯更重要。"回家后，原本怒气冲天的他见到了这位"小当事人"，孩子依然面带微笑，若无其事的样子，好像那个上课做小动作被批评的小孩子根本就不是他。我哥突然想起之前在叙事护理公众号上看到的一篇文章《遇见叙事 做更好的妈妈》，原本怒气冲天的我哥，跟我讲完突然冷静下来。作为父母，辅导孩子都需要细心耐心，所以他静下心分析了一下。他想他要做的第一步应该运用"外化"技术，帮助孩子把这个问题和它本身分开，于是我哥没有提及今天老师给他打电话的事情，若无其事地和孩子吃完晚饭。

饭后，我哥拉着孩子的小手说："沫沫，待会儿和姑姑、妈妈、爸爸一起去散步，好不好？"他高兴地答应了。

我哥牵着孩子的小手走在街上，装出一副难过的样子，对他说："宝贝儿，你喜欢怎样的爸爸啊？"

他说："我喜欢温柔的爸爸。"想起以前铁匠式教育他的方式，我哥瞬间眼眶里满含泪水，因为孩子从没看见爸爸流泪，立即瞪大眼睛看着我哥问："爸爸你怎么了？"

我哥："爸爸有一个小秘密，想跟你分享，你可一定得给我保密呀！"

孩子说："爸爸你有什么秘密呀？你告诉我，我一定保守秘密，不给妈妈说，也不给爷爷、奶奶说。"

我哥说："唉，今天在开会的时候爸爸手机铃声突然响了，声音可大了。"

孩子说："那领导说你了吗？"

我哥说："领导没有说我，但是我自己很难过，因为我的铃声太大已经打扰到了开会的同事们。"

孩子打破砂锅问到底："那爸爸你当时害怕吗？你是怎么做的呀？"我哥说："首先爸爸急忙关掉了手机铃声，然后在培训完以后向领导道了歉，因为爸爸手机铃声在会议上响了，对领导很不尊重，后来爸爸还向一起开会的同事道了歉，因为我的手机铃声影响到了大家。"

孩子说："爸爸，你真棒！其实，我也有一个秘密想和你分享。"

我哥说："好的，你说吧！我也保证不给妈妈、爷爷、奶奶说。"

孩子说："今天我上数学课的时候觉得肚子很痒，就去挠肚子，挠肚子的时候一直动来动去，没有认真听讲，所以张老师就批评了我。"

我哥说："那你觉得上课的时候挠肚子这件事做得对吗？"

孩子说："爸爸，我肚子痒才挠的，我不是故意的。"

我哥说："那张老师怎么批评你的呀？"

孩子说："张老师说我上课动来动去，不认真听讲，警告我了，我都没有听。"

我哥问："那你觉得动来动去有没有影响到其他小朋友，有没有影响到老师讲课？"

孩子说："我挠痒痒影响了张老师讲课，还影响到同桌听课。"

我哥又问："那这样你觉得影响他们，你觉得好不好？"

孩子说："一点也不好，张老师都批评我了，我也不想影响他们。"

我发现，孩子其实能意识到上课动来动去是错的，现在我们要解决的问题已经变成了上课的时候再次发生肚子痒该怎么办？我说："宝贝儿，你的肚子是今天开始痒的吗？"

孩子说："不是，前几天就有一点痒了。"

我哥说："那你以后有什么不舒服一定要及时告诉爸爸好不好？"

孩子说："爸爸，好的，我一定给你说。"

我哥说："那今天的事情你觉得应该怎么做呢？你给爸爸提一下建议好不好？"

孩子说："爸爸，我们先去买止痒的药吧！这样我在上课的时候就不会再痒了，如果再痒，我也要学会先忍一忍，然后再回家告诉爸爸。"

我哥说："你挠痒痒影响到你的同桌和张老师，你觉得应该怎么办呢？"

孩子说："那我明天去给他们道歉吧。我们赶紧去买药吧，这样我以后上课的时候就不会再肚子痒了。"

我哥说："宝贝儿，你真棒！你已经学会了承担责任，解决问题了！"

其实在回家的路上，我哥没有想到会以叙事这种方式解决这个问题。原本还打算采用之前"铁匠"的方式。直到遇见了叙事护理，让他在教育孩子这条路上与孩子一起获得了成长。

故事当中，我们运用外化技术，给问题命名，孩子不是问题，问题才是问题，分析出问题的关键，进而让孩子有自我的掌控力，找出影响上课注意力的原因是肚子痒，孩子从而在这个问题中，也会找到自己心中的答案，接下来就会做得更好。运用叙事护理，真的在改变我们的家庭，我们的孩子，我们的未来。

在国内，直至李明博士引进编著《叙事心理治疗导论》，台湾叙事王子周志建的《故事的疗愈力量》《拥抱不完美》，到今天李春老师的反思、创新与发展《幸福是尘埃里的花朵》《叙事护理》，每一页的叙述文字像蒲公英的种子摇曳飘洒、随地开花，开在每一位受益者的脸上，开在每一个幸福的家庭里。

接下来在和老师的沟通下，得知沫沫上课听讲非常认真。第一单元测试，还考了两个100分。当然也有考得差的时候，但这个时候我哥也不再大呼小叫，总是静下心来和他沟通，把问题找出来，听听他的"故事"，找到问题的原因，共同探讨解决问题的办法，他发现儿子也越来越喜欢黏着爸爸了，我哥他们俩一起也越来越快乐了。嫂子说："你们天天咋那么高兴呀？"我哥神秘地说："这是我和孩子的秘密。"

高尔基说过："爱孩子，是老母鸡都会做的事情，可要善于教育他们，这需要才能和渊博的知识。"感恩叙事护理，让我通过不断学习，让自己拥有了尊重、谦卑、好奇的态度，更好地引导、倾听和陪伴孩子，学着做一个"技术型"妈妈。

其实，掌握外化的技巧能使我们变成外化问话的专家。以内化和外化的对比为例，内化：①你怎么老犯错？②你考试这么差，这么笨以后怎么办？③你怎么这么懒？④这都是你血糖控制不好造成的等。外化：①犯错是怎么来的？②你想用什么方法面对考不好这件事？③懒惰是怎么找上门的？④那个血糖对你造成什么样的影响等。

叙事治疗强调"人生就是故事，故事就是生活""科技与人文是医学的两只翅膀，只有比翼，才能齐飞"。理念是用尊重、谦卑、好奇的态度来面对生命。叙事治疗强调的不是技巧而是态度，只有生命才能进入生命、只有灵魂才能与灵魂交流。叙事护理不是以改变患者为目的，强调的是对患者生命的了解与感动。

九、叙事疗法之外化技术

叙事疗法透过外化的拟人化语言把人和问题分开，把问题当作一个有独立生命和有历史的个体，就有更大的机会和当事人一起用合作的方式面对问题。在叙事疗法中，这样的方法叫作"外化"。怀特是这样描述外化的，他将外化视为"鼓励人们将问题和受到压迫的经验客体化、拟人化的一种治疗方法"。

我们知道叙事疗法是基于人和问题是分开的，人是人，问题是问题，问题是来访者和周边的人共同联合编写的一本书，书中故事的内容可以删减、修改。传统观念里，问题反映人的特质特点，比如一个人迷恋电子游戏，这个人就是有问题的，不求上进，精神空虚，在叙事疗法里，可以修改故事，帮助来访者改变能改变的，看到希望，而不必执着去改变这个人。叙事的一切都关于故事。叙事治疗的实践工作中常会有故事隐喻的运用，也很在意故事中的情节和经验，比如说我们可能会问：

孩子和家长共同的困局还有救么？1天24小时也玩不够，咨询师帮助来访者看到这个孩子废寝忘食，善于学习，这原本是来访者原来没有看到的，来访者因而树立起信心，找到新的故事版本，他为了能跑出好的跑步成绩，烈日下练习跑步的故事。

这里强调一下，外化让来访者拥有更好的能量来面对问题的挑战，运用自己的经验解决问题。面对问题，来访者是主人和专家，发展出自己的目标和行动计划，这是如果不是他自己，其他任何人都不能在他的生命里创造出来的美好期待。

外化过程中，咨询师保持一颗好奇的不带预设的心非常重要，或者也可以说是"带着尊重的好奇"这样的工作姿态，因为这让我们不会有过多先入为主的假设，有助于陪伴来访者去探索问题以及问题带来的影响，并且如何行动可以减轻问题的影响，这才有了一个可以去发展外化对话的基础。

与外化相对的概念是内化，内化的一个很简单的解释是尝试去看一个人内在的问题是什么？一个人的内在有什么样的特质和人格？和外化相比，内化最大的问题是把人困在问题故事里，什么叫作问题故事呢？问题故事通常是我们自己看待困境，向别人倾诉或听别人讲述时浮现的第一故事，带着问题的人很容易被认为是"情商不高""爱惹是生非""总是破坏关系""不正常""有病"等，他们被贴上各种各样的问题标签，这不仅影响了他们如何看待自己，也影响了他们的人际关系和发展。

外化则让人从问题故事中离开，找出生活中的支线故事，协助人从问题故事对他的影响中脱身出来，创造自我认同的故事，创造改变的空间。支线故事的概念也是叙事疗法中的重要概念之一，这里不展开。

问题外化的 4 个步骤：

1. 问题的命名，命名来自对话中的语言，与来访者确认、让来访者选择，几个问题的合并，玩偶沙盘的形象外置。

2. 开展相互影响的对话。

3. 评估问题的影响。

4. 调整对问题的作用和影响力评估。

十、如何区分内化与外化

（一）外化对内化的理解

外化是不是仅仅运用在问题相关呢？当我们拥有了外化的对话能力，在对话中那些人们珍视的重要的价值、信念、特质等都可以进行外化对话，以强化人们偏好的身份和故事，有信心和勇气运用自己已经有的能力和特质去活出自己更为期待的生活。

如果说内化是我们把问题归因于自己或他人内部的属性，或者说将问题融入自我认知中，认为问题是我们的一部分。那么外化是将问题对象化，问题本身才是问题，人不是问题。就像是问题像一条湍急的河流，人置身其中，会被河流不停地干扰和阻碍，但是如果我们跳出来，上了岸，再去看这条河流，我们的想法和态度会有所改变，从自身客体化视角变成将河流客体化的视角，那么我们再去看它，或许会有可能性去处理或解决它。

（二）外化的步骤

如何在叙事疗法中运用到外化对话？或许需要我们不断练习和精进，怎么去做呢？迈克尔·怀特提供了一个外化对话工作地图，是有章可循的。对此，他讲了四个步骤：

1. 对问题命名，将问题具体化

命名即给予名称，那些无法被来访者掌控的事件，将会导致问题故事的发生，问题关系亦会随之出现，当问题关系纵横交织，超出了来访者所承受、调整的能力时，来访者需寻求帮助，咨询师应做的第一步就是让来访者给予这些问题名称。

问题命名实际上是把问题具体化，使其与咨询者脱离开来，能够让来访者把目光聚集到他的疾病或者他的问题上，能够明确他的问题，能够明确问题的状态，或者是疾病的状态，能够增加来访者对这个疾病的掌控感。而实现这些功能的技术就叫作外化。问题命名是外化技术最重要的步骤。

例如，临床护理工作中，提出护理问题是护理计划的第一步，也是一个将问题进行命名的过程。未找出护理问题护士就无法制定护理措施，也会让患者不知所措，一旦护理问题被命名，护士及患者立刻形成了一种掌控感、安全感。护士依据护理问题可判断出："这个问题我是否可以独自解决？"而患者在护理问题提出前，要面对各种不确定感，不确定感会造成很深的恐惧，例如，护理问题为"体温过高：与泌尿系感染有关"，在这个护理问题未告知患者前，患者不清楚发热、浑身酸痛、无力的原因，若把这个护理问题告知患者后，他就知道了，原来我的身体因为泌尿系感染导致体温过高，所以我需要掌握并落实预防泌尿系感染的方法及措施，来避免加重病情或反复发生泌尿系感染，患者在疾病进程中就获得了掌控感、安全感，因此患者护理问题的提出及护理计划的制订，让患者共同参与进来是十分必要的。

另外，在生活中，我们对于喜欢的人，总喜欢给予好听的昵称，当我们用昵称称呼他时，我们感觉特别满足，因为彰显了你和他的关系亲密；对于不喜欢的人，我们往往和一些不好的词语联系起来，用不好的名字来称呼他，显示出你对这个人的厌恶。因此，我们对于喜欢的人会感到亲近，对于厌恶的人会感到不愿靠近，高看和厌恶都是我们可以自由掌控的，这就增加了对这个人的掌控感，这个就是外化的作用。外化对来访者和咨询师都能起到作用。它让我们的关注对象发生了改变，我们的关注点从"患者"转移到"把疾病和人分开"上，那么，当把这个病分离出去的时候，我们会关注这个人以及他的故事、信念和生活状态，而来访者觉得自己和疾病分开了，和医务人员是合作关系，共同目标是面对疾病、治疗疾病。随着心理治疗的进展，来访者存在的问题会发生改变，外化的名称也会随之不断变化。比如，临床中，有一个25岁患了强直性脊柱炎8年而长期卧床的患者，在治疗初期，他想着能站起来就行，术后站起来了，他又想着能自由走动就好，能自由走动了，他想着："我的病好了，我可以去旅游了，我想去拉萨，说不定可以交上几个好朋友，现在我一个朋友也没有。"从这案例里，随着他需求的变化，他存在的问题也会不断变化，那么，他对问题的命名也会不同。实施过程中，咨询师可以引导来访者进行问题命名，可以是最贴近来访者目前存在问题的一个词或一句话，咨询师还需要关注该问题在来访者故事中出现的时间、强弱变化的影响因素和规律。

我们可以将问题拟人化或者通过绘画等方式将问题变得更丰富而特征鲜明，怀特提到了隐喻，他列举了很多隐喻的方式，很强大，对于外化对话很重要，所以这里会有一个问题去思考，我们需要通过什么样的隐喻与来访者外化对话，隐喻这种形式是否需要我们拥有强大的想象力，或者是否有相关的文献或书籍可以更好地解释隐喻要怎么去运用？

2. 询问影响

描述问题对来访者生活的关联和影响，对家庭、工作、学校等不同环境的影响，对家庭关系、朋友关系及自己与他人关系的影响，自我认同，包括问题对来访者人生目的、希望、梦想、价值等方面的影响，来访者未来和人生不一定每个方面都需要问到，但是一定要围绕问题本身，阐述清楚其所产生的关联和影响。这一步很重要，是内化对话转向外化对话很重要的转折。咨询师需要了解问题对于来访者产生了哪些影响及影响的程度。即影响是如何发生的？产生了什么样的影响？他是突然发生的还是缓慢发生的？对于来访者有益还是无益？哪些人、事、物是无益的？怎样能增强影响？怎样做可以削弱影响？

3. 评估影响（喜欢什么，不喜欢什么）

评估影响即让来访者对影响进行好、不好、正向、负向等评估。并帮助来访者对这些影响做出想要、不想要的选择，因为很多来访者在咨询前会觉得自己无法抉择，问题让他错乱，失去了原本的理性，外化之后来访者会感到"他原来是可以有选择的"。

来访者来评估问题对他们生活的影响，好的、坏的，可以从这样的问题开始：对于这样的结果，你感受是怎么样的？你感觉如何？对于这些后果，你怎么看待？这样会促使来访者停下来审视自己的生活。

4. 论证评估

论证评估即对评估结果进行论证，非常像品管圈中的原因解析步骤，多问"为什么"，进行到最后甚至可以问出来访者的不合理信念及价值观。

询问为什么，为什么你是这么看待的，为什么你会有这样的想法，等等。对于问为什么，一方面是基于有助于来访者表达自己，说出他们的人生期望，他们对生活的理解，他们应对生活的知识和技能，以及他们所珍视的经验和感悟。另一方面，也可以帮助来访者构建积极的自我认同，替换与问题相关的自我认同。

例如，为什么觉得这个影响是不好的？哪里不好？为什么那里不好？那里有什么特别之处？有哪些人、事、物阻碍了你愿望的实现？他说如何阻碍你的？你认为如何才能将这个障碍移除？

外化的四个步骤听起来很神奇，也想亲身去体验一下。

【案例 3-7】 不想治病的佳佳

一天清晨，病房收治一位患者叫佳佳，女，42岁，因长期服用激素导致了关节坏死，已经有3年时间，就诊时佳佳坐着轮椅，一脸憔悴，丈夫静静地推着她。她对生活失去信心，担心疾病治不好，导致睡眠障碍，家里经济条件一般，得了这个病腿疼得厉害，吃药也不见效果，感觉活着都没劲了。她跟我们大概诉说这个情况后，我们开展对策分析。对话如下：

我：你能跟我们说说心里话吗？

佳佳：我就是觉得这么多年活得太艰难了，拖累家人，我不想治了。

说着就示意让丈夫推着他离开，丈夫表现得也很无奈，毕竟这么多年照顾妻子还是很不容易的。我握住了佳佳的手，如果让你描述你的状态，你称它什么？

佳佳：想放弃，没信心。

我：你这种想放弃的念头对你和你的家人有什么影响吗？

佳佳：我老公为我付出挺多的，我不治疗感觉更拖累他，我的父母也替我担心，吃不好，睡不好，孩子也担心我的病情严重，没有了妈妈怎么办，我这可以手术，又需要钱，而且术后还不知恢复啥样，想想就担心，我想把钱留给家人，死了算了。

我：你感觉你喜欢现在的状态吗？

佳佳：当然不喜欢。

我：为什么不喜欢？

佳佳：我不想一直这样，太颓废了，我还有家庭，有丈夫，有孩子，有父母，我需要他们，他们更需要我，说着说着，佳佳哭了，我深刻地理解上有老人下有孩子，经不起任何意外发生的中年家庭所面对的处境是何等艰难。

我：如果这个状态一直持续下去会怎么样？

佳佳：我的腿会越来越疼，我会一直躺在床上，我真的会痛不欲生，我受不了这种折磨了。

我：你为什么不喜欢这样，那么如果长期卧床是你的结局，你怎么办？

佳佳：瘫痪在床就是废人一样了，这个结局糟糕至极。

我：你觉得是否长期卧床对你重要吗？

佳佳：太重要了，我不想这样。如果长期卧床我就不能为这个家庭做出我的贡献。我成了家里人的负担。说着她又讲起了自己年轻的时候对家里的付出……

案例中，我们总结以下四点：

1. 问题命名　患者给自己问题命名为想放弃，没信心。其实他的内心是矛盾的，想治疗，又想放弃，不治疗又怕以后连累家人。

2. 询问影响　他自己觉得不配合治疗，瘫痪在床就是废人一个了。纠结于这个问题，导致她睡眠很差。

3. 评估影响　询问她是否喜欢这样的状态，她说不喜欢，自己也不想这样。

4. 论证评估　我问"长期卧床对你重要吗？"她回答，长期卧床会让他成为家里人的负担，这不是他想要的结果。

对于外化，我不禁想到了多年前看过的一本书——《与进食障碍分手》，作者将进食障碍拟人化出一个独立的客体，以看待自己与进食障碍如何去相处，确实取得了很好的效果。我想其中一定也运用了外化治疗的方法。

同时也想到前段时间自己的焦虑，陷在焦虑里无法自拔，也曾经将问题融入自我认同中，以为问题是自己的问题，恶性循环。然而，当我真的给予自己赋能，看到自己做的，将自己从焦虑中跳出来去审视问题，会发现问题迎刃而解，也是奇妙的过程。未来或许还会有更深层的理解。

充分描述问题，了解问题在来访者生活中的发展过程，商量着给问题取一个名字。询问一些关于问题的细节和背景：能否详细描述一下问题？这个问题出现之前和之后有过什么想法和感受？这个问题是什么时候开始的？在什么时候什么地方这个问题出现得比较多？你可以给这个问题取个名字吗？或者刚才您提到的 A，B 或者 C（在访谈中来访者所提到的问题名称）是否可以作为问题的名字呢？探讨问题产生的影响或者有关影响的问题，问题对来访者生活各个方面的影响，问题对来访者生活的导向、希望和梦想。问题的种种伎俩使用的语气语调和内容哪些最有说服力，谁是支持问题的——也就是说，什么人、什么力量是和问题站在一边的？

（问题的名字）对你的日常生活有什么影响？

（问题的名字）对你的人际关系有影响吗？如果有的话，会影响你和谁的关系？如何影响你们的关系？

这个（问题的名字）对你的工作有什么影响？

（问题的名字）对你生活的哪些其他方面有影响？

（问题的名字）对他的生活有什么居心？

（问题的名字）使用什么策略来说服你听从它的命令？

（问题的名字）会不会诱惑你或者恐吓你去做（问题的名字）希望你做的事情？

（问题的名字）给你设定了什么计划？

（问题的名字）会让你做出什么样的行为、产生什么样的想法和观念？

（问题的名字）想告诉你什么，或者想让你相信它看待事物的什么观点？

（问题的名字）会召集什么人来增强它们的力量，帮助它们实现目标？

（问题的名字）让你如何看自己？

（问题的名字）会利用你生活中的什么特点或者背景？

（问题的名字）使用什么例子让你相信他的目标是对的？

请来访者对问题选择自己的影响。

你怎么看（问题的名称）对你的生活的影响？

你对这种影响有什么感觉？

这种影响是积极的、消极的？既是积极的又是消极的，还是两者都不是？你觉得这种影响是可以接受的还是不可以接受的？或者两者都有？能否具体说说？你对问题对你的影响是一种什么立场？

论证评估，在问题及其影响和愿望、目标、希望、梦想、价值、原则、决心和信念之间的关联。为什么这种影响是好的还是不好的？你为什么会这么看这种影响呢？可否跟我讲一个你生活中的故事，帮我理解你为什么对问题采取这样一种立场？这种倾向性与哪些价值、期望、目标、梦想和决心有关？

十一、总结外化技术

外化技术与其说是一种技术，不如说是一种哲学理念。一个什么样的理念呢？就是把人和问题分开的这样一个理念。我们在成长过程当中有很多事件会成为我们形成自我故事主题的根据。就是我们会觉得这些事件定义了我们这个人，因为经历过这样的事情，所以觉得我们就是这种人。尤其是有一些比较严重的创伤的时候，我们的自我感就会严重受这些事件的影响，甚至如果是突发的创伤事件会让我们产生一种自我的破碎感，就是我们原本觉得自己是一种人，但是因为发生了某一件事情，我们觉得自己不是了，但我们是一种什么新的自我，没有办法形成。我们在做治疗的过程当中要尽快地把人和他遇到的问题分开，这个分开和我们前面讲的传统创伤干预中的断绝关联不是一回事。恰恰有些时候，我们要通过重建一些与过往的经验的关联，才能够做到把人和问题分开。

我曾经接待过一位女士，学艺术设计的，长得很漂亮，也很有才华，她小时候爸爸妈妈逼着她学钢琴，她就不愿学。关于强迫孩子学习孩子又反抗的经历，你们可能听说过钢琴创伤儿童这样的一种说法，她是很典型的。她家庭条件很好，爸爸做事业，经常不在家，妈妈是不上班的，就觉得好像有责任要把她培养好，所以就让她学钢琴，这是当时比较流行的一个模式。

她给我讲过一个非常有趣的经历，她把这个描述成是创伤，就是只要她没生病、没有别的事，她妈妈就按着她在那学钢琴。如果她弹错一个音，她妈妈就会拿着鸡毛掸子后边的把手去打她的手。所以她就会很恐惧，讲起这个事情来，很沉重，用各种方法去逃避。那个时候我就问了她一个问题，"你能不能举一个例子，你当时是用什么方法去躲的？"她说有一个办法就是不停地上厕所。只有说"我要上厕所"的时候，她妈妈不会拒绝，因为她如果拒绝，就会尿在裤子里面。上厕所之后，把自己锁在厕所里边，蹲在那个地方，假装自己真的在上厕所，拿那个小木棍儿拨弄周围的一些小虫子，觉得那段时间非常快乐，时间是她自己的。所以她形成了一个很有意思的习惯，就是一直到现在还是喜欢在上厕所的时候看书，思考设计的方案之类的。别人都觉得她有毛病，因为她在厕所里边坐好长时间，她有一个梦想就是将来自己挣钱了之后，修一个非常豪华的厕所，可以在那里面喝咖啡、看书。她这么讲的时候，把一个本来是作为一个逃避她妈妈的一个事情讲得非常有趣，她发现好像童年也没有那么惨烈，因为她在那个厕所里面待的时间很多，然后她觉得挺好的。她妈妈不会去叫她，后来她想妈妈其实可以去叫她的，不去叫可能有一点点也是故意的，给她一个自由的空间。她突然发现她妈妈好爱她，她们两个之间在扮演着一种猫捉老鼠的那种游戏。妈妈可以抓她，但是不去抓，就好像给她一点空间，她也有这种默契，就是不想弹琴的时候就说要上厕所。这样她就把自己从那种创伤性的描述里边抽离出来了。本来这个事对她来说是可以一带而过的，就是我真的很惨烈，我能通过上厕所逃避那种不好的体验。我如果不去问这个细节，那这个细节就不会呈现为一个快乐的故事的主题。我现在跟大家讲的是，外化有些时候不一定非要通过命名、影响去问那四个步骤，就像一个故事主题里边有一个与这个故事主题不相合的一个小事件，就可以讲述成一个非常有趣的新故事。当讲新故事的时候，他原来准备的故事的主线就被打乱了、打破了，那么这个人就可以从那个主题里边走出来。我这个来访者会由这件事情去想到别的一些事情，重新去改变她对于弹钢琴这件事情的判断。她很优秀，到国外去留学，就像普京到某一个饭店看到那里有一台钢琴，然后很尽兴地跑去弹了一段一样，她有一次也是这样，在一个很好的饭店里，看到钢琴摆的位置很好，就去弹了一段肖邦的作品，她说从来没有那么幸福的感觉，感觉到弹琴是一件很幸福的事情。

她弹得很好，大家都为她欢呼，她觉得幸亏当时妈妈逼着她去练那段，那段她练过很多遍，她以前因为抵触总弹不好，虽然她也去考了级，考完之后就觉得好像这件事跟我没有关系，我以后再也不弹钢琴。但是那段就给了她埋下了一个伏笔，让她有能力去弹、有能力去欣赏音乐的美，她在跟我讲那种审美体验的时候，她又不太觉得学钢琴是一件创伤事件了。所以有很多过去经历过的苦，究竟会不会被视为一个创伤，这要去看你为什么讲那些事件。我作为来访者，她当时在跟我讲那段经历的时候，是为了跟我讲她很不容易，所以过去学钢琴的那段就被解释成创伤。可是，当她走出来那个主题之后，学钢琴又成了她非常珍贵的一段记忆。所以大家要记得自己过去的记忆，它是创伤还是珍宝，完全是看你此刻要说什么。表达的意向性在叙事疗法里边是被高度关注的，你将来再去做咨询，或者跟别人讲事情，或者听别人给你讲事情的时候，你的脑海里边要有一根弦，你要去看他想用这个事情跟我来讲什么？如果你绷着这根弦，你就不会被内容带走，你不会去脑补内容，你不会沉浸在那种内容里面。比如说，如果我在做这个个案时候，我关注的焦点是她讲述的被强迫弹琴的内容，那我就不会去问她逃避的那个方法是什么。为什么呢？因为没有必要，她讲的那些内容本来就是我想要的，逃避的内容不是我想要的，不符合这个创伤主题。

所以，我们用叙事的眼光去看的时候，我们不光对创伤主题感兴趣，对于逃避创伤的主题也感兴趣。这就是我一开始跟大家讲的，你想听的东西，就会演绎成一个新的故事。当然我也并不是说忽略他的那些创伤体验，认为那不是创伤。其实不是的！那是创伤！仍然是创伤！创伤是多面的，一面可以给你带来消极体验，另一面也会给你带来具有积极体验的可能性。所以如果你回顾你学习的时候付出的那些努力的不容易的一面，可以让你产生对自己不容易的感伤，另一面也会让你看到今天是值得珍惜的。如果去回顾考大学之前的十年苦读，你知道那时候很苦，但是如果没有那个苦你就考不上大学，也就没有后面的那些选择。有很多人是考上了大学之后开始觉得过去的那段时间是不必要的。就像一个人吃了两个馒头之后吃饱了，他觉得第一个馒头是浪费的，是不用吃的，这种逻辑是不能成立的。有很多成功人士，他会去在成功之后重新评估他过去的记忆，把过去的记忆讲述得很美好。不对！如果他失败的时候，他就会把它讲成完全不同的故事。

所以，听听就好了，不要把成功看得很容易，也不要把幸福当作人生唯一的目标，有很多时候不幸福是意义产生的来源。幸福当然很好，但是多数情况下，它是一种解读的方式，而不是事实本身。所以幸福是一种能力，如果你具备以让你幸福的方式去解读你的过去的能力，不管你过往的经历如何，你都可以从此刻过上幸福生活，我坚信这一点。我们沉浸在对于过往记忆的消极解释中的时候，想幸福是很困难的。我想通过这个例子跟大家讲外化在创伤治疗的过程当中，和我们在其他问题的治疗过程中的用法是不一样的，它不是那么刻板的，要按照什么命名啊，了解影响啊，评估影响啊，然后再去做一个选择去论证那个评估。不是这样的，它更像是一种润物细无声式的外化思维方式。

第三节　叙事护理核心技术——解构

一、解构的背景

解构主义作为一种设计风格的探索兴起于 20 世纪 80 年代，但它的哲学渊源则可以追溯到 1967 年。当时一位哲学家德里达（Jacque Derrida，1930—2004）基于对语言学中的解构主义的批判，提出了"解构主义"的理论。他的核心理论是对于结构本身的反感，认为符号本身已能够反映真实，对于单独个体的研究比对于整体结构的研究更重要。

二、解构的定义

人们常常相信，他们的问题来源于自身的一些特征，或自身的缺陷。所以他们不会考虑社会、经济、文化、政治对其生命中的那些问题所产生的影响。

叙事治疗认为，任何一个问题，或者任何一个问题故事，并不是人们常常相信，他们的问题来源于来访者本人的一些品质，或源于自身的一些特性，或本人自身的内在缺陷决定的。所以，他们不会考量"问题是具有社会文化的意义"，也就是社会、经济、文化、政治对他说问题是由社会造成的，问题是由文化造成的，问题是由他所处的环境造成的。这个过程，我们就称为解构。解构就是探索问题故事和例外故事的来龙去脉的过程，探究问题故事对人的影响，问题故事经受到未经察觉的社会价值、观念、假设的影响。

三、解构的过程

人们的问题往往受主流文化的影响，解构最重要的方式就是不要用一般主流的方式去看人们的问题，对主流文化的解构，用字及用词也是很重要的。进一步挖掘主线故事和支线故事的联系，要求当事人叙说把"问题的故事"转移到"较期待的故事"，故事的背后隐藏着一定的文化、历史知识和习惯。当事人在选择和述说其生命故事的时候，会维持故事的主要信息，符合故事的主题，往往会漏掉一些片段，为了找出这些片段，咨询师会帮助来访者发展出双重故事，可采用"好奇"等词语来挖掘问题故事背后的声音。在咨询的过程中唤起来访者生命中曾经活动过的、积极的东西，以增加其改变的内在能量。咨询师："你是怎么办到的？"焦点放在来访者曾努力过的或他内在的知识和力量上，引导他走出自己的困境。解构分为解构聆听和解构问话两个部分。

解构式聆听：以放空、外化和好奇的态度去倾听来访者所关注和在乎的事情，适当地运用抚摸、共情等技巧，对一些词语给予回应。

解构式问话：可以帮助人打开故事的包装，护士从不同的角度来看待这些故事，从而了解故事是如何建构出来的，借着叙事的来历、背景和影响，描绘出支持问题存在的全景，揭示有问题的信念、做法、感受和态度。

解构的过程：也就是弄清问题的来龙去脉，挖掘讲述者没有说出来的内容，把个体已经内化认同到社会、文化和他所处的环境等的影响。解构就是探索问题背后的社会文化脉络，任何问题都具有社会文化意义，也就是说叙事医学认为患者的问题或者患者的问题故事，并不是由于患者的一些品质或者社会文化概念外化出来的，而是在外化问题的基础上，对问题故事的重新解读。人的生命并不是由单一故事（主线故事）组成，而是由许多不同且丰富的故事（支线故事）组成的，这些故事在人的生命主题形成过程中可能被忽略了、遗忘了。人是透过社会的规范、别人的回馈去理解自己的行为和生活的，当个人违背社会主流文化的时候，就是问题衍生的时候，因此，问题的形成往往受到未经察觉的社会价值、观念、假设等影响。叙事医学认为患者的生命故事，比他所讲述的问题故事要丰富得多，解构就是通过提问追溯患者生命中所出现过的不同故事，挖掘社会、经济、文化、政治等因素对其生命中那些问题所产生的影响。护理实践中解构被理解为"倾听那些没有被说出的声音"。护士通过"解构式问话"帮助患者剖析问题形成的过程和机制，帮助他们重新审视被默认、被内化了的社会共识与文化假设，使他们认识到这些被文化、社会视为理所当然的观察是构成问题的重要因素。

但是，这些观念不是永恒不变的，不同的人对问题有不同的理解方式。护士借助询问、质疑、解释、阐述及忽视等谈话技术，改变患者旧的思维模式，分解患者的自我认识，帮助他们重新看待那些问题，引导患者将已有的对问题的解释转换为新的有助于问题解决的新说法，从而改变原有问题故事的负面意义，重建自我认同，重写生命意义。"解构式问话"可以帮助患者打开故事的包装，了解故事是如何建构出来的，或从不同角度分析故事的其他可能性。常用的"解构式问话"类型包括：

（1）提问关系的来历："失眠是你的好朋友吗？""即使感到疼痛也要忍着，这种想法是怎么来的？"

（2）提问背景的影响："这种做事方式对谁最有利？""在什么情况下你能克制自己不发脾气？"

（3）提问影响或结果："追求完美会使你在工作或生活中做出什么事呢？""当这样的信念来到你身上时，它如何影响你的生活、人际关系、自尊、欲望、理想……？"

（4）提问相互关系："你认为是什么观念和习惯，让这个问题变得更严重？""当你遇到开心的事时，失眠还会来找你吗？"

（5）提问策略或计划："你准备如何采取这个行动？"

解构式提问的类型不仅限于上述5种，在护理实践中各种方式的提问也常常混合使用。

例如：

（1）你说到的害怕，你害怕什么？能不能描述一下？

（2）那个"孤独"是什么？

（3）你不喜欢他的感受是什么？

举例说明这个情况：

【案例3-8】 我叫不紧张

我：这一次演讲是你第一次上台演讲吗？刚走上台及开口说话的时候你紧张吗？

来访者：嗯，第一次演讲，刚走上台就开始说话，我都紧张得手都要抖了，我担心我发挥失常。

　　我：那你如何让自己顺利度过那个艰难的瞬间的呢？（好奇）

　　来访者：我特别紧张，说话的间歇做了几个深呼吸，双手攥拳又松开，很快我就进入了演讲角色，当我大声说出来第一句，接下来顺理成章完成了整篇演讲内容。感觉是我过于焦虑了。（挖掘故事背后积极的东西）

【案例3-9】　**滚蛋吧，调皮大王**

　　我：你以前学习是什么状态？

　　来访者：我以前学习成绩特别好，老师同学特别喜欢我，我还是班长呢！

　　我：我很好奇，你是怎么从众多同学当中脱颖而出的？太了不起了！

　　来访者：当时老师让我管理一些班级的大事小事，我都干得特别认真，我也特别努力，老师也对此特别认可我。

　　我：看来你是一个努力上进，积极进取的孩子，那你觉得你现在怎么样能恢复到以前的状态呢？

　　来访者：首先找个好工作，稳定下来，我能努力，不怕吃苦，不怕累，我觉得我只是需要时间。

　　通过以上两个案例，我们再一次知道了解构其实就是探索故事的来龙去脉，探索问题对人的影响。与来访者达成共情，设身处地分析问题关键。咨询师更像是打开包装的人，找出包装里面的故事，一起探究。举个例子：

　　大家都知道，大多数孩子在成长过程当中，都会形成这样的概念，就是只要学习成绩好就行了，其他的什么都不用干，学习成绩是天底下最重要的事情。有一个男孩子，他恰恰只有学习不好，其他方面都特别好。他体育非常棒，绘画也很好，还特别会做饭，特别会关心人，他的胆子还挺大。可是，在这样的一个社会氛围里面，因为他学习成绩不好，他自己和别人都会给他一个评价，他不是一个好孩子。那么，"我不是一个好孩子"这样的一个评价，就会形成他的一个自我概念，然后慢慢地形成"我不是一个好孩子"的自我认同，就内化到他的头脑当中去。

　　实际上，解构的过程就是要去探索他的自我认同与社会文化的一种关系。我们要去探索那个自我认同跟那些规矩有什么关系，然后去打破那些规矩。当他认识到，原来学习成绩好不是必需的，它也不是天底下最重要的事情，当他可以重新看待、重新解释那些规矩的时候，他的自我认同自然就可以重建。实际上，有人管这个解构叫作内化的概念被外化出来，这就是解构的过程。或者说，我们去外化那些已经内化的东西，这个过程就叫作解构。把问题跟这个人脱离开来。

（1）社会氛围学习成绩是天底下最重要的事情。

（2）他自己和别人在这样的社会氛围下，都会给他一个评价："我不是一个好孩子。"

（3）这样的一个评价，就会形成他的一个自我概念："我不是一个好孩子。"

（4）形成自我认同，就内化到他的头脑中。

（5）运用解构技巧，探索问题的根源，将内化的概念外化出来：问题是由社会造成的，问题是由文化造成的，问题是由他所处的环境造成的。把问题跟这个人脱离开来。

（6）探索那个自我认同跟那些规矩有什么关系，然后去打破那些规矩，他的自我认同自然就可以重建。

探索问题故事和例外故事的来龙去脉的过程就叫作解构。

解构是一个过程，通过一系列的问话探索问题或行为背后的社会文化原因，探索问题的来龙去脉。其具体过程包括解构、承认、重新定位及寻找价值观。人们对某个问题的看法往往受主流文化的影响，解构就是避免用常规的方式去看待相关问题，而要看到属于个体的独特性；要对事物抱有好奇的态度，尝试从患者的视角思考问题，关注问题之外人的整体性。换言之，解构就是看到患者没有表达的那些内容，并帮助其从绝望当中看到希望。如《叙事护理》一书中所列举的丁丁的故事。丁丁（化名）是一个患有1型糖尿病的8岁女童，她知道这个病是家族遗传疾病，是一辈子都治不好的，于是她非常绝望，所以她觉得要及时行乐，经常多吃一口饭、多偷吃一颗糖果、少打一针等。护士了解到患儿的相关行为与其疾病家族史及自我认知有关，则会对她这种貌似拿自己生命不当回事的行为多一分理解、多一分尊重，少一分抱怨和苛责。同时，护士的理解也可能影响患儿与其父母的关系。护士通过实施叙事护理，成功帮助丁丁意识到自己是有能力控制血糖的，帮助其建立新的自我认同，看到希望。

解构——诱导患者回忆以往相似经历，最终是如何克服，找寻能够帮助解决问题的体验。

解构是探索问题根源的过程，探索患者自我认同与社会文化关系的过程就是解构，弄清问题的来龙去脉，把已经内化的概念外化出来。

四、解构与倾听

故事背后蕴藏着一些特定文化、历史知识和习惯，这些习以为常的观念解构也许是来访者问题的建构者，它们内化在人们的观念和感受中，从未被发现和质问，而我们很容易成为文化下的牺牲者和替罪羊。

文化的权力：主流文化的压制削弱了个体的生命力。应跳出受主流文化的影响和控制的自我认同。

护士这个群体学习叙事治疗是有迫切需要的。因为我们跟人打交道，而且不仅与人的身体打交道，还要与人的心理和精神，或者称为心灵打交道，也就是说，我们的工作涉及身、心、灵三个层面。

现在我们想象一下，在我们面前看到的是一团绳子。我们假设，首先展现在我们面前的，是一段浅紫色的蕾丝。如果我们不往上看，我们看到的只有这一段蕾丝。那就如同一个来访者，他来到我们面前，或者是一个患者来到我们的面前，可能我们看到的，只是他表面的一部分，就如同这段浅紫色蕾丝一样。

那么，我们顺着这一段线往上看，看他的生命故事。原来往上走，可能还有深藕荷色的蕾丝，和浅紫色的蕾丝是纠缠在一起的。

再往上会发现有黄色的蕾丝，跟这两种不同颜色的蕾丝编织在一起。再往上，不同的阶段，你还会发现原来有红色的蕾丝、蓝色的蕾丝，它们分别以不同的方式交叉、缠绕、编织在一起。再往上头，你会发现，原来在他的生命里面，还会有粉色的蕾丝出现，还会有咖啡色的蕾丝。在他3岁的时候，还有一段黑色的蕾丝出现，那么我们就看到了他生命的整个过程，看到了这些事件的来龙去脉，看到了它们是以什么样的方式编织、纠缠在一起，以及那些事件的发生，是如何影响到今天他对自己的认知、他对事情的看法和他所采取的行动。这个过程就叫作打开包装，或者也叫解构。

在叙事当中，我们管这个过程叫作"打开绳索"，还有一个比喻，就叫"打开包装"，其实道理是一样的。那就相当于说，在一个盒子里面，有各种各样的宝藏，可能珍藏着很多不为人知的故事和经历。我们就是要打开那个宝盒，从里面拿出重要的事件来看一看，或者是我们去探索现在我们看到的那些事件，它是怎么形成的。也许，我们在宝盒里面会发现珍珠，会发现灰尘，会发现木块，会发现不同的东西。但是，无论如何，这些东西都构成了来访者和患者的生命故事。我们在打开包装或打开宝盒的过程当中，最重要的是去发现那些闪闪发光的钻石、珍珠，那些重要的事件，或者是那些意义不同的事件，这就是一个探索的过程。

除了四季，还有一种温度与患者家属，是疗愈伤痛，与同事友人，是携手同行，与内心自我，是滋养成长。

脑梗住院的患者，在住院期间不遵医嘱，偷偷抽烟。通过叙事护理，去追溯他的社会文化因素，去解构他的性格、家庭、工作、社会对患者疾病的影响。

解构是一种颠覆理所当然的现实与做法的过程，将那些所谓的"真实"从其产生的情境与条件中，从隐藏着歧视与偏见的空洞言语中，从掌控人生活、自我与人际关系的熟悉手法中，剥离出来。

生活化一件理所当然的事情，当很多人都认同了这个想法，这个想法就成为一种主流论述。有的主流论述是好的、有用的，但有的主流论述却把人困在问题里。

建构主义是关于知识的一种后现代主义理论。建构主义的基本假设认为学习者并非一张"白板"或者一只"空杯子"，等着外在知识的灌输，而是认为学习者已经具备了大量的知识，而且不仅仅是关于事实的知识，还是具有内在结构的知识体系。学习新知识必然要建立在旧有的知识结构之上，要和原来的知识整合一体。也就是说，知识是不可能像一个固体的物品一样从一个人传递到另一个人，而是首先要被打散，以某些信息形式出现（如文本、话语、艺术等），然后被学习者所理解（从他们本人的知识结构出发来进行意义的阐释），然后形成学习者的个人知识，而这种个人化的知识已经不再是原来的客观、外在的知识形态。

建构主义至少有5种具体的形式：皮亚杰的个人建构论，乔治·凯利的建构主义心理学，恩斯特·凡·格拉泽的激进建构主义，琼·所罗门、弗里德里克·斯代尔和格根的社会建构论，维果茨基的社会文化建构主义。这些形式之间有共同点，也有差别。所以当我们讨论建构主义的时候，应该尽量明晰自己的术语定义，以免概念混淆。

目前，社会建构论主要有两层含义：

1.泛指一类立场，认为我们对现实的理解不是客观的——对应，而是个人或者社会通过语言建构起来的，在这个过程中，语言会改变、筛选和转化我们的体验。

2.专指某些个人或者学术主体主动地通过各种方法诠释体验，强调个人的能动性。社会建构主义则认为人降生到这个世界，同时就进入了一个社会，从这一刻起就不可避免地要靠这个社会母体，特别是语言这个文化载体来诠释自己的体验。所以社会生活不仅仅决定人可能有什么样的体验，而且决定这些体验如何被解读。

与传统的实证主义心理学相对照，社会建构主义有以下几个方面的特点：

1.它是反本质主义的它不相信内在的心理本质的存在，如"人格""认知"或者"情感"。

2.它是反实在论的它不相信有一个可以直接感知的"纯粹客观的实在""外在的"存在。社会建构主义者并不主张否认现实的存在。他们只是认为"现实"是社会建构的结果。然而，目前在社会建构论内部对这个问题也有不同的理解方式、不同的理论立场。

3.社会建构主义认为任何一种知识都存在时代和文化的局限性，因而试图超越文化和时代去解释现象是不可能的。任何一种宏大话语或追求普遍性的理论都不可能找到合理性的基础。每种理论都应该澄清其立场和本土文化的视角。"我们理解世界的方式不是来自客观实在，而是来自他人，古往今来皆是如此。"语言对于如何理解世界不是无关紧要的东西，而是最关键的东西。

4.语言被视为具有构成作用的东西，不仅仅具有描述功能。

5.社会建构主义关注人与人之间的交往和社会活动，反对通过分析个体的或者社会现象的结构所做出的批判。最后，社会建构主义关注过程，不关注静态的实在，比如心理学的人格特质。根据伯尔的观点："知识不能看成是一个人拥有'或者没有拥有'的东西，而是人们在一起做出来的东西。"

五、解构与外化

（一）解构和外化之间的关系

解构和外化是一个过程的两个阶段。外化的目的是先让人能够和问题分开，也就是能够在问题之外来看问题。问题最终也是一个故事，一个被反复复制的故事，就像计算机病毒，这个故事有一定的结构，而且这种结构被僵化了（也就是被反复复制，缺乏对个人的本土知识的尊重和运用）。现在把问题外化了，就可以有心理空间来审视这个结构。审视的结果就是要让这个僵化了的结构松动，可以容许新的生活加入进来。新的生活的可能性慢慢地积累，僵化的结构就被打破了，这就是解构。

（二）解构的应用

解构在创伤应对中的应用呈现背景和图形的意义；让来访者觉得他已经做得很好了；解构那种单一的主题，再一个就是解构也是叙事疗法的一个基本技术。解构在哲学理念上是通过呈现背景来改变图形的意义。这里我需要解释一下，背景和图形是完形疗法的两个概念，完形疗法有一个很有意思的理念就是，如果你有一件事情没有处理好，叫作未尽事物（unfinished business），就会成为你情绪和心理能量的一个集结点，它是你心理活动的一个主题，也就是全景，也就是一个图形，如果学过认知心理学的完形理论，它会讲就是在你的心理活动的中心位置的那些内容叫图形，然后它的背后的那些心理活动的内容叫背景。当处于心理活动中心的这些图形被完成了，就会退到背景里边去，例如，你去谈恋爱，你去追求一个男孩子或者女孩子，你在没有追到之前，它是图形，你大部分的心理能量都汇聚焦点这个上面，当你和他（她）结婚了，那就不一样，要退到背景里边去了，它就不再是你的图形。如果我们有一个创伤事件没有得到很好的处理，它就是图形，有很多人一生都会伴随着这样的一个图形，小时候的某件事等。一个人长时间陷于某件事情，那当这件事情得到处理之后，它就退到背景里面去了。解构在某种意义上就是通过我们去关注那个背景，然后来看这个凸显出来的图形的意义，这点借用了完形疗法的概念，但是和完形疗法的处理方式是不一样的，因为完形疗法会针对图形，就是我们要把这个图形识别出来，看在这个过程当中我们哪一些需要没有得到满足，然后就满足它，不管是象征的还是实际的方式满足，它会退到图形背景里边去。

解构关注的焦点不是图形，而是刻意地去关注背景，然后通过背景去看图形的意义。为什么会这样呢？因为叙事疗法受后现代的影响比较深，后现代思潮里有一派就是语言哲学。现代语言学之父索绪尔的结构主义语言学有一个很重要的贡献就是语词是没有意义的，语词的意义是语境来决定的。任何一个词，它本身没有意义，但是他讲东方语言单词也是有意义的，这个不是我要讲的重点，大家感兴趣可以去了解。拼音文字，它是要靠上下文 context 来呈现它的意义。比如"bark"这个词，它的意思可以是树皮也可以是犬吠。

不管是 the bark of tree，还是 the bark of dog，直接决定这个词意义的差别。所以来访者跟我们讲一个事件，也是需要语境来呈现意义的。这个事件本身没有意义，那意义从哪里来呢？这要看他为什么要讲这个事件，这个事件前面的事情是什么？后面的事件是什么？然后这个意义就呈现出来了。解构就是这么来做的。来访者跟我们讲一件事情，我们不要急于觉得这个事情是在讲什么，我们听听看，问一问这件事情之前发生了什么、之后发生了什么。

跟大家讲一个例子：有一位女士跟我抱怨她的家庭关系不好、夫妻关系不好，她的先生在家里都不做家务。然后我们认为这是一个事件，觉得她老公有大男子主义，这是一种可能的意义。再接下来她说她老公洗碗都洗不干净，扫地扫完了，她要再扫一遍，还要告诉他哪个地方扫得不干净，这时你意识到他不是不做家务，是做家务的标准不符合她的要求。你再听她讲几件事情，会发现之前她老公不做家务的主题根本不能成立。有些时候你的来访者给你呈现了一个概括化的主题，貌似是在提供一个论据，但是论据有可能会让她讲的故事的主题导向别的地方。解构就是这样的，来访者跟你讲一件事情，他的第一层解释，你可以把它记录下来，然后让他补充细节，在补充细节的过程当中，他最初形成的结论有可能发生转化，这个就是解构的过程。有些时候觉得必须怎么样？非得怎么样？自己的目标是什么？把这个目标当作唯一的单纯的目标时，你再听他讲讲其他的信息有没有发生改变。我们要求心理咨询师要有耐心，要能等，因为有时候补充的最后一个细节可以整个重写前面讲的那些内容的意义。如果大家学过德文，就会知道德文的动词在后边，讲了长长的一句话，好像意思已经明了了，但是最后那个动词出来发现跟你想的完全不是一回事。英文也有倒装句的，最后那句话决定了前面讲的一大段话的意思。我有一个同事，他喜欢给人家解梦，有一次一个学生给他呈现了一个梦的意义，然后这个同事说梦的意思应该是这个，那个学生就说，其实我有一个细节还没有讲，然后补充了一个细节，这个同事就说如果根据这个细节的话，那前面的解释就不对。这个梦的意思应该是这个，然后学生说老师我还有一个细节没有跟你讲，这个老师很"崩溃"："你要不要一下子讲完？"学生的回答也很经典，说："老师，我讲不完，因为我不知道你会怎么解释。"这个甚至像一个禅宗的公案一样，咨询者跟我们讲述的细节以及后边补充的细节，其实它是取决于我们给他做的解释的。所以叙事疗法不主张我们在咨询当中做解释，因为你会把自己置于很被动的境地，就是你解释一个，他补充一个细节，你的解释是错的，他再补充一个，你的解释又是错的。最好不要去解释，就等他讲完就好了。我曾经接待过很多这样的个案，我感觉很有意思，就是等着等着你发现你前面的呈现通通是错的。每补充一个细节，你会看到新的不一样的他，而且在这个过程当中，你会看到很多希望。为什么？因为你知道后面的补充可以去否认前面的那些创伤性的描述。这样下次再有人跟你讲创伤性的故事的时候，你不要着急，你等等看，说不定一会儿她就通过这个创伤把自己讲得很伟大。我最近一个讲座上的回答问题阶段，有一位女士有很多话要说，主持人就把麦克风给了她，然后她讲了很长时间，貌似是给我提个问题，又像在做另外一个演讲一样，讲了好长时间她爸爸的不好。因为在座的全是心理学家，还是做临床心理学的，会觉得这个人很不简单，有创伤，又觉得她很不容易，就不肯去打断她。她讲了至少有10分钟，在提问阶段这就是很长的一段时间，讲到最后，她说，即便这样，我还在很努力地去照顾他，这一句话，让大家立刻意识到他为什么要讲前面那么一长段，就为了证明自己很了不起。

　　然后大家都叹了一口气说，应该打断她的。要不打断她，就任由这种自恋型人格加表演型人格，完成了她的表演，她讲得声泪俱下，大家觉得很可怜，最后一总结原来是这样的，大家就理解了。然后她就把这个问题抛给我了，问我应该怎么办？其实她前面讲的就是她的做法，她还要问应该怎么办，我就把这个问题抛给大家，问各位专家看她应该怎么办，大家都笑了。这个人就说讲课的老师你没有给我治啊。

然后老师就问她，你希望我给你治什么呢？她想想好像也没什么问题，我做得就很好，解构就是这么干的，让来访者感觉到她其实已经做得很好了，而且大家会觉得这是不是偷懒啊，她怎么会做得很好呢？她如果做得很好还来向你寻求心理帮助吗？其实这是一个心理治疗的成见，就是在心理治疗当中，我们很多人都会觉得来访者之所以来寻求帮助，是因为他不行，是因为他不会做了，因为他不知道自己该怎么做，其实那是他的一个层面的主观体验。

很多来访者都会告诉你，我无能为力，我一点办法都没有。这个时候我通常会用一个神一般的提问方式去问他，就是当你无能为力，当你什么办法都没有的时候，你会做什么？他会告诉你那个时候做了什么，然后就问他有效吗？对你来说有没有帮助？通常他会告诉你没效，但是他就过去了。没有效是怎么过去的？这就可以解构了，就是那个效用不是他想要的，不是没有效，这个时候就会出现一个期待和现实之间的差异。这个时候你要解构的就不是那个现实，而是解构他的期待。来访者会觉得干预过程有奇效，或者神效，一下子可以解决很多问题。

所以有的时候，我们在解构，解构不是否定，也不是破坏，而是去解构那种单一的主题，换句话说就是当他觉得他有一个结构，一个叙事的结构好像指向一个完美的结局，完美的解决。但是他现在的做法不是一个完美的解决办法，他就会觉得没有解决问题。注意，不是一个完美的解决方案和不是一个解决方案是两个东西，但是当我们有一个完美解决期待时，就会否定掉我们所做的所有的努力，所以有来访者会说他十几年甚至几十年都无能为力，我们就很难理解他无能为力，他怎么过来的。这个时候我们的好奇，就会让他看到他所做的努力是有意义的。记得一个基本原则，这个创伤治疗的疗愈性是通过产生意义感来完成的。我们所做过的很多事情，实际上是有意义的，但我们因为有完美的期待，就否定了它的意义的时候，我们就觉得很绝望，创伤会给人带来绝望感。这种绝望感不是说他不会做什么，而是他做的事情没有办法回到过去了。

比如亲人亡故，你不能让他死而复生。比如离婚、出轨、重要关系的破裂，你没有办法回到过去了，这个时候很多受过创伤的人的期待是，你有没有办法让我回到过去，就像时光穿梭机一样，这个期待是他产生创伤感的第一个重要的原因。这是我讲的产生创伤感的第二个重要的原因。

人生之难，难在选择，难在坚持。

人生之苦，苦在不放弃，苦在不容易。

人生就是一场修行，风雨之后才能看见彩虹。

有一天我像往常一样，穿梭于病房，忙着输液，换药，扎针，抽血……这时发现 28 床患儿的父亲正在床边抱着孩子流眼泪。

28 床是一个仅 8 个月大的孩子，名叫优优，被诊断为婴儿痉挛症，这是一种较为难治且罕见的癫痫，起病年龄小，远期预后较差，智力发育落后为主要后遗症。最近几天，孩子频繁抽搐，一直处于昏睡状态，现在大夫考虑要对孩子进行鼻饲。忙完手头的工作，我把孩子爸爸叫到护士站，打算和他好好沟通一下。

我关切地问道："优优爸爸，您今天怎么了？是不是遇到难题了，我可以为您做点什么吗？"

优优爸爸沉默不语，低下头，一双手来回揉搓。

我轻轻拍了拍他的肩膀，说道："为人父母，我明白您的心情，您把烦恼和顾虑说出来，或许我们可以帮助您。"

优优爸爸说："张护士，您不知道我家里的情况，老家人有重男轻女的思想，好不容易有了儿子，疾病缠身。不瞒您说，我爱人精神状态不好，一直也没工作，我自己一个人带孩子看病，这些天孩子频繁抽搐，吃奶很差，今天大夫又说要给孩子下胃管，我也不会照顾，现在都不知道该怎么办了。"

我给他递了一杯水，优优爸爸望着我说："我害怕孩子病情再严重，担心孩子以后大脑不好，影响智力，也害怕下了胃管孩子有依赖，拔不掉，我心疼孩子，可我一个男人，也为孩子做不了什么，生了他却没给他健康的身体，我气自己没用。"

我说："我非常理解您现在的心情，也明白您全心全意为孩子的心意，放心，还有我们。"

优优爸爸听到我的宽慰，继续说："本来家里就我一个人挣钱，现在我带孩子来看病，年迈的母亲照顾我爱人和女儿，三餐都不能保证，也没有收入，孩子后续治疗还需要一大笔钱，我真想会分身术，人活着太难了，真的太累了！"

我柔声说："我明白您的感受。这几天孩子发作次数多，吃奶差，下胃管是为了保证孩子的营养需要，保持身体的电解质平衡。等到孩子能自己吃了，自然会给孩子拔除胃管。现在我们的医生正在给孩子调整方案，更换药物，调节剂量，相信不久孩子的病情也会慢慢得到控制。至于您所担心的预后问题，定期带孩子复查，来医院做康复训练的同时做好家庭康复，对孩子非常有帮助。我们要对孩子有信心，对自己有信心，给自己也给孩子打败病魔的信心和勇气，一起加油！"

优优爸爸说："是啊，控制抽搐之后慢慢孩子就会好的，我现在要做的是给孩子备好水和奶粉，我自己一定要坚强起来。"

我说："孩子生病，最心痛的就是父母，用心去陪伴孩子，用爱去呵护孩子，给予孩子最好的照顾和关怀，这样我们做父母的才无愧于心，加油！"

听完我的话，优优爸爸的情绪平稳了许多，脸上也有了浅浅的笑容，他说："张护士，谢谢您，我会调整好心态，正确面对，不管以后的日子有多难，我都会好好照顾优优。"

在此后的一个月里，优优爸爸每天按时按量准备好鼻饲奶，给予优优最好的生活照顾，慢慢地，优优的病情也得到了控制，生命体征逐渐平稳，拔除了胃管，也止住了抽搐，跟随爸爸一起返回了家乡。

故事到这里没有结束，在之后的日子里，我们科室全体医护人员自发组织捐款捐物，通过邮寄的方式为优优送去了一份又一份充满爱心和情谊的礼物……

幸福是尘埃里开出的花，护士是每朵花的守护者，用心去呵护，用爱去浇筑，用真诚微笑、温暖声音感染身边的人，教会他们战胜疾病的方法和获取幸福的勇气，也教会他们爱的意义！

【案例 3-10】 我和"白雪公主"的故事

作为一名护理工作人员，我已经在医院工作了 10 多年。医院里的每一块地砖，我都走过成千上万遍，留下了或深或浅的足迹。在护理这条漫漫长路上，行走过荆棘密布的纵横阡陌，也见证过彩虹气球般的浪漫世界，最终，我们出现在彼此的生命里。你曾和我诉说，我也感谢你的信任，让我见证了童话里才有的浪漫。

1. 初见　她是我接诊的一位女患者，腰部有多处白斑，诊断为白癜风。除了需要接受药物治疗外，她还需要接受紫外线照射治疗。这位姐姐只是众多白癜风患者中的一个，但我对她印象深刻。

刚开始接触她时，觉得她白白净净、大大咧咧、爱说爱笑，像个可爱的公主。

她向我介绍自己："我是一名乘务员，你什么时候坐火车不好买票就来找我。"她又问："这个病大概什么时候好？得照光几次？会不会扩散？"我像往常一样习惯性地解答她的疑惑。过了一周，她来了，又是我接诊的。她神色慌张地说："乔护士，我怀疑手上又长了。你看我这块皮肤白不白？你看，好吓人啊！这块是不是也是白癜风？"

我左看右看，说："我怎么没看到？哪里白啦？"她很认真地指指，说："你看，多明显！"我又睁大眼睛仔细看了看，还是没看到。我陷入了自我怀疑，心想难不成眼镜度数又涨了？她很笃定地说："这里、那里白白的一片。"我不敢怠慢，说："我带你去找专家，让我们科专家给你看看。"后经专家诊断和仪器测试都确定不是。可她还是不放心，又去其他医院检查，结果医院给的答案都是一样的：不是。但她还是害怕，每次来都再问一遍："乔护士，你再帮我看看是不是？我怕他们误诊！"后来我就有点不耐烦了，说："所有大夫都跟你说不是，为什么你还老想着它是呢？"她委屈地低下了头，从她的眼神中透出一丝丝的不安。（护士保持着敏锐，通过和"白雪公主"的接触交流，隐约感受到了"白雪公主"的过度焦虑等内心问题）

2. 相知　说完之后，我就有点后悔。想起来自己患心肌炎住院的感受，那种担心和害怕，那种孤身奋战的惶恐，伴随疾病带来的痛苦，只有自己一个人默默承受。周围人对你所承受痛苦不理解，还觉得你矫情。这种不被理解的感受我也曾深深体会过。我应该反思自己，试着和她沟通，试着了解她的感受。（护士换位思考，结合自身经历，激发了内心对"白雪公主"的怜悯。护士要去帮助、安慰"白雪公主"）我问她："你为什么这么紧张，放松点不好吗？"（解构——了解事情来龙去脉）她说："我是一个孩子的母亲。丈夫是一名军人，常年在外地工作，每次相聚的时间也短。生活的重担就落在我一个人身上。既要上班工作，又要顾家，精神压力大。"她接着说："丈夫保家卫国，要顾大家，所以我要把小家照顾好，不让丈夫为我担心。以前我很有自信，现在腰上长了白癜风，不敢出去洗澡，不敢出去游泳，甚至低腰裤也不敢穿了。怕别人看见，也怕治不好，极度恐慌。"

我开玩笑地说："原来是军嫂啊，失敬失敬！"她不好意思地笑了。我问她："你这么努力，这么辛苦，为家付出了这么多，为的是什么？"她说："想让家好，不让丈夫操心。"我又说："你这么积极地想展示好的一面，证明你是一个阳光、开朗的人，一个不怕困难的人。家里的烦琐事情你都能收拾得井井有条，这个病怕什么？"（例外事件——"白雪公主"是一个阳光、开朗，不怕困难的人）

她说："听说这个病遗传，怕传给孩子，我天天也扒着孩子的衣服看身上长了没有？我女儿都说我：'妈，你是不是有病？你自己长白癜风，怎么天天扒着我看？'"

我说："对啊，你天天这么焦虑，把不好的一面都带给孩子了，传播负能量，这样好吗？"她回答："我也不想这样，可就是控制不住。"

我说："这个病能治，咱们慢慢来，你东打听一句西打听一句，把自己吓得够呛，不如听我的好吗？"她期待地点点头。我说："首先，这个病小部分遗传，是在遗传背景下由多种内外因素，如自身免疫、黑色素细胞自毁、精神劳累、焦虑下促发的。这个病也不是那么容易得的，所以你不要太担心你女儿；

其次，你长得范围小，治疗起来相对容易。这不是什么判了死刑的绝症，就是需要时间。拿出你平时积极的一面，不用过度担心，把疾病交给我们，要相信我们的专业能力和治疗水平；最后，你一定要早睡早起，养成好的生活规律，紧张和焦虑不仅对疾病没有好处，反而会起到恶性推动作用。要保持良好的心情，避免劳累，同时可以食用黑色食品，例如黑豆、黑米、黑芝麻和一些增加免疫力的食物，按时吃药，照光治疗就会好得快一些。不要再四处打听了，听专家的，听我的，我们一起打败它！"（护士利用专业知识对"白雪公主"展开心理疏导，在传授知识的同时更多地鼓励她树立战胜疾病的信心）

她说："我相信，只要你说不是，我就不怀疑了。我还年轻，会好的。只是怕我老公看见。"

我笑着说："你怎么这么没自信？你为这个家付出这么多，他不会嫌弃你。"她打开手机，给我看她老公的照片，果然英姿飒爽！

3. 见证浪漫　之后她每周都来照光一两次，每次她来，我们都会聊一会儿。她对我越来越信任，越来越依赖，渐渐我们成了朋友。不久后，她老公回来探亲，陪她照光。我把她精神紧张的情况告诉她老公，想让他也多关心一下。没想到，我刚说完，他就泪流满面，说亏欠她太多，以后会多加弥补。等她照光出来，兵哥哥冲她大声说："亲爱的！这么多年你受累了，不管以后你变成什么样，你都是我的白雪公主！"她听后，用手捂住了发红的脸颊。我冲兵哥哥竖起大拇指，疯狂点赞！我说："哥！这是我听到最浪漫的告白！你说这一句比我说一百句都强！哈哈，姐，你不仅有我们，还有兵哥哥疼呐。"（护士将"白雪公主"精神紧张的情况告诉了她的老公，老公作为"白雪公主"康复的见证人，用爱情的力量和温暖进一步缓解了她的焦虑担忧）后来，经过几个月的治疗，她躯干的白癜风皮肤慢慢缩小，开始长出黑色素。看到她激动、兴奋的笑容，我也抑制不住内心的喜悦，真心替她感到高兴。（"白雪公主"的紧张情绪缓解，病情也逐渐好转，护士也在帮助患者的同时收获了快乐）

临床感悟：护理工作不是冷冰冰的机械模式，而应该是带有人文关怀和温度的一项工作。患者的疾病可能一样，但心情、感受、认知程度都不同，所以我们不能理所当然、见怪不怪地照搬日常套路来解答。我们需要更加精致、耐心地观察每一位患者个体差异，灵活运用所学习的相关知识，与他们更好、更深层次地互动，倾听他们的心声，理解他们的感受，拉近医患之间的距离，给他们带来安全感与信任感，帮助他们消除内心的恐惧不安！我们不仅要治疗患者身上的病，更要感受他们心里的痛，和他们一起战胜疾病，基于责任，基于专业，更基于爱。如果护理有温度——叙事，给你不一样的温暖。

【案例 3-11】 **科室里的"瘾君子"**

　　48 岁的杨先生是让我这个责任护士最头痛的患者，因急性胰腺炎第 4 次入住我们科。提起他，科室的医护人员都表示很无奈，因为这是一个根本不重视自己病情，不爱惜自己身体的患者。他不配合治疗：医嘱禁食水的他却经常偷偷加餐，需要卧床休息的他却一天几次扯着微量泵在走廊上溜达，需要戒烟、戒酒的他却想方设法从外面弄来烟酒，偷偷抽上两口，抿上一杯……每次我们发现的时候，劝阻他，他总是嬉皮笑脸地说："没吃东西啊，没吃……这就躺床上去，马上回屋……听你们的，不抽烟、不喝酒……"口头答应得好好的，一转脸，又"放飞自我"了。与这样一个性格开朗但"顽固"的患者沟通起来并不困难，难的是让他真正意识到自己的问题，我仔细翻阅了他的病历，发现他每次入院都是饮酒引起的，我决定由此入手，找个机会和他好好谈一谈。（发现杨先生反复住院都是饮酒导致，令人担忧。护士不只关注到他的疾病，更愿意去关注这个人，去探寻背后的根本原因，帮助他彻底改掉不良习惯）一天我忙完手头的工作，去给他发口服药，看见他肚子上有好几个引流管拔出后留下的瘢痕，我明知故问道："杨先生，你肚子上怎么有这么多瘢痕？"（跟杨先生聊他感兴趣的事情，即他肚子上的瘢痕，找寻叙事护理的突破口）他一下子来了兴趣："你不知道？我这是急性胰腺炎第 4 次住院了！"听着他带有几分炫耀的语气，我又好气又好笑。我故作惊讶道："都住了 4 次了呀，每次都是怎么回事？"杨先生："我非常清楚地记得第一次发病，2008 年 5 月，我跟几个朋友喝酒喝到天亮，早上就因'急性胰腺炎'被拉到了这里，经过你们的精心治疗，我很快就痊愈出院了。出院后我就忘了生病的痛苦，依然胡吃海喝，2009 年 10 月，我又一次让急救车送到了这里。最险的是 2016 年那次，差点要了我的命，重度急性坏死性胰腺炎，腹腔内出现了严重的感染，肚子大得跟怀了三胞胎似的，体温 39.0℃居高不下，光开塞露我就用了一百多支，后来转入南京总医院治疗，我当时已经不省人事了，直接被下了病危通知书。医生和我家人说，我的病情太重了，所有的治疗都是尝试，不能保证能救回性命。除去手术费，每天救治的费用要在 5 万元左右，也真是命大，我身上插着七八根管子，就这样从鬼门关跑了回来……"说完这些，杨先生深深吸了口气，发出一种劫后余生的感叹。我："听你这么说，也是从鬼门关走过一遭的人了，在你生命垂危时,谁给了你活下去的动力呢?"杨先生:"是我的家人啊。他们拼尽全力救我,哪怕花光家中的积蓄也没说过放弃抢救。(例外事件——杨先生几次过鬼门关,家人一直陪伴左右,花光积蓄也要换他的命)小李护士,你不知道,我年轻时家庭条件并不好,我初中没毕业就到郑州打拼,以前在工地上搬过砖、拉过水泥,后来遇见我媳妇,我们一起做过装修工、快递员,几乎啥活都干过,再后来攒了一点钱在郑州开起了旅馆,生意还不错,慢慢发展起来,最近几年才经营起一家规模还算可以的酒店。(支线故事——年轻时条件不好,妻子跟他共同奋斗到如今事业有成,即使多次住院,家人也不放弃治疗)就这样渐渐地接触了各行各业各种各样的朋友,内心也开始膨胀起来,也沾上了酒瘾,不喝几口心里总痒痒。"我:"都说患难见真情,你和杨嫂感情真好,她希望看到你现在这样吗?不听医生护士的忠告,上着泵还不耽误你喝酒。"杨先生:"她当然不希望看到我这样了,她现在都不管我了,在生我的气。也不怪她,这几年打拼的钱都给我治病了。我也不争气,三天两头进医院,好几次她都吵着要跟我离婚呢。我家大女儿快大学毕业了,也生我的气,还要跟我断绝关系呢,哎,我这都快家破人亡了。我父母一把年纪了,还经常给我打电话挂念我的身体、操心我的生活……"说到这,他忽然眼睛红了,这么多年对父母妻儿亏欠在此刻涌上心头。

我:"杨先生,现在你想想喝酒让你得到了什么?"

杨先生沉思了一会儿:"喝酒让我从健康到重病,从富足宽裕到捉襟见肘,从家庭幸福美满到家庭摇摇欲坠。我才明白酒除了给我一时的过瘾,差点要了我的命,甚至毁了我的家。这些经历并不是我4次住院值得炫耀的资本,而是我这个家庭血淋淋的教训啊。以后再也不喝酒了。"(引导杨先生讲述主线故事,即嗜酒成性,钱财散尽,也垮了身体,令家人痛苦不堪)

我:"是啊,你看你比谁都明白这些道理。"

他低下头,若有所思……(改写——杨先生想到生活的前后对比,开始反思,改变即将开始)晚上他的妻子欣喜地告诉我说,老杨今天见到她,忽然给她郑重道歉了,说了对不起,还说以后要好好工作,这辈子绝对不再喝酒了。看着他们一家人在一起开心地聊天,我感觉到非常欣慰。(重构——支线故事替代主线故事:杨先生决心改变自己,保持健康生活方式,跟家人幸福生活)我不敢肯定经过这番交谈杨先生能否真正做到滴酒不沾,重新回到健康的生活方式。但是我相信,这个"瘾君子"正在改变……如果护理有温度——叙事,给你不一样的温暖。

让温暖充满医院的每个角落，照亮身处生命低谷的每一位患者，用一言一行表达我们对生命的敬畏，让叙事护理疗愈更多的患者，让患者就医更舒心。

【案例3-12】 绽放的亲情

李阿姨以"胸部疼痛5天"为主诉入院。"您好，阿姨。"接过阿姨手中的住院证，"阿姨，给您安排的6床，我是您的责任护士王××，请您跟我来吧。"我微笑着说。只见阿姨板着脸，神情严肃，只是跟着我到病房却没有半点回应，更谈不上微笑了。安排床位后给阿姨测量生命体征，行入院评估、入院宣教……通过和李阿姨短暂的接触，我感觉到她很焦虑，容易烦躁。因此交班时，我着重强调了阿姨的情绪，请夜班护士做好关注。

第二天晨交班时，夜班护士说李阿姨肌钙蛋白报危急值了，需要给予床旁心电监护应用，氧气吸入，但她很烦躁，不配合治疗。我们进入病房后，阿姨背对着我们，生气地说道："把我的监护去掉吧，我都没事带这个干吗？一晚上都没有睡着觉，心里烦得很。"护士长安慰说："阿姨，这个监护仪可以直观地监测到您的生命体征，及时发现问题，监测两天没问题，就可以去掉了。您既然住院了，就把心放到肚子里，有任何不舒服我们医护人员会及时给您处理的。"阿姨应了一声"嗯"就不再说话了。查完房后我翻阅了李阿姨的病历，发现她胸部CT显示左侧肋骨可疑骨折，医生建议做进一步检查明确心脏情况，但被阿姨拒绝了。阿姨是5天前情绪激动时出现胸部间断性隐痛，既往有高血压病史5年，她的情绪易被激怒，起伏不定，这对于她日后恢复非常不利。于是我决定用叙事护理的方法跟她聊聊。（患者情绪烦躁，不愿意配合治疗，考虑到这对日后疾病恢复很不利，护士决定用叙事护理的方法探究其后的故事）上午我来到病房给李阿姨输液，"阿姨，准备给您输液了，是些养心肌的药，由于您的病情，需要给您用留置针。"我耐心地给李阿姨解释道。李阿姨冷笑道："不用不用，我身体好着呢，用这干吗？我的身体情况我知道。"我继续说："阿姨，留置针可以保护您的血管，另外也是生命通道，只要有万分之一的生命危险，我们都要提前预防，您说是吗？"李阿姨终于松了口说："那你看看吧。"我心想叙事的机会来了，我一边找血管一边跟阿姨聊着天。

我："阿姨，看您最近早上血压都很高，一吃药再复测很快就降至平稳了，您原来在家的时候血压控制得怎么样呀？都是怎么去管理血压的？"

李阿姨："我有高血压四五年了，平时就是每天早上起床吃一片降压药。"

我："除了吃药，您生活方式上有没有改变？比如说饮食，运动、生活习惯等。"

李阿姨："我喜欢吃肉，吃辣的，运动也还可以，我天天去锻炼，还打太极拳。"

我："喜欢锻炼那就太好了，您的睡眠怎么样呀？除了生活习惯、饮食、运动等，充足的睡眠、良好的情绪都是非常重要的。"一提到心情，李阿姨脸色一变，叹了一口气说："我不行，我脾气不好，老爱发脾气，这次住院就是因为跟我女儿大吵了一架。我那个外孙天天看电子产品，我一说他，女儿就跟我吵，外孙也说不要你管，你说气人不气人？我天天不愁吃不愁穿，在这帮她带孩子做饭，她不领情还跟我吵，我太生气了，吵完以后我心里就堵得慌，胸口闷痛。这不，过来住院了，我住院就是要让她知道，是她给我气的，我必须要让她认识到自身的错误，让她跟我道歉！"（护士将话题转移到李阿姨的情绪上，找到开展叙事护理的突破口）

我："阿姨，那您能用一个词形容一下你现在的状态吗？"（外化——给问题命名，让患者跳出圈来去看问题）

李阿姨："就叫'不服气'吧？"

我："这个'不服气'是什么时候开始的呢？"

李阿姨："5天前，我们吵完架之后。"

我："那这个'不服气'对您有什么影响吗？"（外化——询问影响）

李阿姨："有啊，我想到这件事情左胸部就痛，我就会用手拍拍捶捶左胸部，做的CT结果显示左胸肋骨疑似骨折，可能就是我这个动作造成的。"这时一旁的叔叔说："我每天都害怕跟你阿姨说话，每次都提心吊胆的，你根本想不到她什么时候会发脾气。"阿姨接着说："我跟我女儿现在都还不说话，心里这股气给我造成了很大的痛苦。我也想改变自己，但是我控制不住自己的情绪，我从小脾气就不好，在家里遇到不顺的事情我会哭闹，我妈打我我都不走，就站那哭，一直哭到我妈妈顺从我为止。我女儿跟我脾气很像，也不轻易妥协。"

我："那您觉得这个'不服气'是好的还是坏的？"（外化——评估影响）

李阿姨："坏的。"

我："您为什么觉得它是坏的呢？"

李阿姨："因为它让我和家人的关系很紧张，而且对我身体也是一种伤害。"

我："阿姨，那我们让这个'不服气'离开好吗？"

阿姨疑惑地看着我说："怎么让它离开？我觉得我不可能做到的。"

我："不试试怎么知道呢？"我冲阿姨笑了笑。

我接着说："阿姨,您的家庭怎么样呢?刚听您提到母亲,您是跟母亲关系最要好吗?"(解构——探索问题形成的过程。寻找李阿姨与女儿关系变差的原因)

李阿姨:"是啊。"

我:"那您的性格随妈妈吗?"

李阿姨:"我妈妈脾气还可以,但是也很执拗,不过她总是拗不过我的,我孩子小的时候我妈妈在我们家住,也是帮我带孩子做饭。我们两个偶尔会吵架,吵完架她就说要走,我也没好气地说那你走吧,结果没过几天妈妈自己又回来了。"李阿姨回忆起妈妈的时候,竟然像个孩子一样笑呵呵的,"现在妈妈不在了,唯一的遗憾就是没能好好孝敬她。"

我:"阿姨,您年轻时也是请妈妈帮忙照看孩子,和妈妈一起生活,而且也会发生各种各样的矛盾,那您是怎么看待和您女儿之间的问题呢?"李阿姨想了想还是坚持着说:"她没给我道歉,不道歉我是不会原谅她的,她太过分,尤其是做的事更过分。"我一头雾水,刚刚不是聊得好好的吗?故事都要被改写了?怎么又回到最初的状态?我很疑惑,却又怀着谦卑、好奇的态度问道:"阿姨,您觉得女儿做的什么事让您觉得更过分呢?"李阿姨突然脸色一变说:"我都不想张口,让你叔叔说吧。"叔叔在一旁义愤填膺地说:"还不是你们吵架的时候,让你别吵了别吵了,你就是不听,越说越激动,说出来的话难听得要死,像刀割一样在心上划了好多伤口,还在女儿面前说自己都是该死的人了,还不去死。女儿一听,激动地说你死还不如让我去死,说着抱着孩子往阳台上跑,想要跳下去。"李阿姨:"我知道她不会真的跳下去,她就是吓唬我,可是你知道当时我有多害怕多担心吗?小王,所以我非常生气,这一点她做得非常不对,我一定要让她认识到自己的错误,给我道歉。"(主线故事——与女儿的多次争吵,关系越来越差)

我听得十分震惊,像经历了现场。

我:"阿姨,您与母亲发生争执时,在最极端激烈的情况下您会想到什么?"

李阿姨:"哭,哭到她妥协为止。"

我:"那您觉得既然女儿不会真的跳楼,那她为什么会这样做?"

李阿姨沉默了一会儿说:"可能她也在想办法让我停下来。"

我:"阿姨,您想让女儿给您道歉,如果现在您的女儿就在门口,要给您道歉,想跟您聊一聊,您会跟她坐下来好好聊吗?"

李阿姨:"不会,我见她可能又要发脾气了。"

我："那这样做的话，后果会怎么样呢？"

李阿姨："那就又搞砸了呗。"

我："那您觉得应该怎么做呢？"

李阿姨："我觉得我还是得慢慢调节自己，控制住不发脾气，多换位思考。我女儿其实很厉害呀，做事情很有条理，大学毕业后，不接受家里的帮助，自己在外边闯出来了一番事业……"阿姨边说着，脸上洋溢着自豪感。（例外事件——女儿优秀独立，看到了女儿的闪光点）

我："您觉得您是个什么样的母亲呢？"

李阿姨："我觉得我是个明事理、开明的母亲，我的孩子上学时功课、考试都是我在陪伴，孩子成长得很好。现在不愁吃不愁穿，还有几套大房子住，女儿们的生活都挺好，街坊邻居都很羡慕我们。"（支线故事——李阿姨是一个明事理、开明的妈妈，培养了优秀的子女，看到了自己的闪光点）李阿姨脸上洋溢着久违的笑容，我看了看窗外的阳光，是那样的明媚。

我："阿姨，现在跟您女儿吵架的事情还会困扰您吗？"

李阿姨："哎，其实是我脾气太急了，没能控制住自己的情绪，那你说小王，现在事情闹这么大，我跟女儿之间会不会有一道很深的鸿沟呀？我该怎么办？女儿还没有主动跟我说话，我总不能直接出院就回去了吧，我做不到呀。"

我："放心吧阿姨，母女之间永远不会有鸿沟的，记着有事情多沟通，你的大女儿不是要接您过去住几天吗，等您出院了，就去她家住几天，或者是出去旅行几天。"

李阿姨："这个好，我听你的了。"

看着李阿姨冷着的脸舒展开了，我低头看一下时间，已经中午1点多了，午饭的时间都已经过去，但我丝毫没有饿，或许是被叙事护理带给我们的成就感和幸福感所充实着吧。——如果护理有温度，叙事给你不一样的温暖。

李阿姨出院的前一天，我到病房时，李阿姨告诉我说，前两天她跟二女儿打电话时，起了争执，突然想到要改变自己，于是就停下来，没有发脾气。我很好奇地问阿姨："你是怎么把这火消掉的？"阿姨说："我想到你跟我说的话，就没发脾气，在心里默念30秒后就觉得没那么生气了……"

如果说到这里，你也一定认为前期的努力值得，是这样的。学习叙事护理后，你会慢慢发现每个患者都值得被同情，再也不会觉得他们是难说话的、不配合治疗的、抑郁的、焦虑的患者，而是能走进他们的内心深处，倾听他们的故事，帮助他们找回战胜病魔的自信与勇气。这就是护理人温暖所在。

说到温暖，我不得不说一下 1854 年，克里米亚战争的爆发，在这场战争中，共约 50 万士兵死亡，英国士兵的死亡率高达 42%，他们当中大多数都是因为饥饿、营养不良、战地医院的卫生环境差而死亡。

在那个医疗技术水平非常有限的特殊年代里，我们不妨想想，士兵从前线负伤，开放的伤口滋生了无数的细菌，只能用碘伏、清水清洗伤口，细菌入血造成败血症，之后是休克，是不可避免的死亡。而人类首次发现的抗生素——青霉素，直到这场战争发生的 80 年后的 1929 年，才由英国细菌学家弗莱明发现。

值得一提的是，南丁格尔率领的护理队伍却让 42% 的死亡率降至 2.2%。南丁格尔究竟做了什么？她安抚这些带着伤口和不满的士兵，清洁战地病房环境，她关注士兵的饮食和伤口愈合情况，甚至夜晚也提着油灯去看望这些受伤的士兵。这些士兵感动至极，甚至躺在床上也会亲吻落在墙壁上的影子。她也被称为"提灯女神"，她身上散发的光芒挽救了成千上万的生命。

现在看来，她的所作所为，在动辄上千万的医疗设备面前，或者在被冠以世界首例某某手术面前，抑或在高楼耸立的病房大楼面前，真的是微不足道，甚至不值一提，但是每年 5 月 12 日南丁格尔生日这天，全世界的医疗机构都会纪念她。如果说南丁格尔是伟大的、神圣的，其中的奥秘就在护理的温度里。

【案例 3-13】 多彩的青春

一名正值"青春年华"的实习护士，因为家庭变故，至亲离世而导致其对生活失去了热情与希望，由活泼开朗变得消极低沉。在实习过程中带教老师敏锐地发现她的异样，运用叙事护理的方法来探索背后的故事和原因，加以引导，帮其打开心结，重新找回生活的动力，从而使这位实习护士从"灰暗"中走向绚烂的人生舞台。青春是什么颜色？青春是绿色的，因为它充满生命的活力；青春是红色的，因为它充满热情；青春是粉色的，因为它充满梦想与希望；可有些朋友会有不一样的答案，比如，一位 20 岁的姑娘说她的青春是灰色的……今天跟大家分享的叙事案例有点不一样，她不是我们的患者，也不是患者家属，而是我们在教学医院随处可见的护理实习生。

小李，女，20 岁，护理实习生，来院时间两个月。我们科室是她走过的第二个科室。

我："你好，小李同学，我是你在本科室的带教老师，在我们科实习期间都由我来负责带你。"

小李小声回了我一句"老师好",眼睛并没有看着我,我心想,也许是初到一个陌生环境,还不适应,可以理解的。可一周时间很快过去了,我发现小李同学还是不怎么说话,积极性不高,老师安排什么工作她也会跟着去学去做,但和同科其他实习同学却少有沟通交流,本来是很青春可爱的年纪,可我却很少见她笑,总觉着她有一种刻意与人保持距离的感觉,科室其他老师也有反映说感觉小李每天看起来都很忧郁的样子。在医院接触过很多实习生,小李这样的状态,让我有种隐隐的不安与担心。想到从年初护士长就带领我们一起学习叙事护理,我们将叙事护理应用到住院患者身上,收到了非常好的效果,叙事的对象也不仅仅是患者、家属,甚至我们的同事、家人都是可以的,所以我就想能不能对小李也进行一次叙事护理呢?(正值青春年华的小李,却总是满脸忧郁,不愿与人交流,这样反常的表现让带教老师感到不安与担心,由此开启了一次关于"青春"的叙事护理)一天,我们一起值夜班,在摆药的时候我故作随意地问了一句:"小李,你是不是哪里不舒服?看着你精神不太好呢。"(利用工作的间隙,从关心小李的角度找到叙事的突破口)

小李:"老师,我总是失眠,每天都休息不好,所以上班时可能看起来没精神。"

我问:"是不是刚到新科室不适应?还是感觉实习工作压力太大了?"

小李:"不是的不是的,老师,咱们科室工作氛围挺好的,在工作的时候你都一直带着我,从基础一点一点开始教,我都能学会。"

我想不是工作的原因那就是生活的问题了,我停下手里的工作,接着问:"那是不是生活上有什么困难?你可以给我说说,看我能不能帮到你。"小李:"生活上就是睡不好,其他的也还好。失眠这个问题困扰我很久了,从初中时就这样,中间有几段时间还行,大多数时间我的睡眠都不好,已经很久没有正常入睡了,最近总是凌晨两三点还没睡着,我越想睡就越睡不着,而且好不容易睡着了,却容易做噩梦,昨天就是这样,所以今天我的状态就不太好。"小李突然紧张地看着我说:"老师,对不起,我状态不好是不是影响你工作了?"(引导小李讲述主线故事,即不爱沟通,积极性不高,严重失眠,并以"失眠"为切入点继续探索背后的原因)听到她这么愧疚地跟我道歉,我反而有点心疼眼前这个姑娘了,她也想好好睡一觉,失眠也是困扰她的问题。那天是我们说话最多的一次,她对我的"询问"也没有产生抵触,刚好值夜班,我就想不如趁这个机会给她进行一下叙事护理。(通过沟通,护士进行了充分的评估。恰值夜班,带教老师循序渐进地了解主人公的内心与感受)我对她微笑着,试图缓解她的愧疚心理，说："没有的，你刚开始实习，加上失眠，有点不适应是正常的。青春如你，也会有烦恼呢。"

我说："那你能不能用一个词来形容你现在的状态？"

小李说："现在就是'没意思'，做什么都没意思，每天都是机械地活着，我经常会想如果我死了会是什么样子？"听到这个回答，我很惊讶，小李反而平静多了。（外化——问题命名："没意思"，没有生活的动力）

我问："那你喜欢现在的自己吗？"

小李："不喜欢，我的青春是灰暗的，我的生活也没什么意思。现在的我也不喜欢和别人一起出去玩，交朋友挺麻烦的，不如一个人呢。上大学的几年我也没什么好朋友；之前熟悉的朋友也渐渐疏远了，可能我太冷淡了吧，友情也会因为琐事慢慢变淡。"说着说着小李眼睛看向远处，脸上有一抹忧伤。（外化——问题所带来的影响：小李不喜欢现在的自己，不爱交际，朋友渐渐疏远）

我接着问："那你希望改变自己现在的状态吗？你期望自己成为什么样的人呢？"小李说："我也想改变现在封闭忧郁的自己，连不开心的时候都没个朋友可以倾诉。我期望自己可以成为一个温暖的充满正能量的人，可以分担妈妈的压力，并给身边的家人朋友带去快乐，而不是让他们感到担心与压抑。"（外化——论证评估：小李渴望改变，内心深处渴望亲情与友情）

我接着问："你住得远不远？平常下班了喜欢做什么呀？"

小李说："我住在东区，大概半个小时的路程，但是自己不喜欢回家，爸妈在我初中时离婚了，之后各自组建了家庭，我跟着爸爸生活，前几年他突发疾病去世了，我又回到了妈妈家，家里有一个小弟弟，每当在家时，总感觉自己是多余的一个人，所以不如就在医院附近租房一个人住来得舒服又清净。"她停顿了一会儿，继续说："这样也还好，平常下班基本上就是自己在家看看电视，吃饭，吃零食，因为不想出去，所以吃饭都是订外卖。"这时，我有点理解小李现在的状态了，小小年纪经历了这么多意外事件，尤其是父亲的离世对她造成了很大的创伤，人变得消极很多。可她还说："爸妈离婚我并不怪他们，在一起已经不快乐、不幸福了，分开对大家都好，我知道他们都很爱我。"（解构——小李背后的故事和原因：中学时父母离异，之后父亲的离世了这个小姑娘又一次沉重打击，同时面临着再次融入新家庭的排斥与逃避）停顿了一会儿，小李补充道："其实以前我特别爱交朋友，我唱歌、跳舞都很好呢，会积极参加学校的各项活动及比赛，成绩也很好，那时的自己积极乐观，每天都是快乐充实的。"

我说："曾经的你这么活泼呢，听描述我都能想象到你当时欢快的样子，肯定特别招人喜欢。"（故事里的例外事件——曾经的小李积极乐观、快乐充实，喜欢唱歌、跳舞，这些例外事件串在一起就是支线故事）

小李："可慢慢我就变了，我的快乐都消失了，就成了现在的样子……"

我说："不管之前父母怎么选择，他们始终是爱你的。我能感觉出来父亲的离世对你影响很大，生命有时很脆弱，在医院工作的我们更是体会深刻，生老病死是一种自然规律，我们改变不了，可是我们能够改变面对意外发生时的态度，勇敢一点，接受命运的挑战，珍惜现在每一天和家人相聚的时刻，做个开心的自己，然后才能每天能量满满地去生活和工作，不是吗？"小李说："其实我知道妈妈爱我们每一个孩子，我能感受到她的爱，她总是很努力地去工作，去挣钱，给我们几个孩子提供更好的物质条件，甚至是帮我们计划未来，她总是在不停地忙碌和付出，而我身为家里的老大，却没有去好好关心妈妈，总是沉浸在自己的悲伤世界里不愿走出去。"

我说："你是一个很细腻的姑娘，我能感觉出来你内心是充满爱的，既然这样，不如打开自己的心门，行动起来，改变自己现在的状态，逐渐驱散自己心里的阴霾。"小李问："现在改变还来得及吗？我一度认为自己就要这样过一辈子了。"

我说："你还年轻着呢，一辈子那么长，你会毕业、工作、恋爱结婚……人的一生有那么多有意义的事情要做，如果就这样消极忧郁地过下去，难道你不会后悔吗？况且以前的你也是积极向上的，你之前可以，现在一定也可以的。"（引导小李对未来的想象，构建未来的蓝图，带来新的希望）

小李回答道："可我不知道从哪里改变。"

我听到她这么说，心里不由得舒了一口气，看来这次的叙事对小李同学起作用了。

【案例 3-14】 **重拾自信的玲玲**

玲玲是名舞蹈老师，特别在意形体和外貌。刚入院那天，值班的同事小徐悄声对我说："你看人家，这是怎么保养的，只见肚子变大了，四肢和脸庞都没见明显变化，真是漂亮。"玲玲听到了，笑着说："舞蹈老师当然要保持身材呀，我经常去游泳。为了能够顺产，我的整个孕期瑜伽和舞蹈都没有停过。"她乐观开朗的性格很吸引人，我们都很喜欢和她交流。她已经孕 41 周了，但是小宝宝还是没有动静。于是，管床医生就给她进行了药物催产。但是没有想到的是玲玲在催产过程遇到了麻烦：宫缩一发动，胎心监护就显示胎心有异常，停掉缩宫素催产，宫缩停止后胎心就恢复。重新使用缩宫素催产，一发动宫缩又出现了胎心异常。反复尝试了几次后，管床医生很遗憾地告诉玲玲和她爱人，玲玲怕是不能自然分娩，估计得剖宫产了。玲玲一听就不愿意了，坐在病房一直哭，不和医生家人交流，也不签字。医生反复地强调这样的情况对胎儿的危害和她所面对的风险，她爱人也在一边反复地劝，讲手术的优势，讲缺氧可能对胎儿造成的危险。她哭得稀里哗啦，就是不说话。（面对大家苦口婆心的劝说，玲玲还是不答应剖宫产。问题在哪里呢？）

看到她这种情况，看着焦急的医生和家属，我想到了叙事护理。我可不可以用叙事护理的方法帮助她打开心结，让她顺利接受手术呢？（寻找事情的切入点，作者萌生通过叙事护理帮助玲玲打开心结的想法）

于是，我先把医生和家属请到了外面，坐在她身边诚恳地和她交流。她看到我的时候情绪已经不那么激动了，而是明显很低落，有点垂头丧气的。我握着她的手，说："那个阳光灿烂的玲玲去哪了？"

"她走了。"她勉强地扯了个比哭还难看的笑容。

"嘘，"我做了个捂嘴的姿势，"别让宝宝听到。"

"我没心情，不想说话。"

"那就不说，咱们先安静一会儿，静一静。一切都会好起来的。"我握着她的手默默地陪着她。

"我真的不想做手术，你帮我看看还有什么方法能不做手术吗？"

"你是对手术有什么顾虑吗？"（解构——了解故事来龙去脉）

"我真的好想试试顺产，我整个孕期不是跳舞就是瑜伽，还坚持自己爬楼梯，就是为了能够顺产，我不想剖宫产！"玲玲的表情里带着恳求。

"顺产是有很多好处，也是顺应自然的方法，医院和社会都提倡顺产，但是这都建立在母婴安全的前提下。"

"我喜欢跳舞，我不想放弃。"她抚摸着肚子。想到她的职业和之前交流中流露的那颗爱美的心，我就大概知道了她为什么这么抵触剖宫产手术了。

"让你用一个词形容你现在的状态，你会用什么词呢？"

"恐惧。"（外化——问题命名，将问题具体化，增强玲玲对问题的掌控感）

"嗯？"

"害怕以后再也不能跳舞，也不能做舞蹈老师了。"

　　"是什么让你产生这种想法的呢？"（外化——论证评估，了解玲玲恐惧的原因）

　　"我同事就是剖宫产的，刀口位置有点高，有一道很明显的疤，而且产后恢复也不好。休完产假之后她就辞职了。"

　　"她辞职是因为肚子上的瘢痕吗？"

　　"虽然她主要是为了带孩子，但是那天她说了一句话，我一辈子都不会忘。她说，如果不是肚子上多了一条疤，我不会下定决心在家带孩子的。"（主线故事——玲玲害怕因剖宫产留下瘢痕，从而不得不放弃自己热爱的舞蹈事业）

　　"有的人可能会因为手术技术或者体质的原因留疤，但是，我们这里有最好的产科大夫，我们的手术切口都是美容刀口，穿比基尼都没有问题。而且现在有好几种去疤产品，伤口愈合初期使用，效果特别好。"

　　"真的？"

　　"你看我。"我把裤子往下拉拉，让她看我的手术切口。

　　"基本看不到，只有一条线。和我那个同事的一点都不一样。"她捂着嘴巴，惊讶地喊道。

　　"我的 2 个孩子都是剖宫产，基本上都是在一出月子体重就恢复到了未孕的状态。现在都是科学地坐月子，合理地饮食，再加上你是舞蹈老师，你还可以适当地运动。我相信，你的身材很快就会恢复到理想的状态。而且现在我们还有产后修复，产后 42 天就可以开始产后修复治疗了。你还用担心吗，身材想不恢复都难呀！"（护士结合专业知识，以身说法，逐渐打消了玲玲的层层顾虑）

　　"我能摸一下吗？"

　　"可以呀！"我拉着她的手放到瘢痕处。她脸上露出了笑容。

　　"谢谢你。其实，即便是留疤，为了孩子，我也只能听医生的去手术了。但是，你让我看到了希望，战胜了恐惧。"

　　"等生完宝宝，你照样可以做个时尚辣妈的。"

　　如果护理有温度——叙事，给你不一样的温暖。

　　阳光灿烂的玲玲又回来了："我得赶紧找医生签字去，我要让宝宝尽快地出生，让他健健康康的，谢谢你给了我勇气，让我不再惧怕手术。我也会跟我的朋友们分享这段经历的。"（在护士的帮助下，玲玲终于战胜了恐惧，满怀希望地迎接宝宝的到来）"你一定能再回到你热爱的舞台上的。"我拉着她的手说："术前必要的检查很快就准备好了。"一辆绿色的手术车接走了玲玲，她平静地躺在里面，笑着对我挥手："待会儿见。"

"待会儿见。"

一直忙到快下班。"小王，你们护理上用的这个叙事护理是从叙事治疗来的吧？"今天的手术大夫刘主任在旁边笑着问我。

"是呀！刘主任。"

"你们这个开展得非常好，就像玲玲，如果你不去做心理疏导，到最后，她也会无奈地签字。但是她的情绪会不好，术后心态就会不积极。那样的话后面可能就会子宫收缩不好，出血多。产后恢复也会慢，甚至还有可能会产生产后抑郁。"

"真的吗？"我真高兴自己学习了叙事护理，并且大胆地应用到了临床上。

"你要把这个叙事护理在科室里推广，让大家一起学习。年轻人就应该多学习，并且把知识灵活地应用到临床，为更多的孕产妇服务。"（护士运用叙事护理的方法帮助玲玲战胜了恐惧，也为玲玲产后更好地恢复奠定了基础，护士得到了科室医生的认可，护理工作的专业与人文也得到了体现）我认真点点头。以后，我们会更多地去学习叙事护理的技巧，开展叙事护理，更好地为孕产妇服务，让每一位孕妈妈开心而来，满意而归。

夜色里的鸣叫光艳欲滴，梦如桃花，雾散后，注定在远方零落。你从幻影摇动中坠入梦海，一首歌自喑哑中响起，木棉，就悄悄开花了。你垂下迎风的巨翼，将誓词镌刻于亿万毫羽，彼时天堂，此刻人间。我竖立成风起，你就为细细扬扬的尘埃；我横卧为云涌，你便成淅淅沥沥的雨丝。青苔悄悄爬满坚硬的石头，温暖便这样不露痕迹地生长起来。只把愁绪写成淡淡的一笔，被水一浸，便散了。

所有的梦最初都在黑暗里乱撞，走到底星星中就会升起曙光。少年的风雪雷刃，请躲过钙化万宇的吉光片羽，却碾碎在了细细打磨的藕色星宿中．他背着古老的故事奔过麦田，脊背上沾满了露水来回滚动的声音。阴天，像一尾流失思路乱窜逃生的鱼，正被无法入梦的水草缠住来龙去脉。花香可以绵绵不绝，盛放，却只是瞬间的事。当馅饼化装成流星陨落，许愿太迟，去接才最明智．刚刚忆起幽蓝的眼，一枝桃花就捎来了你的私信，旧时青梦，濡染了夏日的光圈。慢些，再慢些，容我把那折起的旧日子打开，加入你梦幻的起伏。你提升目光的亮度，我的脚跟随同抬起又抬起，直到漆黑的身影也有了飞翔的姿态。在落幕前，请让我为春夜、流水、浣花客舞蹈，一夕相忘，必将相视而笑。鸟之所以飞翔，是因为她的孩子还在学习飞翔的路上。我们在命运之海里泪流满面，于是迎来一次悲伤的涨潮。于缓冲落日中，你我坐进天荒地老的词组里倾听血液奔走的沙石、心跳狂乱的秒针。将忘川的笑语种在青天的云中，粗糙的手一摩挲，就降落了满季节的爱。夜行的我遗失春秋大梦，鲤鱼出水，从此万古长空。守着黑暗中散开的星光，在快要闭合的夜幕中，我听见了一声轻叹。山岗是雨中分娩的母亲，幼雏顶着婴儿般湿漉漉的胎衣，叫响一声清亮的啼哭。

一汪春水从故纸中泛滥，夜游人隐隐吟唱起来，梦，就鲜艳欲燃。天空是宇宙的杯盏，里面布满美丽星辉的灵魂。你我对峙于星河两岸，虚空中探手，听闻见萤火虫的狮子吼。小巷朝南，天高云淡，常春藤在潮湿的眼中爬成诗歌。今夜，我将所有光华滴进大地漆黑的瞳孔，擦亮那尘封你记忆与心跳的方块字。时光是一袭隐身衫，沉默如谜，追寻爱语的人跃进秘密海里。时光河中我愿做一条水草，可顺流而摆，却从不移动。欲将真心尽付水墨，奈何难御人生画笔。

踩着温柔，我像个梦游的人，一束无形的光辉牵引我，牵我如童年的蹒跚。你我浅浅的相逢恰似露珠，只闪亮在黎明的一瞬。我的抒情已经日暮途穷，只有借着古人的笔墨，画下星空如流水，送你笛声一帧。喝一口光明的苦艾酒后，花开出了吃吃的笑声，我荡漾地坠入旧梦。河流像一道伤口，穿过我拐弯，隐于岁月褶皱。内心纷繁如尘埃漫天飞舞，落下，便重归于宁静。

在黑色的疤痕上，你打开梨花的眼泪。我给予你从天穹摇落的净水，给苦难解枷，给伤痛抚慰。雨后，一缕阳光搬动我的影子，让我沉醉在春风里。

满载抱负憾无帆，潮水微澜，暗暗将兰舟远送。今夜，我翻身入海，舍去旧韵、却残梦，用亿万年的回溯偿还碧海潮生。与梦相融，让我在阳光下微闭双目，独享这春野的和风。春灯初上，你唤我莫忘归家，海潮般呼吸渐析出梦之纹理。柠檬草，在记忆里放肆风华，有你淡淡的笑。拿来巨大的玻璃罩，我要罩住湖面，护卫那一层层涟漪静静消去，时光扑面而来，光影在你的裙角，恰如火烧云，一抹光彩，燃烧了青春。

记得看过一篇文章，题目是《仰望幸福》。我认为幸福是不需要仰望的，它就开在尘埃里，只要用心灵去寻找，用灵魂去发现，就会看到人生之路的两边开满了幸福的小花，一朵朵，不炫耀，不张扬，不惹眼，却蓬蓬勃勃地美丽着，摇曳着，散发着尘世淡香。幸福是开在尘埃里的花，仰望幸福，是永远得不到真正的幸福的，幸福并不是遥不可及的东西，幸福是平凡朴素的，就像我们的一日三餐，是一种日常的滋养和浸润，如果我们把幸福当成神灵去顶礼膜拜，幸福将离我们越来越远，仰望的幸福是镜中花，水中月，本质上只是我们过多的欲望催生出来的幻想而已。

　　我也曾仰望过幸福，我感觉幸福在天上，我拼命地追求幸福，向着想象的高度奋力攀登，在追求幸福的过程中，我透支着自己的经历和生活，为了金钱和名誉我不顾一切，我认为只有这样才能更快地接近幸福，殊不知，我走上了一条南辕北辙的迷途，我拼命追求的结果就是离幸福越来越远。

　　我是在被生意上的朋友骗光所有的钱之后才真正有所体悟的，当我陷入绝望不可自拔时，妻子告诉我，她感觉现在比以前还幸福，因为我能天天在家陪她和孩子，一起聊天，一起吃饭，让她感觉无比幸福，妻子还说，人生有舍才有得，小舍小得，大舍大得，只要人在就是最大的幸福，有人就有一切，听着妻子贴心熨肺的话，我蓄积已久的热泪如决堤之水喷涌而出，在家闲居的我重拾年少的爱好，开始写作。文章写好了先读给儿子和妻子听，妻儿认可了，就投出去。发表了，稿费挣得多，就给妻儿买衣服；稿费挣得少，就顺手买上一斤肉，回家剁巴剁巴包馄饨。妻和面，我调馅，儿烧水，一家子快快乐乐包薄皮大馅的肉馄饨。馄饨煮好，分到碗里，一边美滋滋地吃，一边笑谈这一口吞掉了多少个字。妻子笑，儿子乐，幸福就从饭桌上一点一点荡漾开。幸福是开在尘埃里的花。幸福之花不招摇、不明艳，朴实无华却泼泼洒洒，一朵朵很低调，凑近了，才闻出沁人的香。有些人，在追逐中迷失了本性，对这些花视而不见，总是向自以为是的高处眺望。一次，到医院找一位中医朋友，发现诊室外坐满了人在等，其中大多数是衣饰华贵时尚的白领。我心中疑惑，总以为看中医的应该是些老头老太，却不想追捧的还有这么多职业精英。询问之后才知道，大多是因为压力过大，精神濒临崩溃的边缘，西医束手无策，只有让中医来调理。一番针灸、拔罐、刮痧、放血之后，才能暂时放松下来，再上战场。其实，仰望幸福的人都是被欲望的鞭子驱赶着的磨道驴，戴着眼罩在磨道里转圈圈，自以为走了很远，只不过是在原地打转而已。仰望幸福的人所追求的幸福就像高挂在眼前的胡萝卜，色泽诱人，却永远叼不到嘴里。幸福其实从来都不在高处，幸福一直很低调，低到尘埃里，寂寞盛放静等人来。那些星星点点的幸福，就是尘埃里小小的花。只是我们被世俗蒙蔽得眼看不到罢了。当我们舍弃过盛的欲望，拨开眼前的重重迷雾，回到生活正常轨道，就会发现幸福就在伸手可及的地方，随手一采就是一朵，深情一嗅，芬芳扑鼻。采得多了，心中就四季如春，花开不败。

　　武侠小说中，往往有一个寻找武林秘籍的故事情节。许多高手，打打杀杀，都为了争夺某个秘籍或秘诀，从此独步天下，称雄武林。事实上，不单是武侠小说，现实生活中一样有人希望能掌握秘诀，一蹴而就，获得成功。越是年轻，越容易有这样的想法。20 世纪 50 年代，90 岁的齐白石与 40 多岁的李可染之间有个小故事，李可染崇拜齐白石，心下暗自视齐为师，曾请教齐"笔法三昧"。老人迟疑地从笔堆中拈起一支笔，注视好一会，像是自言自语地说："抓紧了，不要掉下来！"齐白石好像什么也没有说李可染显然什么都已明了："抓紧了，不要掉下来！"

除此以外，还有什么抓笔的秘诀吗？没有了。作家叶兆言在一次接受采访中，回答记者关于写作的提问时说：作家就是得不停地写。"不停地写"是叶兆言的秘诀。生命是有限的。从这个意义上说，人生需要"抓紧"的未必就只是笔，还应当包括有限的时间。小时候，父亲在督促我们抓紧时间时总爱说：跌倒了抓把泥。小时候的我不怎么听得懂，也不能领会跌倒了抓把泥的真实含义。

其实，父亲说的也是"抓紧"，他这个"抓紧"与齐白石的"抓紧"意思不完全相同，道理却是一个道理。还有钱钟书，他对时间的"抓紧"，可是到了不近人情的地步。黄永玉在一本书中这样写：有权威人士大年初二去钱家拜年，是一番好意也是人之常情。钱放下手中事情走去开门，来人问候了一声：春节好！跨步正要进门，钱先生却只露出一条门缝说："谢谢，谢谢！我很忙，我很忙！谢谢，谢谢！"那权威人士显然不高兴，说钱钟书不近人情。事实上，钱家夫妇真的在忙着写东西，他们有自己的工作计划，你是个富贵闲人，你一来，打断了思路，那真是伤天害理到家。

【案例 3-15】 遇见更好的自己

吉姆·洛尔说过："生命即是故事，故事即是生命"。聆听故事，就是进入一个人的生命。只有生命才能进入生命，只有灵魂才能与灵魂交流。通过说故事，让患者学会感动，学会拥抱自己的痛。说故事就是一种自我拥抱，它能带出温柔的力量，抚慰伤痛的心。

今天，我想与大家分享一个故事。那是一个很平常的工作日，在被没有陪护证的家属怼了几句，又送了几个白眼之后，我有点闷闷不乐地给患者做宣教。40 床那个 23 岁的小姑娘依旧在躺着玩手机，身高 165 厘米左右，体重 190 多斤的她，因为糖尿病入院一周，貌似特别喜欢我们的病床，每次看见她都各种姿势躺在病床上。我简单地问了她几句今天的饮食和运动情况。她妈妈在一旁很认真地问我："刘护士，我女儿一顿饭吃几个水饺合适？"我耐心地解释："血糖高的话原则上尽量少吃水饺和蒸包之类的主食……"小姑娘在旁边插话："那我岂不是年夜饭都不能吃水饺了呀，平时这不能吃那不能吃就算了，过年连水饺也不能吃，还有什么生活乐趣？"抱着手机的她一边玩游戏一边跟我抱怨着，她妈妈一脸无奈又心疼地看着自己的女儿，轻轻地叹了口气。

此情此景，我突然就想起自家跟她差不多年纪的宝贝女儿，身为一个妈妈的我一刹那就把刚才的坏情绪抛到了脑后。我拉住她的手说道："小美女，咱可以把手机放下，先不玩游戏，给阿姨说说，你平时都是怎么吃饭的吗？"

"我平时不怎么忌口，刚入院的那天，护士阿姨跟我很详细介绍怎么吃饭，但我觉得我做不到，我好多好东西都不能吃，那我活着还有什么意思呀……"

我循循善诱道："小美女，你觉得自己胖吗？你平时活动量大吗？你对自己的身材满意吗？"妈妈在一边补充道："刘护士，我女儿小时候就是个小胖子，长大了吧，也不爱活动。她平时饭量也不是很大呀，但就是体重减不下来，最近这几年，就发展成糖尿病了。孩子就觉着，啥好东西都不能吃了，好多时候都很悲观。"

她很认真地看着我的眼睛说："刘阿姨，我今年才二十出头就啥好东西也不能吃，平时不是吃药就是打针。我这样活得多累呀，我也对自己的身材不满意呀，可是我少吃也减不下来呀……"

听了小姑娘的想法，我想到了6床那个令我印象深刻的小伙子，他与她的相似经历应该会对小姑娘有所帮助。"小美女！你发现隔壁房间那个跟你年纪一样大的小哥哥了吗？他去年冬天来住院的时候，220多斤，今年再来调理血糖，我们都觉得他像换了一个人一样，他现在体重150多斤。你想知道他是怎么减肥的吗？没有什么捷径可走，就是严格控制饮食，外加高强度的持之以恒的运动。"小姑娘听了后很激动说："刘阿姨，我真的能减下体重来吗？我减下体重来饮食就会正常了吗？就不用打针吃药了吗？我也想变得更漂亮更完美呀！"我继续趁热打铁："像你这种易胖体质，减肥是一个艰难又漫长的过程！你期盼健康又完美的自己吗？那就从现在放下手机离开病床开始吧……"半个多小时的沟通之后，我看见孩子脸上多了一丝微笑，眼神里有一种叫希冀的东西在悄悄生长……两个小时后的午班时间，那个孩子戴着耳机、听着音乐在病房的走廊里来来回回走了一个多小时，临下班我还收获了她妈妈一箩筐感激的话。孩子出院那天在护士站跟我拉钩："刘阿姨，我变健康了、漂亮了一定会回来找你见证奇迹哦……"

每一个生命都有他的独特性，也值得我们每一个医护人员去用心呵护，用心对待。其实我们护士与患者、与患者家属的每一次相遇，都是与患者生命的一次相遇，在这种相遇的过程中，我们可以建构出患者不一样的生命故事。

还记得那一天周末，病房显得格外清静，忙完手头的事，我开始巡视病房，走到我们科唯一的单间，散发着一股青春活力的气息，她们正值花样年华，朝气蓬勃，站在一起聊天说笑，我很自然地走进去加入了她们。

我问："你们普遍存在的问题是什么？"

她们说："其实都是家庭父母环境导致的，比如父母亲脾气暴躁，经常吵架，甚至觉得他们也要来住院治疗一下。"交谈中我初步了解了每个人的基本情况。

我笑着说："给你们讲个故事吧，这个故事是我最近在书上看到的，也是现实生活中最真实的案例……"

【案例3-16】 **我还是你的宝贝姑娘**

有一个小女孩儿非常聪明，有次考试考了39分，她回到家里吃饭，妈妈那天做了红烧鱼并跟她开玩笑说："你怎么还那么开心地吃饭呢？你怎么还那么开心地吃红烧鱼呢？"母女对视就心知肚明，因为女儿知道妈妈指的是那个39分，女儿就跟妈妈说："妈妈，那个39分在门外跪着呢，现在坐在这儿吃饭的是你家宝贝姑娘，那个糟糕的分数是问题，我不是问题，我是一个面对考了糟糕分数的人。"

在这种情况下，妈妈和女儿就成了盟友，他们两个成了共同抗击39分的战友，如果女儿不具备这个能力，妈妈就会跟这个39分成绩不理想的坏孩子形成对立关系，所以她的这个改变给家庭带来了和谐。

讲完后，小沛好奇地看着我，一直和我保持眼神交流，感觉这个故事触动了她心里的那个点。

于是我开始重点关注她，开启了我们的第一次叙事。

我问她："你觉得自己存在哪些问题？"

小沛："我就是有点发脾气，心里很烦，感觉心里有团火，晚上睡不着。"

我："是什么事情让你很烦呢？你知道自己为什么来住院吗？"（我想评估她自己有无自制力）。

小沛："我知道呀，妈妈说我叛逆期，因为我有点发脾气，晚上又睡不着，然后白天只玩手机，有一次晚上我还闹着出去玩，还和我爸爸打了一架，所以，他们就想让我来住院。"

我："你的这些情况是什么时候开始的？"

小沛："就是去年结交了一些不好的朋友，我觉得对自己影响很大。"

我："都是些什么朋友啊？那些朋友是学校里的吗？在读书吗？"

小沛："没有，是外面的，现在没读书了。"

我："你是怎么认识他们的？"

小沛："是通过朋友的朋友认识的。"

我："你经常披着头发，是为了挡住你胸口的那个文身吗？"

小沛："是的。"

我："你想变好吗？"

小沛："嗯，当然想啊。"

我："教你一个方法好不好？也许可以更好地帮助你控制好你的情绪。"

小沛连忙点头说好好好。

我："你主要是因为情绪问题，心里很烦，容易发脾气，对吗？你现在把你心里的那团火移出来——放在这里。然后你看着他，想象一下是什么样子的？给他们取一个最贴近你自己感受的名字。"

小沛："他让我很烦，那我就叫他'烦烦'吧！"

我："好，烦烦，我觉得这个名字取得很好听。那现在我和你站在一起，你是你，你心里容易发脾气的那团火是'烦烦'，我们一起去战胜'烦烦'好不好？"

她很开心地拍手答道，"好！"

这一刻，我感觉小沛对我非常信任，我拿来纸和笔，交给她完成一个任务，我让她把问题写下来：

1. 烦烦是怎么影响你的？对你和家庭带来了什么影响？

2. 如果没有烦烦对自己和家庭有什么好处？

3. 万一烦烦来了，我该怎么做？

第二次叙事，那天我值夜班，正好忙完手上的工作，快8点半了，我喊她一起去了心理评估室，我们俩坐下来很自然地聊了起来。

我："你这几天感觉如何，好点了吗？"

小沛："还好吧！就是有点想妈妈。"

我："你现在最想做的是什么事或者你有什么愿望吗？"

小沛："我最希望的是一家人健健康康的，不要像以前那样子，好好相处吧，不希望他们对我发脾气，也不希望我对他们发脾气，去年我检查有这个病，然后今年爸爸又检查出了癌症——甲状腺癌，做了手术，那个时候我在11楼住院，我爸爸也在住院。"她抽泣着说。

我安抚她："你也别太自责和难过，你现在对你爸爸的态度转变很大，你现在也很清楚地意识到自己的问题，相信你可以变得更好。"后来，经过药物治疗与心理咨询的相辅相成，她很快好转。出院时，我特意去送她，然后我再次和她一起强化了问题导向行动蓝图及制度目标。

　　主线故事：小沛是一个心情烦躁，经常和父亲发生冲突的脾气暴躁的姑娘，但是她事后会内疚，另外还得知父亲得了癌症，心里会产生自责，我作为外部见证人，与她聊完以后，发现她愿意去改变控制自己的情绪，也意识到自己做得不对，从而就产生了自我认同，由此产生具体的行动计划、目标及改变。

　　改写是来回穿梭的过程，一会儿讲过去，一会儿讲未来，没有序可言，它是一个长时间的曲折过程，一定要有迁移，没有迁移就没有改写，迁移的最终点是要落到行为蓝图上，所以一定要把新的自我认同迁移到行为蓝图上。

　　叙事护理，我们一直在路上！

　　叙事护理是荆棘里的花，"爱在左，同情在右，走在生命的两旁，随时撒种，随时开花，将这一径长途，点缀得香花弥漫，使穿枝拂叶的行人，踏着荆棘，不觉得痛苦，有泪可落，却不是悲凉。"

　　小时候读冰心奶奶的这段话，只感觉文字优美，充满诗意，觉得自己仿佛置身鲜花沁鼻的小径，周边洒满和煦阳光，与微风相迎，与温暖相拥。可是现在再读这段话，感触更多的是冰心奶奶走过生活之后的质朴与温润。临床工作的这些年，见到了身边太多张绝望而痛苦的脸，很多时候我都期望自己能为他们做些什么，可是因为自己不善言辞，纵使心中千言万语，说出口的也只有那么一两句。将近半年的时间，我一直关注着叙事护理，虽然技巧并不十分熟练，但是总是刻意训练自己带着叙事的态度去处理身边的事情，收获也特别多。

【案例 3-17】 张阿姨，不怕了

　　患者张阿姨，58岁，因小细胞肺癌入院。第一次接触是她入院后第一天早交班，我带着护士走到她身边，看她还没有起床，我低声询问："张阿姨，您感觉怎么样？"她抬起头看了看我，眼圈红红的，没有说话。照例原本要进行ISBAR床边交接班，我看了看情绪不佳的张阿姨，拍了下她的背："您先休息一下，我等会过来看您！"然后组织护士去了下一个病房。

　　查完房，我又回到了张阿姨身边。拉上隔帘，我扶张阿姨坐了起来。看她情绪稳定了些，我开始了我的叙事。"张阿姨，您可能对我不是很熟悉，我先

给您做一下自我介绍，我是病区的护士长，我姓陈，您叫我小陈就好，我看您刚起床，您吃早餐了没有啊？"

她眼中依然有泪光，但仍然微笑着回答我："吃什么都没胃口，就随便吃了点饼干。"

我继续跟进："您是自己一个人来住院的吗？怎么没看到您的家属啊？"

张阿姨一下子被打开了话匣："小陈啊，你不知道，我很苦的，年纪轻轻就没了丈夫，好不容易把两个女儿拉扯大，昨天医生告诉我，我可能得了'癌'。"

张阿姨说出那个"癌"字的时候，突然顿了顿，眼神飘忽，有点避忌，怕说了就会沾上什么不好的事情似的。

我见她十分紧张，柔声问道："您的纤支镜检查结果出来了吗？"

"还没有。"

"那还没有确诊啊！"我故意轻松气氛："就算真的是肿瘤，切掉就好啦。您可千万别现在还没出什么事呢，自己先把自己吓坏了。"

张阿姨也跟着笑了笑："也是的，但是如果要做手术，我没有人照顾的！"

"您两个女儿都在外地吗？"

"她们两个一个在广州、一个在仙桃，工作都很忙，都请不了假。"张阿姨一脸惆怅，"大女儿的孩子是她自己在带，一边上班一边带孩子，已经很辛苦了，小女儿离得那么远，我都还没告诉她们。"

眼看着张阿姨的眼神又开始暗淡，我岔开了话题："张阿姨，您刚才告诉我说您很年轻就没了丈夫，您这些年带着女儿怎么过的啊？"

张阿姨抬起头想了想："也没觉得有多苦，好像一晃这些年就过了，主要是两个孩子听话，又很争气，我大女儿考的本科，又是自己考到移动公司去的，待遇很好，老说要把我接过去，我怕她老公不喜欢。小女儿长得也漂亮，还考了研究生，现在在广州大公司上班。"

我接着问："她们两个隔了几岁啊？小时候不打架吗？"

张阿姨眼睛眯了起来："只隔了3岁，哪有不打架的，小时候她们两个打架，我心里疼啊，她们没有了爸爸，再不团结以后会被别人欺负啊！所以我把门一锁，让她们俩在家里打，她们一看我把门锁了，吓得就哭了，两个又抱着哭，到后来她们就不打了，别人看她们有两个，也不敢欺负她们了。"

"您还挺有办法的，既解决了她们两个的冲突，又激发了她们的姐妹情。"

张阿姨听到我夸她，有点羞涩："当时哪里想这么多啊，只要她们两个不吵不闹，我就有精力去赚钱养她们啊！女孩子留在乡下没出路的，所以我要赚钱供她们读书，要把她们送出去。"

"父母之爱子，则为之计深远也，您的眼光很长远，所以才把她们培养得这么优秀啊！可是张阿姨，如果您真的需要做手术，那您准备怎么办呢？"

张阿姨想了想没有出声。

我继续说道："您手术以后需要吃一些有营养的食物，要按时做深呼吸和有效咳嗽，您有可能要留置很多管道，自己管理起来还是很不方便的。而且以后如果您的两个女儿知道您做了这么大的手术，因为怕麻烦她们、怕她们担心没有告诉她们，没有给她们尽为人子女的责任，您觉得她们会安心吗？"

张阿姨顿了顿："她们可能会很难受！觉得我不信任她们吧。"

"那您觉得您应该怎么做呢？"

张阿姨："我还是给她们打个电话说一下情况吧，至少也比我一个人在这里难受要好。"

"难受？"我继续道："您是从什么时候开始感觉很难受的呢？"

"从昨天门诊的医生告诉我，我可能得的是'癌'的时候。"

"您觉得'难受'给您带来了哪些影响呢？"

"我心里很害怕，很怕就这样死了，昨天晚上我一直在想这些基本没睡。我们村里就有个癌症患者，他做了手术，精神很差，基本不出门，别人也怕被他传染，不敢去他家里玩。我怕女儿们过来照顾我被我传染了，也怕别人知道了被嫌弃。"

"您主要是怕把病传染给女儿们才不让她们来照顾的吧？"

"是的，她们两个好不容易过得好了些，要是被我拖累了，我就算死了也不会安心的。"

"您这个病是不会传染的，您村里的那个患者，他可能是因为抵抗力比较差，怕出门被感染了才不敢出门的。"

我继续问道："您觉得如果您继续这样下去对您会有什么影响呢？"

"没有人照顾，医生可能不敢给我看了，那我就一点活路都没有了。就算给我看，我这样情绪低落，对疾病总是不好的。"

"那您觉得您做些什么可以改善现在这样的状况呢？"

"肯定要先跟女儿们商量下，让她们把家里安排好了过来照顾我。再然后就是配合医生好好治疗了。"

"每个人听到自己得了'癌'都会感觉很害怕，如果是我，我可能比您还要恐慌。可是也是因为您对自己疾病的不了解，因为对女儿的关心，您才自己一个人承受了很多。但是我相信，正是您对两个女儿无私的爱，您才有更多的力量能够好起来。您不要太担心，我们科室有很多您这样的患者，他们手术后状态都很好，您可以跟她们交流一下，提前做好准备，我们医生和护士也都会帮您！"

"小陈啊，跟你聊了这么多我心里好受多了，也不那么害怕了，谢谢你啊！"张阿姨眼神轻松，似乎心里千斤重担卸了下来。

过了两天张阿姨的大女儿就来到了病房，我跟大女儿谈了一下张阿姨的病情和心结。张阿姨是一个宁愿自己吃苦，也不愿意麻烦别人的人。我告诉她，她的母亲并非看起来那么坚强，特别是生病的时候，更需要她们的关爱与支持，也鼓励她多与母亲交流，才能发现母亲的脆弱，更多地拥抱亲情。

病房里这样的故事还有很多很多，我不能保证给每一个痛苦的人都带来帮助，可是我愿意尽自己微薄之力去感染身边每一个人，用自己积极的态度让大家相信叙事的力量，树立起患者战胜疾病的一面面旗帜。使穿枝拂叶的行人，踏着荆棘，不觉得痛苦，有泪可落，却不是悲凉。这又何尝不是自己的幸运。

在叙事医学中，有这样一种解释，伏尔泰曾这样讽刺医生职业：医生是给他完全不了解的患者，开出他并不怎么了解的药物，去治疗他了解得更少的疾病的人。除了在与患者交流时，多倾听患者的故事之外，还有一类叙事作品可以帮助医生增进对患者的了解，那就是患者撰写的自我疾病叙事。

叙事能力，是听说读写故事的能力，也是认识、吸收、解释，并被疾病的故事感动而采取行动的能力，明确什么是叙事能力，那么，我们应该如何让引导医生培养叙事能力呢？叙事是将一个人与另一个人连接在一起，需要一个讲述者和一个聆听者，一个作者，一个读者，与语言习得一样，叙事能力的培养要从阅读和聆听故事开始，虚构叙事作品的阅读能够提升医生的软实力，这与医生从非虚构叙事书中汲取技术性知识同等重要。阅读经典文学关于生老病死的故事，是一种通过使用文学文本来进行健康问题的讨论方法，与生老病死相关的诗歌、小说、戏剧和电影叙事，不仅能够有效地刺激我们进入医疗状况的深层次探讨之中，还能够引发我们对患者和医护人员的态度、情绪和文化价值的深度思考。文学作品潜移默化地传递着伦理道德观念，启发读者对生老病死进行哲学思考，为临床医疗和医学教育带来新颖视角，也为人的完整性问题提供独特的解答路径。

法国著名医生作家、文化评论家马丁·温克乐在成为作家之前，阅读是他每天生活的必需品，从事写作后，阅读就更成为一种日常状态，他认为医生是与读者、观众、见证人等不同类型的人打交道最多的职业，为了能高效地与不同的患者家属交流，我们必须先阅读。情感关怀涉及服务于整个人——身体、情感、社会和心理多方位的全人。这种医疗模式本质上是一种情感和心理层面上的服务，这一医疗模式最核心的要点就是通过倾听、阅读和写作来关注人类的心理和感情，只有不断在阅读中摄取和反思，我们才能保证对他们的全面理解。患者故事和临床实践可以看作文学文本阅读和阐述评论的过程，临床实践中情节化故事的构建与编织无处不在，诊断本身就是将看不上去风马牛不相及的事件或状态用合理的情节加以联系的过程。具有良好细读能力的医生不会停留在故事表面情节中，其会对患者讲述的故事里的大量情节保持敏感，并能发现可能性的因果关系，辨别并认识到疾病发出信号的时段，在患者叙述过程中做出准确合理诊断。

按照叙事医学首倡导者卡伦的说法，医生必须像文学批评家或作家一样，成为专家型的故事读者，熟谙故事结构和其意义层次。这种素养不可能从零散的现实故事聆听中获得，而需要系统的文学阅读训练。

法国哲学家西蒙娜·韦伊认为用心关注是最稀有和最纯粹的慷慨，她总是采用同一个问题来表达对其他正在遭受痛苦人的同情，那就是，你在经历什么？卡伦在面对患者引出故事时常用的一句简单陈述具有同样的效果，他会说，我需要跟你了解一些关于你的身体、健康和生活方面的事情，请跟我分享任何你认为我需要知道的信息。契诃夫的小说《不幸》中无人愿意倾听一位可怜车夫丧子的经历，最后他只好向自己的马倾诉。卡伦在《叙事医学》一书中的"讲述人的生活故事"一章中提到一位89岁的非裔美国女性，老人患有高血压、乳腺癌、腰椎管狭窄症等疾病，还伴有失眠和不可控制的焦虑等症状，是一位看卡伦门诊20年的老患者，她保守一个秘密近80年，但是最终向卡伦诉说了这个秘密——她的焦虑并非源自小时候从马背上摔下来，而是来自幼年时被一个白人男孩侵犯的事情。

当通过故事讲出来，她的焦虑、失眠和心悸等症状完全消失了，这些扣人心弦的故事让我们在不涉及任何感情因素的临床病例之外，有了更加全面了解患者的途径，如果医生被患者的故事深深打动，那么，就会像卡伦一样有回应这个故事的冲动，这种医学问诊之外的对话给了患者打开心扉的机会，通过这个机会最终对自己所面对的问题有了更明确的认识，也创设了治愈和救赎的可能性，当患者把疾病变成故事时，患者发现他们的疾病症状会得以治愈，当医生认真倾听患者的叙述、尊重患者疾病的故事，医生就能成为陪伴患者走过疾病旅程的可以信赖的伙伴。

达斯加普塔将临床医生这种始终保持关注聆听，致力于从患者故事当中学到关于患者某种人生智慧的态势称作"叙事谦卑"，在前面说到的契诃夫短篇小说《出诊》里，科罗廖夫医生感受到患者母亲的表情里有故事，感受到患者的神情里有故事，所以留下来，继续与患者进行对话。这种叙事谦卑态势让他得以进入患者和患者家庭成员的内心世界，看似与医学完全没有关系的举动却成为解开患者心结、达到治愈彼岸的关键性一步。通过聆听患者的故事，医生获得的是除身体之外对患者的心理健康和生活状况的某种洞察力。哈佛大学著名人类学家凯博文通过《疾痛的故事》的序言，向我们讲述，他在学医初始阶段接触一位小患者的故事，告诉我们聆听患者故事和感受的重要性，凯博文亲身接触到第一位患者是全身严重烧伤的 7 岁小女孩，为了冲洗腐烂的伤口，她每天要接受漩涡澡治疗，小女孩每次都尖叫着哀求医护人员不要伤害她，作为医学生的凯博文需要帮忙医护人员把小女孩按在澡盆内接受这种惨不忍睹的治疗。在每天这种挣扎中，他渐渐地学会了与患者沟通，女孩开始将每天遭受到的痛苦传达给他。

许多医生在行医多年以后，仍然感觉跟所有的患者之间隔着无法逾越的一堵墙，其实，破解这堵墙的唯一途径就是学会聆听患者的故事，因而，凯博文在这本书的序言里说："他给我上了重要的一课：与患者谈论真实的疾痛经验是可能的，即使是最痛苦的患者，交流疾痛经验也不是不可能的，见证并帮助患者再现这种经验对患者具有治疗价值。通过患者传达的故事，医生可以想象、感受和感知患者的经历，达到像患者一样理解疾病的心境。这种体验现象是进入患者世界的入场券。医生倾听患者的故事或者鼓励患者讲述故事，可以创造出一种经历，因为患者的故事和他的慢性疾病生活经历揭示的是患者的认知、情感和道德维度。

凯博文也提到，医学最大的特权也是能够进入患者的私密空间，患者的生活故事已变成健康医疗的一部分，是解救当代医疗于非人性化境地的重要途径。然而，聆听和记录这些故事不是一件简单的、说做就能做的事情，它需要向文学家、传记学家和历史学家等学习技巧。当作为临床医生 / 故事记录者的我们意识到自己已经为患者创设出一个有意义的、连贯的故事时，我们会感到震撼和兴奋。

阅读和聆听故事是形成叙事医学能力的第一步，是培养叙事判断力和共情能力的基础，阅读和聆听疾病叙事，欣赏其折射出的文化意蕴和审美指向能帮助医生理解疾病、生命和患者，帮助医患双方进入存在的、诗性的、超越话语的意义层面，实现自觉创造性的经验改造。简言之，医生阅读经典文学作品和倾听患者自述的故事，其实就是在进行医学实践和临床工作能力的训练，就是培养对文本细节内容进行细致解读的能力，就是在为将来面对患者时能够有效地开展交流，能够从众多信息中提取和推断出对疾病诊断有用的信息做最充分的准备。

一个能够有效阅读和倾听经典文学文本和患者自述的读者，同时在体验文本，报以情感上的反应，并且在分析这样的情感反应是否是基于对文本的正确解读，只读文本却不做出情感上的回应，或者只做出情感上的回应却没有真正去体验文本，那都不是真正的阅读，也不是真正的医生问诊之道。

叙事医学学科开创者卡伦曾对一位女性年长患者进行了深刻的思考，卡伦说当他在检查这名老人的足部时，握在手里的不只是因糖尿病而出现溃疡症状的脚，还有老妇人风风雨雨的生活历程、她立足于世的生存状态、她几十年来的生命故事。当我们带着这样一种态度凝视我们的患者和患者的身体，倾听她的生命故事，我们就能理解她与我们一样，是一个有情感的人，而非需要我们治疗的疾病。

卡伦说，医生除了想象之外，还需要一种流畅地阅读、聆听和接收患者故事的精湛叙事素养；而医学院校的科学课程里并不传授这种素养，对于医生个体而言，如果不具备这种高效接收患者叙述信息的能力，他将难以真正胜任医生这一职业，因为他无从通过患者生活中所发生的故事来判断患者在器质上出现了何种问题。

罗素认为：护理教育必须让学生在人文氛围浓厚的环境里接受通识和专业教育，唯如此，护士才能在将来的职业生涯里受到公众的认可，否则，护士职业将受到质疑，我们认为在精准医学时代，在老龄化和慢性病问题严重的时代，护理教育中的个人化关怀和主体间情感照护变得尤为重要，而叙事医学的分支叙事护理正是将个人化关怀和主体间照护融入护理实践的重要理念。叙事护理不仅能够帮助患者正确认识生老病死，还能帮助护理人员形成正确的职业认同，保持职业热情，缓解职业压力，实现职业可持续发展。

在现实工作中，大部分护理人员给人的印象是什么？辛苦耐劳、谨小慎微、手脚麻利、有点刻板、不苟言笑等，不过那都是过去了，现在要想成为一名合格的护理人员不仅要在护理技术上做到精准到位，同时还需要稍微具备一些才艺，至少要"能说会道"。如果一位护理人员情商很高，脾气又好，看的书也比较多，语言表达能力比较强，拥有一定的文学修养，并有极强的叙事表达能力和沟通能力，偶尔还能通过个人才艺表演逗逗患者和患者家属开心，面对病患群体总能饶有兴致地讲一些文学作品里的有关生老病死的小故事，故事又充满趣味性，蕴含着大智慧或者具有哲理性，有深度有内涵，那么这位护理人员一定是一位品德高尚的、受人待见的、人见人爱的护理从业者，同时也体现了这位医护工作者坚守立德树人的初心和使命。

现代医学的人文危机源于当代医护人员共情能力的缺失，按照奥斯勒的说法，就是甲状腺荷尔蒙的缺失，因而人文的缺乏也是一种医学教育的病态，一种人文缺陷综合征。共情连接是这种内分泌失调的调节器。正如中国宋代潮州名医刘昉的医学文献《幼幼新书·自序》里言："未医彼病，先医我心。"得了人文缺陷综合征的医务工作者要医好自己的缺陷，才能给患者看病。

什么是共情？克拉克说，共情是"人类所拥有的感同身受地体会他人的经验、需要、欲望、挫折、悲伤、快乐、忧虑、痛苦或饥饿的独特情感推理能力"。

这种"理解他人心理状态的能力"宽泛地被理解为共情或同理心。共情过程可以细分为认同、并入、回响与超脱。前两者更多类似同情——感同身受；后两者更倾向于真正意义上的同理心形成与认知共情的过程。共情能力必须是超越种族、年龄、身份、阶层等的情感能力。护士要发挥一线践行者作用，将共情理论和技术落实在日常护理服务中。研究显示，高共情水平的护士自我效能感高，通过有效倾听和自我表达，能够走出自我关注，学会关注他人，更好地为对方服务。

第四节 叙事护理核心技术——改写

一、改写的定义

改写是一个长时间的曲折的过程，且一定会在行为蓝图和认同蓝图之间来回穿梭。行为蓝图是人的行为，认同蓝图则是对相应行为产生的看法。在探索过程中，首先要去发现例外事件，发现患者叙事故事中的那些"闪光点"，引导患者把过去产生的自我认同感迁移到现在或者未来，形成新的自我认同，帮助患者发现自己的优势和长处，重新构建一个积极的故事。具体实施过程中，护士要鼓励患者先讲出自己的生命故事（主轴），并从中找到例外（支线故事），再引导其进行改写、丰描支线故事，即帮助患者从不同的角度重新编排和诠释自己的人生经历，并形成一个积极的、向上的新故事。例如针对一个成绩不好的高中生，咨询师通过询问"你不像别人一样提前补课，各门功课还能达到班级平均分，你是怎么做到的？"让孩子意识到，原来在自己成绩不是班级前几名的故事中，自己也是那么不容易，还学到怎样去自学，进而使成绩不是很理想这个故事得到新的诠释，让孩子发现自己身上宝贵的地方。带着这份新的意义和力量，干预对象的自我认同会发生相应的变化，能够寻找到隐藏在消极自我认同中的积极部分，进而能够更好地面对生活中的问题。改写就是要发现一些与主线故事旋律不一致的"例外事件"，即支线故事，并引导干预对象不断丰富这些支线故事，使相关行为不断得到强化，并慢慢替代主线故事。

二、主线故事、例外事件和支线故事的概念

但是真正在讲叙事治疗的技术之前，我还想讲三个重要的概念。

一个是主线故事，一个是例外事件，还有一个是支线故事。

（一）什么叫主线故事

就是主要呈现的那个故事。

【案例 3-18】

　　小智在深圳的农村上初中时，成绩在班级是数一数二的，由于家境改变从农村搬到了城市，高中时成绩在班里就成了倒数的。小智说："同学们都看不起我，说我是从农村来的，我不愿和同学们交流，总感觉和同学们没有共同语言。"他休学在家 6 个月。那他的主线故事，是一个心情低落、糟糕的背景。例如"同学们都看不起我，说我是从农村来的，我不愿和同学们交流，总感觉和同学们没有共同语言。"就是他的主线。主线故事是患者入院时正在发生的疾病故事，通常是一个悲伤的、痛苦的、花钱的、受罪的、家庭被扰动的负面故事。

（二）什么叫例外事件

很多书上又将例外事件叫作特殊意义事件，是在患者身上出现的与主线故事的旋律不一致的行为或事件。

例外事件就是与主线故事不一样的事件，这些事件往往是特别细小的、一闪而过的，如果你不留意，可能根本就不会注意到的一些事件。

例如小智休学在家 6 个月，这是他的主旋律。在这 6 个月当中，他有 3 个月不吃晚饭，而且坚持学习。这些确实是存在的，但是并没有影响到他的主旋律，他的主旋律仍然是休学。不吃晚饭、坚持学习这两件事，就是在主旋律当中不一样的东西，我们把这个叫作例外事件。例外事件往往是隐而不显的，它虽然存在，但往往不易被患者察觉到。所以支线故事必须用极大的耐心和细心，在与患者共同的探索过程中去发现和挖掘。当我们发现支线故事后，要不断邀请患者为支线故事命名和丰描。

（三）什么叫支线故事

就是我们把这些例外事件串联起来形成的故事，即形成另外一个故事链，这个故事就跟原来的主线故事的旋律不一样了，这个故事就叫作支线故事，是把所有例外事件串联而成的新故事，是正向的、乐观的、积极的故事。由支线故事替代主线故事的过程，称为改写。在小智的故事里就是不吃晚饭、坚持学习这两件事。支线故事在不断地讲述过程中，会变得越来越丰富，通过不断地描述让单薄的支线故事变得越来越丰厚，这个过程叫作丰描。

我们大家都知道三测单，就是我们的体温单。举个例子来说，某个患者来的时候，他的体温单上有一条蓝色的粗的线，这条线就是他的主线故事。这是一个不幸的、糟糕的、倒霉的、无望的、悲伤的故事，他的主旋律就是这样的。

在这个体温单上，还有很多点，我们能找到那些点（每一个例外事件就是一个点），实际那些点原来就存在，我们把它连成一条线，一条红色的比较粗的线，这条线就是由一个一个的例外事件连起来的，这个故事就叫作支线故事。

支线故事虽然弱，但是它的确是真实存在的。

那么，通过支线故事，就跟原来的主旋律不一样了。它的旋律就变成了幸运的、有望的、有力量的、有能力的。所以，在讲叙事技术之前，我们一定要明确这三个概念，就是主线故事、例外事件和支线故事。

三、认同蓝图和行为蓝图的概念

首先请看"小帅改写对话图示"。

在讲改写之前，我要解释两个概念，大家看图的上面有四个字叫"认同蓝图"，图的下面有一行字叫"行为蓝图"。

（一）什么叫认同蓝图

实际上就是一种意向性的理解，是对某个对象的富有价值或意义的理解，或者叫内在性的理解，或者是对自己的认识，即在成长过程中得到的对自身的认知。

（二）什么叫行为蓝图

实际上就是事件、环境、结果、时间和情节。

说得更直白一点儿，行为蓝图就是人的行为层面的东西。认同蓝图就是对这个行为所产生的看法，即怎么去评价这个行为。

四、改写的具体过程

【案例 3-19】

小帅，男，28岁，工作被炒，女朋友也和他分手了，成天在家浑浑噩噩地生活，没有自信，觉得活得没有意义，父母让他去做心理咨询，缓解一下压力，激发斗志。

现在，他在自己的这个点上，他觉得自己活着没意思、没有自信。那么，这是他现在的一些行为，或者称为行为蓝图。

针对这个行为，他自己的认同是什么？我们要往上看对应的认同蓝图，他认为自己浑浑噩噩，活着没意思。

接下来，我们跨越到过去往前看，他最近发生的例外事件就是跑步。他参加工作了，别人俯卧撑能做十几个，他能做四十多个，俯卧撑是他的行为蓝图。

对于俯卧撑这样一个行为，他自己有什么样的认同和评价呢？也就是他的认同蓝图是什么呢？他认为自己有一股坚持的劲头，也可以解释这个坚持叫作毅力。假如坚持和毅力是他对于自己跑步事件的自我认同的话，那么这就是他的认同蓝图。

在跟患者对话的过程当中，我们除了关注行为蓝图上的事，还要不断地上升到认同蓝图当中去。这里再讲一个技术，就是视角转换。在对话的过程中，其实我们可以跳脱开来，假设有一个人旁观了患者的经历，比方说某个患者经历了五次膀胱肿瘤的电切手术，一个一个详细地去描述过程，然后问："那么旁观者会觉得你是一个什么样的人呢？"就是让这个患者跳脱出来，从他人的视角去回望经历了这个事件的自己是一个什么样的人，往往这个时候就会有意想不到的效果。当他能够看到那是一个多么勇敢、坚强、有毅力的自己的时候，他的自信和勇气会增强，因为他知道那就是他自己。我们是很不善于自我表扬的，通常这些正面积极的词汇，我们不好意思用在自己身上，但是通过转换视角，我们就看到了不一样的自己。

再往前去看他的故事，解构他的人生，就看到他原来还有这样一个例外事件，因为他小学没学过英语，进入初中之后，他不会，考试只考了56分，对于学英语考56分这件事情，他因为对考56分不满意，就找老师给他补课。补了两个月左右的课，只有星期六去补课，大概就是七八次的课程，他的考试成绩就在班里面排第五，后来他就在班里面考第一。初中毕业考试的时候，他的英语成绩差4分满分。

学英语是一种行为，或者一项行动，那么对应的他对自己的认同是什么呢？我们看对应的那个认同蓝图，他对自己的评价是通过学英语这件事情，他产生了"我不怕失败，我想学的东西我就能学好"这样一个认同。

之后又发现还有一个下象棋的事情，他从小就看周围的老爷爷、叔叔、大爷在村子里下象棋，因为他特别小，有时候人家哄着他玩儿，就同他下一盘。结果下着下着，那些人就下不过他了，后来他参加了一个市级的比赛，获得了第一名。

我们看下象棋这件事情，他产生的认同是什么？就是"我脑子不笨，可能我在某些方面有点悟性"。他现在产生了认同，就是脑子不笨。

那么我们现在看看，他在脑中形成的认同就是：我有点坚持的劲儿，我还有毅力，我也不怕失败，我想就能学好，我脑子又不笨。然后再把这些自我认同迁移到现在，如何面对现在的这种现状，就是我失业，我没有工作的这个现状。

他就说了："其实也没什么，现在这种东西都是暂时的，找一个养家糊口的工作，对我来说还是不难的，我只是嫌那个工作不好而已。"

那么，我们再带着他的这些自我认同，迁移到他的未来。

他说："我未来是要干汽车修配的。我没有做过汽车修配，我就必须经过培训，我才能干这样的工作。"

"我找到这样一份暂时先养活我的工作，然后挣钱、攒钱去参加培训，一年之后，我就可以做汽车修配这样一件事情。"

大家看，如果他做了汽车修配这样一件事情之后，他会对自己产生另外的一个认同，那个认同是什么？这是未来发生的事情，那就是像个男人样。

他现在的主线故事是失业、失眠、没有自信，活得没意义。我们通过解构他的过去，把过去的那些例外事件产生的自我认同迁移到现在，同时我们可以再迁移到未来，这个过程就叫作改写。

我们探索到他的三个例外事件，就是俯卧撑、学英语、下象棋这三个例外事件，我们把这三个例外事件串起来，就产生了一个支线故事，这个支线故事就是：我能坚持，我有毅力，我不怕失败，我想学好就能学好，我脑子又不笨，把这个支线故事串起来，就变得越来越强，越来越有力量，然后把它迁移到现在和未来，就把这个支线故事变成他的主线故事，这就叫作改写。

每个例外事件的点都是闪光的、值得肯定的部分。用认可的理念去评价，处处都能解构出例外事件。用心倾听很重要，听的时候要思考他的"在意"，从而贴着他的"在意"走下去。叙事护理是没有固定形式的，一定要见什么人说什么话，因为对面的人是不一样的。没有任何一个人是按照诊断书来生病的，也没有任何一个人是按照我们叙事护理的五大技术的顺序去说话的。你会发现每一个生命都是那么的美好。每一个生命都是那么的不一样啊！

讲到改写，这在叙事治疗技巧当中，应该是最重要的一个部分。因为我们从主线故事过渡到支线故事的过程当中，我们期待改写的发生。改写就是我们访谈或咨询的目的，这些需要努力催发的部分如果没有改写，前面的外化和解构实际上是没有意义的。

我还要再重申，认同蓝图和行为蓝图是不同的。

每个人的行为都会引发一种自我评价。由行为、情境、事件构成的图景就是行为蓝图，由行为所引发的自我评价构成的图景就是认同蓝图。改写就是在陪伴患者发现例外事件的过程中，不断重塑患者自我认同的过程。

当我们再看改写对话图示的时候，我们就会发现它有几个特点：

第一个特点，它是一个穿梭的行为，它不断地穿梭在行为蓝图和认同蓝图之间，进行来回探索。

第二个特点，改写的过程是长时间的、曲折的，我们不可能一步到位。

第三个特点，就是迁移，如果没有迁移，解构就没有意义，外化也就没有意义。

我们一定要在解构的过程当中，把它所产生的自我认同或是认同蓝图迁移到现在，再迁移到未来，这才能发生改写；否则它就是无效的、无用的，改写不会发生。例如，我们在陪伴患者发现他的例外事件后，我们会通过①"透过这件事，你认为自己是一个什么样的人？"的询问、让患者形成一个积极的自我认同。②以此去发现例外事件形成积极的自我认同。③最后将所有新形成的积极的自我认同叠加起来、迁移到当下，面对疾病这件事产生新的行动计划，就也可以把积极的自我认同迁移到未来。

五、脚手架及楼梯的概念

（一）什么是脚手架

麦克·怀特曾经把改写叫作脚手架。大家知道，盖楼房的时候，外面的脚手架是一层一层搭起来的。

（二）什么是楼梯

楼梯就是一层一层地爬上去，或者一层一层地爬下来。

那么，在这个叙事治疗的过程当中，曾经对改写有过这样的描述：改写是脚手架，或者是楼梯。无论是脚手架还是楼梯，都是一步一步、循序渐进的。

实际上我们已经看到了，所谓的这些改写技术，都是在运用高度的、积极的、好奇的和有耐心的问话，借助于这些精巧的问话，让来访者或者患者背后的动机得到凸显。

这个是改写技术当中非常重要的东西。

六、改写的注意事项

1.例外事件一定要是同一个人的。

2. 一定要有迁移，没有迁移就没有改写。

3. 改写是一个长时间的、曲折的、穿梭往来的过程。

4. 看见是改变的开始，行动是改变的抵达。改写最终要落实到行动计划上，行动计划尽可能是具体的、可测量的、可接受的、合理的、有时间限定的。

行动不怕小，一小步就是一大步。

七、重塑对话技术

麦克·怀特在讲改写的时候讲到一个技术，叫作重塑对话技术。这是改写中非常重要的技术，它有两个技术点，即贡献是双向的、再次相遇（Say hello again）。那么，重塑对话，我们首先要讲重塑是什么。

1. 它是要重塑自我认同。

2. 人们的自我认同，或者人们对自己的看法，是过去和现在正在经历的人、事、物，共同影响的一个结果。

通过重塑对话，我们可以看到有不同的可能性，那么在治疗的过程中，就可以重塑自我认同。

3. 消极的自我认同会被积极的自我认同所取代。

在这里，我们要提到，故事当中一定会有人、事、物三者的影响，然后才会影响到人们的自我认同。

我们有的时候会讲，你生命中有重要他人。其实，这个重要他人，有时候我们会把它归结到重要的人、事、物三点，人和事不用讲，这个物，可能是一个玩偶，可能是一个礼物，可能是一本书，可能是外祖母去世的时候留下的一枚戒指，也可能是前男友送的一条围巾、一副手套、一个帽子等，或者是一封信。有时候探索物的关系也是非常有趣的。

我们在重塑对话技术当中，强调它有两个部分，都是通过提问实现的。

第一部分，要求来访者重新描述生活中重要人物对自己生活的贡献，让来访者透过重要人物的眼睛，来看他自己。然后，看一看这个关系是如何塑造的。

第二部分，鼓励来访者重塑自己对那个重要人物的生活所作的贡献，鼓励来访者细致描述这种关系，如何塑造了或者可能塑造了这种关系，重要人物对自己而言是一个什么样的人，以及对自己为什么这样活着的理解。

在讲重塑对话技术的过程当中，麦克·怀特强调了两点：

第一，贡献是双向的。

第二，"再次相遇"（Say hello again）。

今天我们来讲一讲，贡献是双向的这个概念。

【案例3-20】

夏宇，26岁，父亲和母亲是工人，她在家排行第二，上面有一个姐姐，幼年家贫，父母无力供她上学。她初中时是学习委员，而且是全校第一，但是她没有报考重点高中，而是考取中专，上了卫校。有的同学就问她："你学习那么好，为什么不考高中？"她也想考高中，还和准备考高中的同学一起锻炼体育。

当时，她的母亲身体不好，还有个姐姐上学，非常困难，家里就想让她考卫校，学医，她也很懂事，选择了中专。

她心里一直很自卑，不愿意跟别人交往，每每路过她心仪的高中学校，都不敢正视，从来也没敢踏入那个学校参观，只是远远地看着，听着在这所高中就读的她的同学讲述高中生活。

卫校毕业后，她就职于一家医院，丈夫是个公务员。

她主诉是缺乏自信，希望能够根除自卑的毛病。

我问她，如果你拥有了自信，你的生活会跟现在有什么不一样？夏宇说："第一点，我交友方面会发生变化，我的朋友就多了，我不再害怕参与人多的场合。我现在就是不敢见人，总觉得自己跟别人不一样。"

"第二点，我要是有了自信，我们家物质生活方面会好一点儿吧？会有多重职业的工作，我沟通能力强了，这样的话，我就能自己兼职开个花店。"

我问她："我挺好奇的，考初中那会儿你才12岁，12岁的你，怎么能够在那样一个贫困的状态里紧紧地抓住改变自己命运的唯一机会，去好好读书的？即使那样，希望也很渺茫，因为你知道，你即使考了全校第一，也有可能仍然不能上高中，在希望那么渺茫的状态之下，你还能抓住那个渺茫的希望好好读书，而且考了全校第一，你是怎么做到的？"

她说："初一的时候期中考试，班级前五名都是男生，班主任就说如果下次前五名里有女生，我就让她当学习委员，我当时就记住班主任的话了，下次考试我果然进入了前五名，而且就我一位女生，所以顺理成章地当了学习委员。这促使我更加全心全意地去学习，上课认真听讲，专心地写作业，而且我们班主任对我特别好，英语老师也特别喜欢我。然后就考了全校第一，当时老师特别高兴，班上学生看我的眼神都变了，心里觉得特别自豪。"

我问她："你猜猜学校的其他老师看你们老师的眼神变了没？"

她说变了，老师可神气了，学校老表扬她。听说因为我们这届毕业生考取省重点的学生特别多，班主任被调到一所特别好的重点中学去任教，还当重点老师去培养呢。

我问，你考了全校第一这件事，给老师带来了什么样的变化？这些变化对她有什么样的影响？

夏宇说："我们老师成了有学生考全校第一这样的老师，这下她就成名了，这个成名给她带来了荣誉，被尊重，也带来一些经济利益，学校奖励了她，她还因为这件事被市教育局重点当培养对象，去了另一所重点中学，比我们学校更好。"

我接着问，这种经历对老师如何看待自己有什么样的影响？这样的老师，她带给她未来的学生会有什么不一样的东西？

夏宇沉默了一会儿，说："她可能会认为自己的的确确是一个特别棒的老师吧！她会更加用心地教课，在教课的过程当中，可能会投入更多的情感，她可能会更加爱护学生，她后来的学生，可能因为这样的情况而受益。我们都知道，一个老师对学生的态度不一样，那个学生就会变得不一样。"

她又说："说不定啊，有的同学会因为老师的态度，改变了一生的命运。"

她突然间就震惊了！她说："天啊，我从来都没有想过这些，我居然还会对老师的命运和后来学生的命运产生影响。"

我就问她，那个12岁的夏宇，通过自己的努力考了全校第一，改变了自己命运。同时，也改变了老师和后来学生的命运，现在再让你看看那个12岁的自己，你对12岁的自己会有什么样的评价？

她说："那可真不简单啊，我可真不简单，我还挺有影响力的呢。"

我又问她，12岁的那个夏宇，通过自己努力考了全校第一，换来了一种好的感觉，那个时候让自卑更远了还是更近了？

她说，让自卑变远了。

我就问她："你有了20年和自卑做抗争的经验，那我们看一看，自卑给你带来了什么与众不同的礼物和品质？"

夏宇思考了一会儿，说："给了我改变命运的愿望、勇气和能力。"

她说："我老公他们家的物质条件比我们家好，所以他就不是特别上进。"

我又问她，你通过努力改变了自己的命运，从父母亲那种周而复始的循环的命运跳出来，那么，你现在又想从一个职业发展多重职业，跨越到另外一个新的环境里，想去自己开花店，想拥有自己的一份事业。你也拥有改变的愿望、勇气和能力，那你现在最缺的是什么？

她说："我最缺经验，我不缺能力，我觉得自己真的不缺能力。"

我说，那你就讲几个故事，让我看到你对自己能力的这种判断。

她就讲了几个故事。她说："上小学一年级时一考试我基本上都是倒数的，考生字10个，我1个也不会写，妈妈问老师我在学校的表现，老师说我上课时并不令老师讨厌，不吱声但不知道思维跑哪去了，直到小学四五年级的时候，我考了班级第10名，我记得当时我是蹦蹦跳跳、乐呵呵地拿着飞舞的卷子跑回家的，告诉妈妈我考的名次。接下来上学的状态就一发不可收拾，是第一个女生考入班级前5名的，之后考到班级前3名了，当了学习委员。"

"工作后2年我就贷款买房子了，是因为父母总是被欺负，对面屋私底下开麻将馆，父母非常担心我和姐姐被坏人欺负，所以父母总是忍气吞声，受邻居欺负也不吱声。"

"我想我工作了，父母那么不容易养活我们，我不想让父母过着看人家脸色的日子，于是贷款买了新房子，让父母能够住上。"

我说："通过这些事情，你对自己有一个什么样的评价？"

她说："我还是一个愿意尝试新事物的人啊。"

那我就问她，你列举了好几件事，你自己原本不会，但是通过自己的尝试和努力。就取得了成功，你从中得到什么样的经验？

她说："只要我付诸行动，只要我迈出腿，我就能成功。"

"如果一年以后，你的花店开得非常成功，非常忙，生意越做越好，你有了稳定的事业还能兼职，那时候你内心里会有什么样的感觉？自卑离你更远了还是更近了？"

她说："当然就远了。但是我特别想消灭它。"

我就跟她说："我可不是橡皮，你的生命故事也不是铅笔写的，我想擦能把它擦掉。"

我说："这些是你的生命故事，它是不可改变的。自卑也是很宝贵的，它给了你改变的愿望、勇气和能力，这是你说的，所以它也不仅仅具有消极的作用，它还有积极的意义。"

"它不仅让你改变了自己的命运，考了全校第一，也让你改变了老师的命运，给老师创造了一个奇迹，让她拥有了一个考全校第一的学生。"

"这个自卑可能会远离你，但它不会完全消失，它可能藏在一个角落里，随时都听你召唤。"

　　"你觉得它像个什么？你给它打个比方。"

　　夏宇就沉思了一会儿。她说："我觉得它像个打气筒，在我需要的时候，它就给我打气。"

　　我后来问她，那你现在愿意把这个打气筒扔掉吗？

　　夏宇说："不，我不想。我从来没有这么想过这个问题，今天跟您聊天，给了我很多很多的启发。"

　　我们今天仍然就前两节的案例，来分享一下贡献是双向的这样一个概念。

　　比如说开始的时候，夏宇只说这个老师是她生命中的一个非常重要的人物，因为老师对她特别好，所以她特别努力地去学习，让她考到了全校第一的好成绩。

　　那她身上一定有很多的优点或者特长，如果是这个来访者我们就不需要探索，如果是其他的来访者或者患者，我们可能会这样问他："你身上有什么样的特质，值得让你的老师对你特别好？或者是老师为什么会对你特别好？"

　　这就能够探索到他自身的优点、长处及与别人不同的地方。

　　今天，我重点想说的就是夏宇通过考第一这件事情，她对老师的生活，对老师的自我认同产生的影响是什么？平时我们根本不会注意到这一点。

　　夏宇通过探索，她说："我考第一这件事情，对老师造成的影响是她成了一个有考全校第一的学生的老师，那她的命运就改变了，以前她就是一个普普通通的老师。"

　　"让她产生自我认同的变化，就是'我原来是个普通的老师，现在我是一个特别棒的老师，我有一个学生考了全校第一，我是这样一个好老师。'"

　　"让她产生说'我是一个非常棒的老师'这样一个自我认同之后，她可能会更加努力，更加用心。"

　　她特别提到了："可能她会投入更多的感情，来对待她的学生。如果一个老师能够投入更多的感情，更多的爱，来面对她未来的学生，她可能因此会改变学生的命运。"

　　"我考全校第一这件事，不仅仅对老师的命运产生了影响，同时未来可能也影响到很多素不相识的人。"

　　这个时候，考全校第一这件事情，就产生了更为深远的价值和意义。

　　也就是让她看到了自己对于老师和未来的同学的一种贡献。

　　让她对自己这样的一个行为，产生出一种不一样的认同，或者是让她对自我的认同进行了重塑。

　　再看看我们来访者或当事人对于大人物的贡献。就是要探索来访者对于大人物生活的贡献。然后去看看，这种贡献对大人物对自己的身份认同所产生的影响和意义。

拿夏宇这个个案来分析，我们看到，这个大人物对来访者生活产生的贡献是，对她特别好，让她考了全校第一。

来访者通过大人物所形成的身份认同就是我爱学习，有学习的能力，然后刻苦学习，有改变自己命运的决心、勇气和能力。

我们再往上看，就是来访者对于大人物生活的贡献是，让这个老师成了拥有考全校第一学生的老师，而且给她带来了经济利益，让别人看她的眼光都变了。

那么，我们再上升一个层次，这种贡献对于大人物的身份认同产生的意义是什么？

就是她会认为自己是个好老师，投入更多的情感和爱，她会引发态度的改变，而且还会改变未来学生的命运。

当来访者能够看到，不仅仅老师对自己有贡献，自己对老师和未来的学生命运都有贡献的时候，她的自我认同就会发生变化。

在这里，我们不仅仅说贡献是双向的，还要强调，其实症状也是双向的，它的意义也是双向的，即它既有正面积极的意义，也有负面消极的意义。在平常，我们只会看到症状负面消极的意义。

比方说，这个来访者看到的，就是自卑给她的生活所带来的负面的、消极的意义，让她走不出家门，让她不敢跟人打交道，让她不敢去开花店等这些负面消极的东西。

但是我们在探索的过程当中，我们看到了自卑也给她带来了积极、正向的东西，那就是给了她改变自己命运的决心、勇气和能力。

一开始，她是想把这个自卑根除掉的，后来她认为这个东西还是挺好的，它像一个打气筒一样，她把它放在门后，珍藏在那儿，需要的时候把它拿出来。

这里面其实有一个点需要大家注意，就是有一些东西，特别是不好的东西，我们往往想把它根除。但是，它的的确确是有价值和有意义的，它有正向的作用。所以，我们探索的不是如何根除它，而是如何跟它保持合适的、适当的距离，如何处理好来访者与这个问题的关系。

每个人的人生中都会有几个关键人物帮其度过重要时刻，我们称为重要人物或大人物。通常认为重要人物对自身有贡献，而自身对重要人物没有贡献。在叙事护理的视野中，贡献是双向的，不仅重要人物对患者有贡献，患者对重要人物也有贡献。

具体分为两个部分、四项内容。第一部分：①请患者描述重要人物对自己生活的贡献；②让患者去看这种贡献让其形成的自我认同是什么。第二部分：①鼓励患者讲述自己对重要人物生活的贡献；②鼓励患者去探索这种贡献让重要人物形成的自我认同是什么。

叙事不一定要实现改写，而是带着好奇之心对生命故事感兴趣，但是有时候强烈的助人之心反而会阻碍助人的效果。

八、重塑对话技术中症状的双向意义

【案例 3-21】

有一个女孩儿，20 岁，在上大学。她从 3 岁起就特别害怕黑夜，怕一个人在家，因为在她小的时候，爸爸妈妈上班时都把她一个人留在家里。

以至于到现在，她都 20 岁了，上大学了，仍然不敢自己独自睡觉，必须在有人陪伴的情况下才能入睡。

这种情况非常困扰她，她晚上如果是单独睡的话，就会开着灯，一晚上盯着窗户或上铺，盯着挂着的衣服，就会战战兢兢，直到困得没办法、非睡不可的时候，才能睡着。

她认为害怕这件事情，对她的生命造成了深刻的影响，以至于她必须把它根除掉，否则她就再也无法正常生活了。

后来，在咨询的过程当中，我们了解到她是卫校的学生。随着咨询的进展，她说："我现在这样的状态，既特别适合当护士，又特别不适合当护士。特别不适合当护士，是因为我会天天面临生老病死，这个就是负面的消息，我对负面的消息非常恐惧，我会处在惊恐当中。"

我就好奇地说，你怎么又说自己特别适合当护士呢？你讲一讲自己特别适合当护士的那个部分吧。

然后她就说："我因为经历了常年恐惧、害怕的折磨，我就更加有能力，或者是我更能够理解患者和家属的那份恐惧。"

我说，你能够理解患者和家属的恐惧和害怕的能力，会让你跟其他的护士有什么不一样？

她说："我会更加具有同情心，更加具有同理心，更加地爱他们。"

然后，我就问她："一个能够更关爱患者，更具有同理心的护士，会跟其他护士有什么不一样？"

她说："其他的护士可能只会关注疾病、手术和治疗，我除了关注疾病、手术和治疗之外，还会关注到患者的心理层面，关注到他的精神层面。"

我说："那这两类护士最大的不一样是什么？"

她说："实际上，有时候人躯体疾病的痛苦不是最大的痛苦，人的心理、精神和灵魂上的痛苦才是更大的痛苦。"

我说，如果你成为一个不仅能够关注患者躯体上的痛苦，同时又能够关注患者心理和精神上痛苦的护士，那你会怎么评价自己？

她说："我突然间好喜欢它啊！我以前老想把它消除掉，可是，现在我看到它丑丑的这种状态，我居然就这么喜欢它。"

对于疾病我们应该考虑：疾病是不是只有负向、消极的意义？它是不是也会产生出积极、正向的价值和意义呢？

这是我们需要在临床护理的过程中，去陪伴患者积极探索的东西。不要只看到这个疾病带来负面的影响，或者是从我们的内心里认为疾病只是负面的影响。

曾经有这样一个患者，她住在骨科，因为父母吵架时她将家里门玻璃打碎，手部多处创伤，这应该是一个很痛苦的状态，但她的父母因而不会再跟她提离婚这件事情了。

在她的生命里面，她认为，手部受伤这件事情带来的伤害，要远远小于父母离婚所带来的伤害。

所以，我们要去重新认识和评估，手部创伤在她生命当中不仅仅是负向的东西，它也是有正向的价值和意义的。

其他科的疾病，如内科的、消化科的、心内科的、神经内科的，我们都可以去陪着患者，探索这个疾病给其本人所带来的积极的、正向的价值和意义。

有时候，患者会极力地去排斥一个负向的东西，如案例中的小女孩极力地排斥心中的恐惧，想把那个恐惧和害怕整个移除掉、消灭掉。

当她看到原来这个恐惧是人生的一大礼物，它不仅仅在过去保护自己，让自己更安全，还是送给自己未来人生的一个不寻常的大礼物，会让她成为一个与其他护士不一样的所谓的懂叙事的护士，所谓的一个能够医治身心两个层面的好护士的时候，她就会发现恐惧和害怕实际上是好东西。用她的话说就是："我要把它揣在口袋里带回家。"

她不再是移除它、消灭它的心态，而是跟恐惧和害怕保持适当的关系，或者是保持适当的距离。

甚至有时候，当我们看到了我们原来排斥的东西带来的价值和意义，那个症状就会消失。

有一位 37 岁的女士，她是因为一种抑郁状态到咨询室来。看到她的时候，你就会觉得这个人很萎靡，很瘦弱，面色很苍白。

她本来是公务员，现在就在家里面什么都不能做，对孩子过度地关注，害怕孩子生病，然后自己每天病恹恹地躺在床上，又拒绝吃药。

后来，我就与她探索："这个抑郁的状态，给你带来了很多不好的东西，那它给你带来什么好处没有？"

这个患者就觉得很不高兴，说："这个病怎么还可能给我带来好处呢？我特别讨厌这个病，我才来治病的，它怎么还能给我带来好处呢？"

我说，"那就再思索一下，当你病的过程中，你们家人对你的态度，或者周围人对你的态度有什么变化没有？"

她仔细想了想，就说："有啊！如果我是健康的，我就需要干家务、上班、接送孩子、打扫卫生，诸如此类的，然后我老公就常年不回家。"

"如果我病了，他就会到点儿准时回家，给孩子做饭、照顾孩子、接送孩子。"

"尤其是当我躺在床上起不来的时候，他就会端茶倒水，对我特别关注。"

那我们就看到了，这个症状或疾病，它也是有价值和意义的。它一定有正向的作用和价值。

当这位抑郁的女士听到、看到她的疾病给她带来的价值和意义的时候，我们就会探索说，她其实是很享受这一部分的，就是很享受老公能够到点儿准时回家、照顾家庭、照顾孩子、做饭，对她特别关爱。

她就通过探索这个症状的价值和意义，看到了自己内心真正期待的东西。

那么，我们以后就能够通过一些方式来引导她，如何用正确的方式来获得老公的关注、顾家、照顾孩子这些她期待的东西，而不是通过生病的方式换来她想要的东西。

其实她也意识到，她生病初期，她老公回去睡，对她有积极的态度，渴望跟她亲近，照顾她。可是到了后期，她病得太久了，老病恹恹的，3 年之后，她老公跟她的距离就越来越远了，甚至跟她之间就是一种疏远、疏离的态度。就是我能不跟你说话，我都不跟你说话；我能不面对你，我就不面对你的状态。

她生病的确是在短期之内换来了她想要的东西。但是，长期的结果反而是换来了与她期待的相反的东西，就是跟她丈夫的疏离。她本意是想换来丈夫跟她的亲近和顾家。

当她看到了这些东西的时候，她就会去探索正确的路径、正确的方式来解决她的问题。

1.躯体化障碍我们的传统习惯就是不善表达，内心有一些痛苦或者不好的感受，往往会压在心里。当那种痛苦无法言说的时候，慢慢地就转化成了躯体的症状。

2.叙事医学的三个要素就是关注、再现、归属，归属就是关系的改变。

3.心理学上有一个词叫作"言语化"就是我们把内心的那些无法言说的感受用语言表达出来的时候，就不再需要用躯体的症状去表达。

4.我们要以患者的愿望为愿望以患者的需求为需求，以患者的焦点为焦点。

九、结构式的生命回顾

现在我们讲一下结构式的生命回顾。回顾过去是对生命的一种美好馈赠，在回顾过去的过程中，通常可以让这个患者找到自己活下去的力量，然后看到他自己才是生命的主人这样一个事实。所以系统性地陪伴老人进行结构式的生命回顾，是一种非常有效的手段。

对于文化层次比较高的人和文化层次比较低的人，我们采取的方法可能会不一样，要因人而异。对于文化层次比较高的人，如果你可以有更多的时间，做更深度的陪伴，还可以陪伴着这个患者和家庭去进行结构式的生命回顾。结构式的生命回顾分成七个方面，陪着他回顾他的童年早期、家庭部分、青春期、成年早期、成年后期、灵性生活，最后做一个总结。

（一）童年早期　可以问：您最早的记忆是什么？请谈谈您的父母。您在童年里有没有崇拜的人？请谈谈您最好的朋友。

（二）家庭部分　可以问：自己的家庭是什么样子？小时候有没有一些愉快或不愉快的经历？您是怎么庆祝节日或者生日的？您做家务吗？您在家庭里承担什么样的责任或者说家里面是怎么进行家务分工的？

（三）青春期　可以问：青春期对您最重要的人是谁？为什么？您参加过什么团体吗？您想成为什么样的人？您喜欢青春期的自己吗？

（四）成年早期　可以问：您是什么时候结婚的？您是怎么找到您的配偶的？养育过孩子吗？您追求的事业是什么样的？您参与过什么样的社团活动？

（五）成年后期　可以问：您最重要的关系是什么？您最大的成就是什么？您碰到过哪些困难？您是怎么克服的？

（六）灵性生活　可以问：您儿童时期谁会跟您讲一些神话故事？您长大以后觉得神存在吗？您的宗教信仰是什么？您给别人传递了什么样的智慧？您觉得自己是不是一个有灵性生活的人？

（七）总结　可以问：您生活中最满意的部分是什么？您生活中最满意的时刻是什么？关于您的人生您还有什么要补充的吗？或者说您还有什么未实现的部分吗？

以上就叫作结构式生命回顾。如果我们想做更深入的陪伴，这个提问索引可以帮到大家。当然也要根据患者的感知能力和知识文化状态合理选择。对于知识层次不是那么高的人，他不一定没有感受，只是他无法用语言准确来跟你交流和表达，但是可能他的身体语言会有所表达，这个时候可能更多地需要我们敏锐地去观察他的身体、他的动作、他的眼神，他的迟疑等，这需要护士有一双灵敏的眼睛。怎样才能拥有一双灵敏的眼睛呢？其实就是在生活中不断地提升自己的敏感度。敏感度怎么练呢？就是要在生活中不断去练习，日常生活中训练自己感受细节的能力，提升自己感受幸福的能力。其实我们做叙事护理，从根本上来讲，就是要去叙述好我们自己人生的故事。怎样才能叙述好自己的人生故事呢？其实就是每个人都想获得幸福！那一定要有感受幸福的能力，而感受幸福的能力就是我们对生活中细节的感受度。幸福源于我们的感受度，所以就在生活的点点滴滴中去练习，回到生活里来实践，幸福一定是离不开生活的。

（八）双向贡献的一个重新思考　今天我们仍然要探索一下对双向贡献的重新思考。

在临床中，我们往往认为我们护士护理患者、照顾患者，促进他们康复，我们在陪伴、亲近、见证、贴近患者的过程中，对他们的贡献是非常大的，是非常重要的，我们是奉献者。

那我们认为的这个奉献，当然是奉献，当然是贡献。

反过来，我们如果有对双向贡献的重新思考，我们就会去想，在治疗和护理患者的这个过程中，患者带给我们的是什么？为我们的生命带来了哪些影响？这种影响如何改变了我们的一生？

如果我们的护士和医生能够带着这样的思考去面对困境，比如说门诊患者特别多，一天要看100个患者这种状态的时候，我们可能会重新去思考：这种状态给我人生的历练是什么？让我拥有了什么样的能力？让我成为一个怎么不一样的护士？

或者是当我们面对那些特别危重的患者，特别难缠的家属，特别不好处理的状态的时候，我们要看那种状态给我们的生命带来的是什么样的不同，会让我们产生什么样的能力，产生什么样的应对策略，这种能力和策略带给我们什么不一样的地方。

去年，我的同事跟我说她去拜访了一位患者的爱人，因为这位患者的爱人得了鼻咽癌。

我们当时就问她，为什么能够在没有任何要求、任何强制的状态下去看望患者的家属？我同事所说的话就深深触动了我们。

她说："因为我在跟患者打交道的这个过程当中，那个患者身上所迸发出来的对生命的热爱，她的顽强、热心、快乐，她对子女的教育深深地感染了我。"

"在跟她相处的过程中，她教会我的要远远大于我给予她的。所以，我对患者特别尊重。"

"我去看望患者家属真的是自愿的，这个并不是谁强迫我做的。患者有2个儿子，都受过高等教育，在各自岗位都很出色，而且这位患者和她的儿媳都相处得那么好，这是离不开患者潜移默化的言传身教的。"

所以，当我们能够重新看待我们与患者之间这种双向贡献的关系时，我们可能跟患者之间的关系也会变得不一样。

今天我们要谈一个大家可能不太愿意谈论的话题，就是我们的医疗和护理工作所带给患者的贡献，真的就一定是贡献吗？

或者说，我们在实施治疗和护理的过程当中，我们所给予患者的，就真的是只有正向的、积极的意义吗？它们有没有负向、消极的意义？

其实在很多文章当中，很多人已经关注过这一点，那就是治疗带来的伤害。

关于治疗带来的伤害，我们从两个方面来讲。

一个就是治疗本身会带来伤害，还有一个就是治疗者带来的伤害。

有时候，治疗和治疗者带来的伤害，会比疾病本身带来的伤害更为严重。我先说一下治疗本身的伤害。这里我借助李春老师讲一本书，叫作《超越死亡——恩宠与勇气》，是由肯·威尔伯写的。

这本书中所记载的是他的妻子崔雅的故事，他的妻子患乳腺癌之后，经历治疗和离世的全部过程。

让我们看看崔雅的这个故事，崔雅知道自己得了乳腺癌之后，就做了一侧乳腺的切除术，手术给她带来的是女性身份的丧失。

后来她又选择了化疗，当然这个选择就是要趋利避害，选择了化疗之后，就发现她的生理期结束了，也就是她不再来月经了。

对于一个刚刚结婚不久，期待当母亲的女性，给她造成的影响就是她做母亲愿望的丧失。

后来，随着化疗药物的应用，导致了她阴道干涩，无法进行正常的性生活，这就强化了她前面那个部分，就是女性身份的丧失。

屋漏偏逢连夜雨。在经历了上面两个事件之后，她又意外地怀孕了。可是大家都知道，化疗时意外怀孕的结果是她根本无法保留这个孩子，那么，她只能做流产。

而这个流产手术，导致了她母亲身份的丧失。

那不仅仅是愿望的丧失，而且导致她母亲身份的永久性丧失，她以后永远不能再怀孕，永远不能做母亲了。

所以，我们看到，在崔雅治疗的过程当中，她选择手术、选择化疗都没有错；或者医生给她做手术、给她用化疗药物，这本身也没错。

但是，如果我们不仅仅把关注点放在治疗、化疗的选择上，而从另外一个方面看到手术和化疗给患者带来的影响，可能我们内在的视野会不一样。

我们的行为、态度可能会发生变化。

有一本书叫作《追逐日光》，它的作者是尤金·奥凯利。

尤金·奥凯利也因为这本书，被树立成一个楷模，他成了自己死亡的CEO，他掌管了自己死亡的过程。

尤金·奥凯利生前是美国毕马威会计事务所的CEO，在他53岁的时候，被诊断为脑胶质瘤。在他事业如日中天，正想大展宏图的时候，这种灾难突然降临到他的头上，他一下都没反应过来。

医生告诉他，他只有4个月的存活时间。他经过慎重考虑，做了三个决定：

一是辞去工作；

二是选择合适的方法治疗；

三是让人生最后的阶段成为他人生当中最美的一段时光。

另外，他画了一个朋友圈，就是最外圈的是最边缘的朋友，越往圈内走，越是他的亲密朋友和核心家庭。

然后，他从圈的最远端对这些人进行告别。一圈一圈，慢慢过渡到他的核心家庭。

最后，以至于他自己选择了在他的葬礼上，用什么样的方式，穿什么样的衣服，放什么样的音乐，摆什么样的鲜花……

这个人就成为自己死亡的掌管者，这就树立了一个楷模。

读这本书时，我注意到一点，在他的太太陪着他在就诊的过程当中，他自己有了更深的体会。

他说："其实我真的是不害怕死，因为已经就要死了。但是医生的目光，把我判了死刑，把我送进了地狱。"在这里他强调的就是目光。

目光是属于身体语言的一部分。大家都知道，在沟通当中，有一个沟通原则，就是 55387 定律：在沟通的过程当中，语言和文字只传递 7% 的内容，语音语调传递的是 38% 的内容，而身体语言，你的身体、你的姿态、你的眼神，传递的是 55% 的信息。

可是在临床中，我们更加关注的形式，就是文字所传递的那个部分，我们往往会忽略掉语音语调和身体语言所传递的内容，给患者或者患者家属所造成的伤害。

正是因为忽略了这个部分，有时候我们会给自己也带来伤害。

当我们忽略了沟通的这个原则，忽略了我们身体的语言、语音、语调的沟通的内涵，或者它的力量的时候，往往会给自身带来伤害。

曾经有一名护士，她和患者家属争吵起来，患者家属说护士服务态度不好。

起因是这样的：早上护士长带领护士早查房时，有位患者家属将膀胱冲洗的 3000 mL 盐水放在病房的洗手池的大理石上面，大概有 2 箱，就是有 8 袋 3000 mL 盐水的重量让大理石承受，责任护士看到后说："快点啊，把盐水抬下来，不能放在上面，有的家属把盐水放在上面，把大理石都压坏了，还得赔偿，你看现在还裂个缝呢。"这位患者家属说："这不是我压的啊，原先就有缝了。"护士说，"没说你压坏的，快拿下来就行，怎么还不动呢！让你拿就赶快拿！"患者家属这时不高兴了，"你怎么说话呢？我这不是要往下拿吗。""我怎么说话了，不是让你拿盐水吗？拿下来不就行了。"护士高声说道。患者家属说："你什么态度啊？"接下来护士长打断他们彼此的谈话，随后患者家属来到护士长办公室提出要求，让这位护士向他赔礼道歉。护士长当时是在现场的，护士长将双方的话语和心情拿捏得很到位，将事情圆满解决。

我们再去还原那个过程，就会发现，在责任护士和患者家属第二次沟通时，家属已经不满意了。

那么，再带着火药味去沟通，只能是越沟通事情越糟糕。

可是我们的护士，因为忙着要把病房管理好，关注的是那个工作，而忽略了这个家属的语音语调所传递的愤怒的信息。

也就是说，护士没有感受到患者家属的愤怒，所以导致了最后被患者家属控告服务态度不好。

所以，我们有时候会说，形式要大于内容。文字所传递的东西只占 7%，它是少之又少的。如果只关注语言文字的部分，我们就是"丢了西瓜捡芝麻"。

如果我们能关注到语音语调传递出的信息，或者是身体语言、面部表情、身体姿态传递出的内容，我们会对患者有更多的理解。同时，我们对自身也有更多的保护。

我再接着来讲治疗者带来的伤害。

曾经有一位外科的患者，他是学校的老师，因癌症第二次复发来到我们医院。

他讲在整个就医过程中，他体会到人情的冷暖，他在接受治疗、护理的过程中，受到了很多医生和护士无意识之中通过语言、行为给他内心所造成的触动。

他说了一句话，我印象特别深。

他说："我是患者，可以病死，但不能被吓死。我可以接受自己的病，接受自己是患者，但不能因为我生了病，我就不是人了。"

通过这句话，我们可以反思，我们医生和护士的哪些行为或者哪些言语让他感觉到他不是人，或者让他感觉到他没有像人那样被对待。

其实，在这之前，我们讲的都是贡献是双向的主题。

对于我自身来说，我的感受就是如果没有患者，没有来访者，那肯定就没有我，患者和来访者对我的生命，具有非常大的贡献。

也就是说，这是彼此依存的一个关系，没有他们，其实就没有我。

"叙事无形，叙事无痕"，叙事真的是一把无形的剑，心剑合一，药到病除，就是最好的结果。有人说，认真做事只能把事情做对，用心做事才能把事情做好。凡是有心求索的人，相信我们都会遇到更好的自己，更好的未来！让我们一起在前进的路上，一生纯良温暖，不舍爱与自由，笑对困难，乐享繁华！

这里我想分享两个小故事。

一个有关艾滋病的纪录片，在某个村子里，因为十多年前献血的原因，乙肝和艾滋病在村子里蔓延。有一家人有5口人，只有老大没有被传染上艾滋病，老大照顾着弟弟妹妹们，看着自己的母亲躺在手推车上就这样慢慢死去而无能为力……

他说，艾滋病和乙肝就如同一个魔鬼，在黑夜里的村子里肆意横行。这个魔鬼说不定就会把谁抓去吃掉。但是村子里的人的态度，就如同是我把灯都关掉，我假装看不见它，我看不见、不谈论、不说，这个东西似乎就不存在。

那他这个"关了灯，让魔鬼肆意横行"的比喻，让我对这个村子里乙肝和艾滋病的状态就有了一个非常形象的了解，这就是对我的一个贡献。

另外一个例子的主人公是一个男孩，他上高中，住校，频繁地想要回家。

他们学校规定两个星期回一次家。但是，他在这两个星期中，会有三四次需要被爸爸妈妈接走。

那么，我们在探索这个原因的过程中，就问他："你期待下次给家里打电话的时候，爸爸妈妈怎么对待你？"

因为以前他打电话的时候，他妈妈就会说："你等着，我们马上就去接你。"他给爸爸打电话的时候，爸爸就会把他劈头盖脸地骂一顿。可是，爸爸劈头盖脸骂一顿的这种状态，更加强化了他想回家的愿望。

这个孩子就跟我讲："我希望，下次打电话的时候，我爸爸妈妈口头上说'你等着，我们去接你'，可是他们并不需要真正来接我。也许我安静安静，等我想明白了，我就不想回家了。"

他说完，我突然明白了，那孩子在要什么，他需要情感上的接纳和行为上的拒绝。

他打电话回家，他在情感上需要的是爸爸妈妈给予他关注和爱，是对他的支持：好，我们父母希望跟你建立一种关系，我们去接你，我们之间是亲近的。他需要父母在情感上的支持。

但是在行动上，他的确又知道自己长大了，自己这种行为不利于自己的成长。他期待父母在行为上能够拒绝接他回家，以这种方式，促进他长大。所以，如果不跟患者深入地去沟通交流，我们不知道他的期待，我们就无法理解他内心真正的愿望和需求。

只有我们去探索了，去了解了，我们才能知道他内心里独特的那一部分。所以说，这都是来访者为我做出的贡献，没有他们就没有我。

对这件事情的理解是不一样的，当然我个人的理解也只是其中的一种可能性，它也不是唯一正确的答案。我想未来我们再跟家属沟通的时候，也是去帮患者做一种表达，可能我们会帮着陈述患者的愿望和需求，但只是做这样的表达，而不要让对方感到是要求，要让对方自己去选择。而这种选择本身是贴合着对方自己内心需要的一种选择。我还想说的是，让他们也看到自己的选择会帮其成为那个更好的自己。

心中有了叙事精神就能开启温暖的叙事故事。初期叙事需要动机，因为动机是把想法变成行动的基础。在叙事过程中，在有限的时间内，应了解患者需求的轻重缓急，把患者最关注的、最需要当下解决的问题作为我们工作的目标。倾听就是疗愈，诉说就会改变，应当适时对患者的讲述进行回应，捕捉患者需求，贴着患者需求，自然而然地运用理念和技术；我们不以改变患者为目的，强调对患者生命的了解和感动，相信患者内心一定有资源和能力，在面对选择时都会做出最适合当下的选择。

（九）好好说再见　我们会聊一聊在重塑技术当中，麦克·怀特强调的第二个技术，就是再说你好，"Say hello again"。在这里，我给大家分享一个故事，这个故事就是李春老师写的《幸福是尘埃里开出的花朵》中的第46个故事，它的题目叫作《好好说再见》。

父亲走后，小羽再也不愿去妈妈家。多次走到楼下又离开，甚至到了房门口，掏出钥匙，又犹豫着离开。

沙盘里的小羽站在中间，左边是爸爸和姥姥，右边是她的儿子，儿子身边有一只狗、一只兔子。

爸爸卧病多年，脑血栓后遗症，思维迟缓，行动不便。姐姐是家里最优秀的孩子，总是态度强硬地要求爸爸做肢体锻炼。有时候姐姐声色俱厉，爸爸竟然会流露出害怕的神情，小羽排行最小，性格温和，自然成了爸爸最贴心的小棉袄，爸爸的心里话只能跟小羽说。所以，小羽心里装着很多其他兄弟姐妹不知道的关于爸爸的故事。

爸爸走得很突然，竟然没有留下只言片语。妈妈说，早晨起床，爸爸还睁着眼睛，妈妈喊他一句，还能回应。再转头看他，人已经走了。小羽最深的困惑是：为什么爸爸对最心爱的孩子竟然没有留下一句话？

姥姥走的时候也是如此。在当时的年代，爸爸妈妈忙得晕头转向，把幼小的小羽送到了乡下姥姥家。小羽成了姥姥的小尾巴，姥姥走到哪儿，她就跟到哪儿。在8个孙辈孩子中，小羽是最受姥姥宠爱的一个。

姥姥走得好生奇怪。大年三十晚上，刚过9点，姥姥把一家人全都撵走了，只留下小羽妈妈。姥姥催促着妈妈赶快给她梳洗更衣，说"否则就来不及了。大马车已经停在大门口了"。姥姥穿好鞋子，安安静静地躺在枕头上，就这样走了。小羽心里的疑惑是：既然姥姥最爱我，为什么没让我留下照顾她，也没有给我留下一句话？

小羽在泪水迷蒙中，讲述了爸爸和姥姥的故事。

爸爸和姥姥离开后，我就不敢去妈妈家了。一到妈妈家里，我就会不停地说话，直到自己精疲力竭为止。如果我不说话，就会坐卧不安。爸爸和姥姥的离世，让我对死亡这件事情非常害怕。家里养过一只狗和一只兔子，有一天夜里，兔子突然死了，我不想让儿子看见兔子的死。在儿子起床之前，我就把那只兔子埋了。后来，我把狗也送人了。狗的寿命最多15岁，我不想让儿子看见狗的死亡。

"爸爸和姥姥已经离开了，他们如果在某一个地方，知道小羽还在思念他们，知道小羽在困惑为什么他们都没有留下一句话就走了，你觉得他们会对你说什么呢？"我问。

小羽说："其实他们也没有什么好说的，爸爸和姥姥在世的时候，吃的、穿的、用的都是最好的，孩子们都很孝敬，总是把最好的东西送给他们，爸爸去过很多地方，他想去的地方都去过了。姥姥虽然外出少，但在村子里是最有威望的人。儿女都培养成才了，都在城里有工作，四代同堂。爸爸和姥姥走的时候应该是没什么遗憾的。"

"你刚才说爸爸和姥姥走的时候也没什么遗憾了。带着这种已经没有遗憾的想法，你对爸爸和姥姥没有留下一句话就离开了，会有什么不同的想法吗？"

"那他们没留下什么话给我，我也就能理解了。但是为什么姥姥最疼我，而当晚我就在姥姥家，她却不想让我陪着她走呢？"

"你如何看待，兔子死了，你不让儿子看到兔子的死亡呢？"

"那是为了保护儿子，他那么小，看到兔子的死亡，一定会非常害怕的。我不想让他看到和经历死亡。"说着说着，小羽忽然语塞，接着失声痛哭。

"我知道姥姥是为了保护我，我都快40岁了，在姥姥心里我仍然是个小孩子，所以她不想让我看到她走……原来我一直抱怨姥姥，觉得姥姥不让我陪着她，是她不爱我。现在我知道了，姥姥其实是最爱我的，最疼我的，是她不想让我受伤害……"

"如果姥姥知道你已经明白，姥姥的用意是因为爱你，是为了保护你，带着这样的爱，姥姥看到现在不愿意回妈妈家的你，姥姥对你有什么样的愿望呢？"

"姥姥当然是希望我能过正常的生活，能够每天开开心心的，能够多去陪陪我妈妈。我妈妈也是姥姥的小女儿，她也是心疼我妈妈的。姥姥一生都在为别人着想，村子里很多人都接受过她的帮助和接济。姥姥走后，村子里老老少少都参加了她的葬礼，几乎是全村出动。"

"我现在觉得我不愿去妈妈家是有原因的。每次去妈妈家，我就看到：妈妈说话慢了、手上的皮肤越来越松弛了、记忆力越来越差了、视力越来越弱了，锅碗瓢盆都洗不干净了，心里就有说不出的恐慌。有一次，我帮妈妈把所有的锅碗瓢盆都重新洗了一遍，洗着洗着，我自己就哭了。我是害怕有一天妈妈也会离开我。似乎我不去，不见到妈妈，妈妈就不会老，妈妈就不会死，妈妈就不会离开我。有时候，看到自己脸上的皱纹和鬓角的白头发，心里也非常害怕。心想自己有一天也会死的，这是非常令我震惊和可怕的事情。难道，我不去妈妈家是在逃避妈妈和自己的死亡吗？"

小羽说着说着，脸上第一次出现了笑容。

"说来奇怪，爸爸和姥姥从来没有托梦给我。人们都说，凡是已经转世往生的人，就不会再托梦给在世的人。我们家是信佛的，我相信这是真的。"

"小羽，好好说吧，我会一直听下去……"

"对已经离去的亲人，我们只有'Say hello again'（再说你好），才能'Say good bye'（说再见）。"

离开时的小羽，脸上洋溢着微笑，如窗外洒满一地的五月阳光。

我不知道大家听了这个故事之后会有什么样的感想或者是有什么样的联想。我们在医院里上班，每天面对的都是生老病死，一定会面临这样一个问题，就是有关死亡的问题。

欧文·亚隆大师，他是存在主义哲学治疗的大师，他同时做个体和团体的治疗，在存在主义治疗的框架之下做个体治疗，在人际关系的框架之下做团体治疗。

他曾经说过，人类的终极关怀，也就是人都必须会面临的问题，就是四大问题：死亡、孤独、意义和自由。

我们在临床当中会面对生老病死的过程，死亡是我们面临的一个最重要的课题。在《幸福是尘埃里开出的花朵》这本书里面，第六章讲的就是死亡的部分，题目叫《死亡——恐惧里生出的新希望》。

我们说人类最大的压抑不是性压抑，而是死亡的压抑，死亡必将击垮我们，但是正确的死亡观念却可以拯救我们，向无而生，了解死亡，学习死亡是为了更好地活着。

下面再讲一个小故事，是安然的故事。

30 岁的安然在工作中做得很出色，但是他一直对妈妈的死放不下。

母亲得了肝癌，晚期非常疼痛，卧病在床。他们束手无策，也没办法再进行治疗。到后期母亲非常瘦弱，皮包骨头，但是有一个大大的肚子，全是腹水，他就眼睁睁地看着日渐消瘦的母亲，拖着这样一个大大的肚子离开了人世。可他母亲并不知道自己得的是肝癌，她会认为自己的儿女不想给她治疗，所以认为自己的儿女不孝，尤其是儿子不孝，带着终生的悔恨、遗憾和愤怒，离开了人世。

这个是安然所放不下的。那么我们就建议让安然写一封信，在合适的时候读给母亲听，然后把这封信烧了，在母亲的坟头前烧了。

这样的一个行为，其实也是"Say hello again"的一种，我们认为：只有被充分表达的爱，才可以放手；只有被充分领受的爱，才可以离开。

（十）生死两相安　当去看疾病的时候，当去看这个疾病跟人的关系的时候，我们要把问题或疾病放到一个重大的视野里面去看，至少要放到四个视角里面去看：家庭的视角、社会的视角、文化的视角和时间的视角。其实我们每个人本身的终点就是死亡，如果把死亡看成一种失败的话，那我们人生终将是一场失败的旅程。我讲得要深入一点儿，这个背后就是我个人的生死观，在影响着叙事的深度和陪伴患者的深度。如果把死亡定义成一种失败，那人生注定是要失败的；如果把生与死看成是生命的一体两面，它就是生命中自然的一部分，那死亡也是一种归去。

看到的是她在用她认为最好的爱关怀对方、陪伴对方，这让我们也理解到，每一个人、每一个家庭，对于生死两相安的理解都是不一样的．就是每个人、每个家庭都有自己对生死两相安的想法、策略和办法，而且这个不是整齐划一的，是非常丰富多彩的。所以，对我们在临床工作的人来讲，会更多地发现，安宁疗护的规则、规范、四道人生等，只是生死两相安的一种说法、一种做法。我们每一个人、每一个家庭都不是按照那个规则来写的，因为它也只是一种理论而已，也是在某种群体的文化规则之上总结出来的理论。这个叙事过程让我们看到，每一个人、每一个家庭的每一种想法、策略和办法都是值得尊重的。我们应该对这些患者和这些家庭给予强烈的关注，投入更多的情感、时间去陪伴他们。

在我们陪伴他们的过程当中，通过自己的努力，用学到的关于生死两相安的这些策略、想法帮助对方。尊重当事人的选择，一方面想把自己学到的知识告知对方，另一方面想去对患者家属产生影响。其实这些努力的背后，就是有一个强烈的愿望，是期待让患者和这个家庭达到一种生死两相安的状态。陪伴的过程当中，我们发现他们自己有对生死两相安的理解、策略和应对的办法，那我们就选择去尊重他们所认为的当下最好的选择。我们要不断努力，尝试向前去推进，但同时也关注患者家属的需求，并且尊重患者家属的愿望和需求。这就体现了我们叙事护理精神当中所说的"我们不是以改变患者为目的，是强调对患者生命的了解和感动"。尽管说我们没有用到安宁疗护当中的四道人生，但是我们同样会发现，患者在他的社会文化脉络里成长起来，有自己对于生死两相安的理解。不要走在我前面，我可能不会跟随；不要走在我后面，我可能不会引领；要走在我的旁边，做我的朋友。其实我们在临床中，特别是在做心理治疗的过程当中，需要不断地变换位置。总的来说，我们是要去中心化，但有影响力，就是抛去我们自己的目的，抛弃我们自己认为的那个目标，要以患者和家庭的目标为目标。在临床当中，护士承担着去做健康教育这样一个功能和职责，那我们要用患者和家属能够听得懂的语言去跟对方对话。想方设法去帮到对方，希望能够给他们带来温暖，能够让他们得到更多的关怀，更少些遗憾。

每个家庭都有自己应对挫折、应对生死的方式，可能手足无措也是他们应对的一种方式，也是他们生死两相安的一种选择。"有时走在前面，有时走在后面，有时在旁边"。关于例外事件，应该是把患者生活中的事件问得更细一点，细化，再细化，可能就会找到我们想要的那个点。①动机是让我们把想法变成行动的基础。②倾听就是疗愈，诉说就会改变。③每一个人、每一个家庭都有自己对生死两相安的想法、策略和办法。叙事护理不是以改变患者为目的，而是强调对患者、对生命的了解和感动。④面对问题每个人都是有资源和能力的。不要走在我前面，我可能不会跟随；不要走在我后面，我可能不会引领；要走在我的旁边，做我的朋友。⑤关注、再现、归属。

有的人说，从他们的视角来看，死亡是一种"promotion"，即死亡是一种提升。所以我想，可能我们自己的生死观也会影响我们去陪伴患者的深度。我想问问大家，根据你的经验设想一下，如果未来你终将要面对这样一位患者，她的治疗失去意义了，那个时候你能够做的会是一些什么样的内容呢？或者说你会怎么做呢？我觉得应该更多的是陪伴吧，我觉得只有更多地陪伴在患者身边，让她感受到温暖，感受到爱，让她去很好地面对，然后始终跟着她的需求，贴着她的感觉走，她要希望的时候就给她一点儿希望，如果她的意愿是坦然接受的话，我们就把这个坦然接受给她，就是始终贴着患者走。即使患者即将面对生命凋零，也让她凋零得很温暖。帮助她接受现状，挖掘内心的最后需求，寻求家庭支持系统去满足。也可以对患者进行死亡教育，道谢、道别、道爱、道歉。我们面对死亡的态度，会影响我们在面对死亡的患者面前说的话，"我不要我觉得，我要你觉得"。感同身受、同理、共情、陪伴、倾听，改变能改变的，接受不能改变的。人生就是在不断地战胜一次次的困难，生命之花才如此美丽，再次给患者点燃希望。

给大家提供一个技术——家谱图。家谱图可以把患者还原到家庭系统中，清晰家庭系统的脉络，为医护人员提供系统性、整体性的理解。家谱图绘制两系三代，包括基本架构、社会学信息、社会支持系统及关系。

生如夏花之绚烂，死如秋叶之静美。我们的生死观直接影响着叙事和陪伴患者的深度，我们要认识到死亡是自然过程，死亡并不是绝对负能量的词。我们要做的就是努力让患者的死亡变得更加温暖，让患者能平静舒适地走完最后一程，这也是安宁疗护工作的内容和目标。往往我们都是期望叙事一定是好的结果，希望一次叙事就能解决患者所有问题，其实这是不可能的，有时候陪伴就是很好的叙事，评估患者的需求和愿望，贴着他、陪着他就够了。

总结一下改写，我们说改写有一个改写图示，它一定是在行为蓝图和认同蓝图之间来回地穿梭，它是一个不断穿梭往来的过程。它是一个长时间的曲折的过程，在探索过程当中去发现例外事件，以及对例外事件的评价，由此构成了新的自我认同，然后把新的自我认同再迁移到现在和未来。

在改写过程当中一个非常重要的技巧，就是重塑对话。

重塑对话包括两个部分：第一个部分就是大人物对来访者产生的影响，第二个部分就是来访者对大人物的生命产生的影响。．

那么我们来看，这个图示当中实际上有四个步骤。

第一个步骤，询问重要人物对来访者所做出的贡献。第二个步骤，询问重要人物对来访者所做出的贡献让来访者对自我认同产生了什么样的影响。第三个步骤，询问来访者对重要人物所做出的贡献。第四个步骤，询问来访者对重要人物所做出的贡献，让重要人物对自己的自我认同产生了什么样的影响。

在重塑对话当中，我们强调的重塑是什么？重塑一定是重塑自我认同。

在这里面强调两点：贡献是双向性的，"Say hello again"。

以上是改写的部分。深深地明白了叙事护理是"由己及人、杯满则溢"的一个过程，叙事护理的践行，是让护士去学新东西，是滋养护士。尤其是听了才有体验，做了才能知道。我有信心将叙事开枝散叶，内心的计划像小火苗冉冉升起。

第五节　叙事护理核心技术——外部见证人

每一个人的成长与改变，往往都需要一些外力因素的见证和促进。一个新的自我的界定，如果得不到其所在意的人（如家人、同学、同事、领导、朋友等）的支持，那么这个自我认同一定是很脆弱的。所以，叙事护理干预过程中，应通过一些方法让患者的相关改变能被他人，特别是其所在意的人了解到，即帮助患者与他人建立生活关联，以得到他人的提醒、支持和肯定。外部见证人的反馈往往会强化患者的改变行为。护理过程中，护士可以针对患者的正向行为和积极改变给予奖励。如每做出有效改变就发给她一张奖励贴纸，满几张贴纸后可以换得一个她喜欢的小礼物。这样，患者的每一点进步就会得到病区护士及家人的见证，成为促进她改变的动力。

一、界定仪式

没有得到见证的故事都是脆弱的，就像刚刚破土而出的嫩芽，尽管带来了温暖和希望，但稍有不慎就会消失枯萎。而见证就是呵护它生长的助力，是一个让来访者在讲述故事的时候，发现新故事，并演绎成新的生命的过程。从某种意义上说，治疗师就是来访者讲述故事的第一个见证人。

要讲外部见证人技术，我们首先要讲一个概念，叫作界定仪式。

在叙事治疗过程中，仪式是个比较重要的治疗点。很显然，迈克尔·怀特所讲到的定义式仪式，绝不仅仅是普通意义上对于仪式的理解。界定仪式，来源于文化人类学家梅厄霍夫，最开始起源于美国洛杉矶凡尼斯社区活动，该活动的目的是帮助长年孤独的犹太人建立新的自我认同体系，摆脱孤独。具体形式是在众人面前讲述自己的故事，众人在倾听的基础上重述，并反馈自己受到的感动，从而帮助当事人找回信心，重建自我认同，找到新的社会认同。迈克尔·怀特在叙事治疗中引入这一形式，具有开先河的历史意义。

怀特邀请与当事人费娥娜有过相同症状（厌食症）的艾莉森作外部见证人，为读者展现了界定仪式的完整过程，令人神往和叹服。

界定仪式技巧促使认可的传统再现，可能会引起来访者的强烈共鸣。这样的结果会产生丰富的故事发展，更能感受到个人主权，并提供基础让来访者继续面对他们的困扰与忧患。在治疗过程中置入界定仪式，可以为丰富的故事提供发展脉络。认可个案的生活，并加以重新分类。这里面最重要的是外部见证人的出现。外部见证人的角色不是要形成意见，给予建议，做出宣示或引介道德或训诫故事，而是消除人所体验到的不好的感觉。所以我们说，这种界定仪式，会给人带来存在感，会给人带来自己生活的方式合理性。界定仪式是怎么来的呢？下面我就讲一个案例。

【案例 3-22】 **被遗忘的人**

人类文化学者梅耶夫曾经作过一个报告，关于他在洛杉矶凡尼斯一个犹太人社区所做的研究。这个社区里面住着很多犹太老人，在 20 世纪初，这些人还都是孩子，他们背井离乡，从东欧来到北美，退休之后因为喜欢南加州的气候就搬到了这儿。

这些犹太老人，都在战争中都失去了亲人，所以这一群人都是孤苦伶仃的。而且，在这个社区当中，他们人与人之间、家庭与家庭之间也相互不往来。其中很多人因为孤独的生活，都不知道自己是活着还是死了。他们就感觉到自己是被遗忘了的，没有人认识他们，也没有人关心他们，更没有人知道他们。

社区里面有一个社区组织干事，叫作莫里·罗森，她帮助老人建立了一种社区归属感。在帮助这些老人恢复活力和存在感的过程当中，界定仪式就起到了十分重要的作用。莫里·罗森使用了什么样的界定仪式呢？她成立了一个社区论坛，请社区里的居民讲述和重述他们以前的生活经历，或者是表演和重演他们以往的犹太人的生活。

社区论坛的成立得到了这些老年犹太人的认可和喜爱，他们不断地对自己的故事和经历进行讲述，进行诉说和再诉说。当他们有机会在彼此面前讲述自己的故事，彼此就会产生一些共鸣，也能够得到一些外部见证者的理解。所以，就可以消除他们内心的虚无感和被边缘化的感觉。这是一种可以让别人看到自己内心世界的方式，让别人能够以自己的方式见证自己的价值、生命力和存在的一种方式。这让这群老年人变得越来越有活力，觉得自己原来是活着的，而且他们这群人是没有被人遗忘的。

正是这种论坛，让这些老年犹太人能够在其他成员或者是其他应邀前来的见证者面前，用自己的方式去表现自己。这就形成了一种界定仪式。界定仪式消除了社区人所体验到的那种孤独感，消除了这种孤立带来的虚无的感觉。所以我们说，这种界定的仪式，会给人带来存在感，会给人带来自己生活的方式合理性。

业内人士往往说界定仪式有三个方面的作用：

第一，界定仪式让听众去理解这个群体自己所理解的有关自己历史的真相。

第二，界定仪式让别人以自己的方式，见证了自己的价值、生命力和存在的方式。

第三，听众对社区论坛上这些个体表演所做出的反应，证实了这些故事。

界定仪式说完了之后，我们就要思考，如果只有表演者而没有听众，如果只是表演者在独唱、独舞，是不会起到这样的作用的。也就是说，人的呼唤是双方面的，是一呼一应的。如果只有呼，而没有应，这种沟通和交流就无法进行下去。

界定仪式也是一样的，就是既要有表演者，又要有观看者，这样才能让表演者从中体验到自己的价值、意义或者体验到自己的存在感。恰恰是这两者之间的互动，才是有价值和意义的。

这也是我们将要讲到的技术，叫外部见证人技术。

界定仪式的起源又是怎样的？

如果真实的情境是文化支离破碎毫无章法，很难找到合适的听众，就必须人为创造一种情境，这种表演称为界定仪式。

界定仪式能处理虚无感和边缘化的问题，是让别人看到自己内心世界的方式，是让别人以自己的方式见证自己的价值生命力和存在的方式。假设自己可以创造自己，但是依然要保持自己的真实感和完整感。社区的成员可以参与到自己生活的塑造过程中去，同时不需要和自己所珍视的东西发生冲突。作为自我反思意识的一部分，这个社区的成员的行为，反映了他们对身份的理解程度，他们认为身份是共和社会的产物，不是个体的私密的产物。是历史和文化力量塑造的，不是人性的力量塑造的，无论对人性的含义作何理解。通过社会交往的过程引申出来的真实感，这个过程会认可个人比较喜欢的某些经历。

对"集体的自我界定""在别人面前表现自我"的不可避免性，"个人的价值、重要性和存在需要观众""在观众面前宣布自己的解释"等强调，就是对听众在界定仪式中的重要作用的强调。正是听众对个体在论坛上讲述的和表演的故事所做的反应，证实了这些故事。也正是听众的复述在社区成员中培养了一种自己所讲的故事，里面的人就是自己的感觉。正是听众的复述，在一个人对自己的个人真实性的更新中扮演了关键角色。

二、什么时候使用外部见证人技术

在讲外部见证人之前，请大家思考这样一个问题。试想一下，你每天在玩微信的过程当中，当你发到朋友圈里的东西没人点赞，而且永远没有人点赞，你还会不会继续发朋友圈呢？再试想一下，假如只是表演者在表演，而没有观众，那表演者还会愿意继续表演下去吗？或者老师在讲课的过程当中，不知道别人听不听，永远得不到回应，在这种情况下，还会愿意继续讲下去吗？老师讲下去的这种意愿，会增强还是减弱呢？所以，这个就是让我们来思考，那个外部见证人的作用，或者是那个对方的存在给我们的存在感带来的作用是什么。

在生活中，每当有重大事件的时候，比方说像毕业、结婚、生孩子、亲人过世等，我们都会请外部见证人，或者是自己的亲朋好友来参加某种仪式。这种仪式的作用之一，就是把这种改变真实化了。在叙事治疗的情境当中，也创造性地使用了界定仪式。外部见证人技术是界定仪式当中最重要的一个内容。

那么在什么时候使用外部见证人技术呢？往往在三种状态下使用：

1. 在界定问题的时候使用。

2. 在取得阶段性进步的时候使用。

3. 在治疗结束的时候使用。

来访者生活中有困难也有希望，至少会有希望的萌芽。但是由于在生活中缺少聆听者、欣赏者、知心者，很多美好的生活故事是没有机会得到讲述和创作的，我们首要作用就是要成为聆听者、见证者。

为了帮助来访者成功地与问题分离，我们需要召集一些观众来做来访者的生活故事的见证人。除了治疗师以外，这些观众可以由对来访者的生活有重要影响的人组成，如家庭的成员或者个人生命中的重要他人，他社会支持系统里面非常重要的人，他的朋友，甚至他重要的玩偶，或者是类似的其他患者，或者是以往的来访者，有过类似的状态的可以请过来帮忙的人。无论是什么样的人，我们的原则就是，外部见证人的到来，一定要对来访者或对当事人起到正面积极的作用。我们可以创造性地来使用此技术，但原则就是：不要造成伤害。遵从"Do No Harm"原则。

见证的第一步就是要请来访者在意的人来见证。但是有时来访者在意的人，却不一定适合来做见证人，也不一定愿意来做见证人。这样就需要进行一次筛选。有时来访者在意的人恰恰是给她带来伤害的人，这样的人肯定是不适合做外部见证人的。有时候来访者想邀请的见证人可能不是现实中所存在的人物，甚至可能是宠物，这些都是可取的。

三、外部见证人的作用

在叙事治疗的过程当中，外部见证人的作用有以下 3 个：

1. 让问题变得精细化。

2. 让来访者和家人产生一种合作关系。

3. 增强家庭的力量。

总地来说，就是当来访者取得了进步的时候，有更多的人知道，让那个进步变得更真实。这样，无意间就可以推动这个故事向前发展。

界定仪式是有固定程序的，它由三部分组成：叙述、复述、再叙述。

第一个环节，是叙述环节。叙述是由当事人来讲述重要的生活故事。大家在头脑中可以想一想，这个房间里有三组人：第一组是治疗师，可能是一个人，也可能是两个人。第二组是来访者，来访者有可能是他自己，有可能是家庭。第三组就是我们请来的外部见证人。

最简单的时候，可能就是一个治疗师，一个来访者，还有一个外部见证人。那叙述的这个过程，实际是发生在当事人和治疗师之间的。那个外部见证人坐在离这两个人比较远的地方。他作为观众，听当事人和治疗师之间怎样去沟通，去互动。

当事人跟治疗师讲述他生命中很重要的那些生活故事。生活故事有可能是他的问题故事，也有可能是他的支线故事。

第二个环节，是复述环节。这个复述的环节，就是我们把当事人或来访者请到比较远的地方去，然后把外部见证人请到前面来，跟治疗师面对面。然后，由外部见证人对刚才听到的当事人或来访者所讲的那些故事进行复述。

外部见证人作复述治疗，是通过提问来组织复述的过程。复述的是来访者故事中吸引外部见证人的部分，这样可以帮助来访者更丰富地描述对自己人际关系以及自我身份的认同。唤醒见证人心中的那些景象，这些情景对他自己的经历有什么相似之处，他个人有什么触动。

重述的关键之一是见证人对一种承认传统的坚持，强调重述不是"怎么都行"，而是由治疗师的提问来引导的。这些重述不是作肯定，不是作祝贺，不是指出具体方面关注力量和资源，不是作道德评判或者根据文化常规对个人的生活作评价，不是对别人的生活作解释并形成假设。

患者的反应不是表达同情或者共情，而是表达共鸣。外部见证者最有效的反应是以能高度唤起来访者共鸣的方式，重新表征他们所重视的东西。

在界定仪式对话的语境中，认可行为的反应往往不利于丰富故事的发展，甚至有可能进一步加重对生活的粗浅定论。在治疗语境中存在权力关系，来访者对于评判行为的感觉都会产生一种和治疗师及听众的疏远感。

那么我们怎样去帮助外部见证者做准备呢？

见证者参加会谈之前会简单做准备：扮演一个承认传统中的角色，我理解的这种承认传统有利于丰富故事的发展。复述的内容应当是仔细倾听的结果，是他们所听到的特别吸引他们的部分。表达这种复述的时候不能以强加的语气。说到为什么他们会对所感兴趣的东西感兴趣，说到这些东西对自己有什么影响的时候，要以一种个人的语气，不要以大多数人习惯化的方式对来访者的故事作出反应，包括表达观点、建议、做评判、理论化等。

第三个环节，是再叙述，我们的外部见证人离开、退后，再把当事人或者是来访者请回来，再跟治疗师面对面。让他对外部见证人所讲述的事情，再去重新复述。或者我们可以这样讲，就是当事人对外部见证人的复述，再去进行复述。

所以说界定仪式分成了三个程序，也就是叙述、复述、再叙述三个步骤。

大家会感觉到这流程还是挺麻烦的，难道一定要完成整个叙述、复述、再叙述的过程吗？其实不一定。我们在进行叙事护理的探索过程中发现，其实外部见证人有时候只需要去见证就足够了。有的时候他可以去复述，有的时候他只是陪伴，只是坐在那里作为一个见证者，也就足够了。

四、外部见证人技术的程序

我们讲了外部见证人技术，那我们就知道它是有流程的，或者说它是有程序的。它一定要通过叙述、复述、再叙述这样一个程序。

首先征得来访者的同意以后，就可以在叙事治疗中运用外部见证人。当治疗师与来访者谈话时，外部见证人坐在对面或能看到来访者的一边，静默倾听，在咨询进行到一段时间后，治疗师中止咨询过程，请外部见证人使用特定的态度和方式——给予回应。

外部见证人是一个故事回应故事的方式。作为外部见证人，需要我们把自己所有的身份角色放下，用心去感受来访者叙述的那个故事的宝贵，去被那个故事感动，或者有所启发。特别是由来访者认为很重要的人组成的外部见证人，因为他们与来访者有更多的接触，他们更有机会见证、丰厚来访者的生命故事，所以，他们的力量是很强大的。

外部见证人在回应的时候要求：首先，外部见证人的回应不能给当事人提建议，不能批评当事人；其次，不要将自己的价值观强加给来访者；最后，要从看到、欣赏的来访者的难得和不容易的方面去回应，联系自己的生活、经验和生命历程，看来访者的故事对自己的启发是什么，让来访者觉得其实他的故事是珍贵的，是有价值的。

如果外部见证人讲述自己生活中更痛苦的体验，治疗师可以在第三阶段，在提问过程中引出其中含义，通过提问让见证人有机会讨论来访者的故事，触动了他们内心深处真实的哪些部分，也可以通过提问引申出宣泄的含义。

有时候见证者会更关注痛苦的内容，比如挫折和伤感，这时治疗师要提一些问题引出那些表达的背后隐含的来访者的价值、希望、梦想等。如果外部见证人被那些痛苦的故事吸引，就可以问他们来访者会为此而痛苦，表明他内心中在乎什么；如果外部见证者被绝望的故事吸引就可以问，这表明来访者对生活有什么样的希望和梦想。

治疗师可以鼓励见证人进一步丰富描述自己的共鸣体验，了解具体的经过，或者重新聚焦于来访者的表达。表达的自传性，可能会强化来访者对自己的消极看法。治疗师在训练见证者在复述中接纳来访者的时候，建议他们不要过于关注自己非常熟悉的生活事件，而是特别注意在听来访者的故事之前不记得或者记得不清楚的生活体验，就可以让他们避免在做复述的时候过于自传化。

妄自菲薄可以是为了别人贬低自己，但见证人的这种做法对来访者一定是没有帮助的。因为会让人感到被误解，不利于产生共鸣。另一个危险是会让来访者产生一种自己是英雄的认同。

有时治疗师如果不坚定，有可能无法承担引导外部见证者回应的责任，当外部见证人对来访者的困境特别理解的时候，尤其容易出现。

外部见证人的复述有五个方面，或者说它也是有程序的，要经过表达、意象、共鸣、触动、好奇五个部分对来访者的叙述进行复述。然后，再由来访者对外部见证人的复述进行复述。

在我们邀请见证人之后，要对见证人做培训。让他们知道谈话进行的程序，事先知道你将会问他们以下问题。

（1）表达：当你听到受访者的故事的时候，是什么让你印象最深刻？是什么最吸引你？（如何表达对来访者价值观的理解）

提问见证人："你刚才在我们的对话中听到的什么东西让你印象特别深刻？刚才对话中的哪点特别能打动你，让你印象特别深刻？"这一点就要事先要求见证人注意，一定要是积极的、正面的地方与事件。见证人印象深刻的，有时候是消极的事情。我们看新闻网页，绝大多数的信息是消极的事件，因为消极的事件比较容易抓住你的眼球，比如虐待儿童事件、性侵、凶杀、伤医事件等。这是为什么呢？这是因为人性进化当中的一种保护反应，积极事件中往往没有威胁，消极事件里往往含有威胁，有威胁的事件往往会危及你的生存，当你习惯了先对有威胁的事件作反应这种行为模式之后，你就更容易找到对你的生存有威胁的信息，以保证你的生存，你的基因就更容易传递下来，这是自然选择的结果，所以我们更容易关注消极事件。因此我们在使用见证技术的时候就必须要明确，需要事先跟见证人说明：“当你听他的表达的时候，你要重点去听那些他没有被问题控制的生活事件。”如他的例外事件，那叫作闪光点。觉得他很自卑，那你去听他没有自卑，需要特别强调的是“表达”，不是内容中所打动见证人的东西，而是那些让你感受到有一些触动的力量，没有被问题影响的地方。

（2）意象：在聆听故事时，吸引你的部分所浮现出来的意象是什么？这个意象可以如何协助你去了解受访者的价值、信念、希望、热情、梦想、承诺、目标等。

提问见证人：“当你听到那些积极事件、例外事件的时候你（见证人）的脑海里浮现出一个什么样的景象？可以是具体的景象，也可以是抽象的景象。”无论如何，要求一定是景象、图像。

（3）共鸣：如何受到这些表达的吸引？表达是如何触动你个人的经验的？

提问见证人：“你刚才听到他那个例外的时候，你有没有什么经历让你产生共鸣？”让他（见证人）联想到自己有什么样的生活事件。请注意：这个地方也要求是积极的共鸣！比如说见证人在回应的时候说，前面说来访者这件事情做得很好，然后就有“我怎么就做不好呢？”这样一个共鸣，就会让被见证的人有一种负罪感。咨询师就要事先跟见证人要求：第一要听积极的例外事件；第二要讲自己的例外事件，在回应的时候其实是讲的自己的力量感，如“我做得挺好的，我也在这种情境中遇到过这样的情况，我活下来了”。

（4）触动：听到受访者的故事，会带你去哪里？会带给你什么样的启发？

当见证人听了受访者所讲述的故事之后，会有什么改变？这个“触动”在英文中是 transportation，意思是“运输”，它的本意实际上是，见证人听了受访者的对话会有什么样的改变？或者思维有没有被这个故事带到某个地方去？

（5）好奇：治疗师可以问外部见证人，你对来访者的故事还有什么要问的地方吗？你对哪部分还感觉到好奇？

我们可以发现，外部见证人复述的内容虽然是分为5个部分，但它是连贯的。这个对话只是发生在外部见证人和治疗师之间的。

【案例 3-23】 **老伴住院了**

　　有这样的一位患者家属，60 多岁，男性。他的老伴患癌症住院了，就在我们对全院的患者和家属进行访谈的这个过程当中，他就讲他自己以前只顾着玩，家里的一切家务，如做饭、洗衣服、整理房间等都是老伴来做，他玩得连吃饭都给忘了，他老伴做完饭就使劲敲锅，"当当当"敲三响，他听见了才缓缓地过来吃饭。后来他的老伴生病了，他这个从来不进厨房的男人，就开始学着去做饭。大家可以想象那个难度是相当之大，他说他学会了包馄饨，本来煮馄饨用清水煮就可以的，但是他一定要用鸡汤来煮。大家知道鸡汤熬制的过程也是很浪费时间的。那他为什么非要用鸡汤来煮馄饨呢？这是因为他的老伴特别爱喝鸡汤。然后他又提到了妻子的内衣，他一定是用手洗的。他说，实际上这些衣服也可以用洗衣机洗，但是用手洗的那种感觉，他自己内心中的那种感觉，与用洗衣机去洗是不一样的。他觉得他现在是在尽最大的努力去表达对妻子的支持和陪伴。大家试想一下，一个 60 多岁的男人，尤其是作为一个中国男人，我们中国的男人是"爱在心里口不开"的，他们是不善于表达对家人的爱、对家人的关怀的，而他能够当着我们护士，当着其他的患者和家属的面来讲述他是如何照顾老伴，并且尽可能做到尽心、尽力地去做这些事情，其实他是表达了对老伴的一种关爱，这是相当不容易的。最重要的是他在讲述这个故事的过程中，他的行为有了一个被见证的机会，这种外部见证人的见证，让他的自我认同感得到加强。

【案例 3-24】 **国学大师的故事**

　　有这样一位患者，他是一位研究国学的大学老师。在团体访谈的过程中，他给我们大家讲述他是如何走上教授国学这条路的，他讲到了以前他是如何跨专业学国学，是如何刻苦，如何用功，是怎么去备课，然后又如何去给大学生上课的，而且他现在是同时给几个大学的学生上课，别人都称他为国学大师。他讲到了他非常注重健身，每天要走一个小时的路，然后采用撞树的方式来增强自己的抗击打能力，撞树要撞多少次，都有严格的规定。他在讲述自己如何去学习国学，克服了重重困难，获得知识，获得别人尊重的这个过程中，以及自己坚持健身这样一个过程中，周围的患者和家属就成了他的外部见证人，就见证了他有知识、有毅力这样的个人特征，并产生了一种认同，同时他也增强了自己的这种自我认同的力量。

那么他在讲这个故事的过程中不断地去讲述、不断地去描述的这个过程，实际上就是强化了他自己常看重的那一部分，而那一部分实际上对他面对自身的疾病也是有帮助的。

【案例3-25】 **不爱吃饭的奶奶**

有一个患肠癌的奶奶，她术后食欲一直都不是特别好，不太愿意吃饭，好长时间都不吃饭。家里人也特别着急，护士看着也非常着急，因为她已经可以进食了，但是她就是不想吃饭。后来负责她的责任护士了解到，她的小孙子是她生命中最重要的人，她特别盼着跟小孙子见面。但是小孙子比较小，仅仅3岁，护士就跟爷爷及家里人商量，能不能设置这样的一个场景，由家里人做好饭，把饭带到病房里来，把小孙子也带来，让小孙子来陪伴奶奶去吃饭。我想大家都能想象得到，当把小桌子摆好，把饭拿出来，让小孙子陪伴着她一起来吃饭的时候，这个奶奶脸上的笑容是怎么样的。然后，她开始克服自己的痛苦，开始陪着小孙子去吃饭。那么实际上小孙子的陪伴，也是见证了奶奶开始进食饭这样的一个事件。

五、以叙事的方式回应创伤

请大家思考，患者之间的互助问题。因为在大卫·登伯勒写的《集体叙事实践——以叙事的方式回应创伤》中，就提到了经历创伤和痛苦的人，他们如何能够去度过这些创伤和痛苦。它讲到经历痛苦的人怎么去面对那些创伤，特别是这些经历痛苦的人怎么去面对别人的创伤，尤其是大规模的、群体性的创伤事件。

读完这本书之后，我就产生了一个想法，就是我们的患者，现在我们的专科分得这么细，其实到病房里的人，他们基本上都是同样的或者是同类的疾病。我们可以理解成他们经受了同样的创伤，那么经受同样的创伤的人，是不是可以去帮助正在经历着同样创伤的患者呢？

在这本书当中，它讲到了两点。

第一点就是经历创伤和痛苦的人，他们并不是被动的接受者。每一个群体或者是每一个人，他们都用自己的方式，基于自己的知识和技能，采用任何可能的行为，来解决出现在他们生活中的问题和苦难。

第二点就是经历创伤的人，如果他能对他人作出贡献，这样的经历可以减少苦难对他生活的影响。那其实就是跟我们很多人所想的不一样，可能心理专业的人认为，我们需要帮助经历创伤的人去疏导内心的一种压力也好，或者是让他们去重述他们经历的灾难事件也好，关注的是心理层面的压力。

在汶川大地震的时候，由于我们的心理应急系统不健全，当时就出现了防火、防震、防心理咨询师这样的一个状态。其实这个时候，创伤者所需要的跟我们专业人员认为他们所需要的东西是不一样的。实际上这个时候，这群受创伤的人需要一个环境，一个什么样的环境呢？他们需要一个被创造出来的环境：为别人做出贡献。当他们能够为别人做点贡献的时候，确确实实可以减少苦难对他们生命的影响。这是通过读《集体叙事实践——以叙事的方式回应创伤》这本书得出来的一个经验，所以我们就要思考：如果一个患者能为类似的患者做出贡献，是不是对他本身的康复能够提供价值和意义？这值得我们在临床护理中去尝试和探索。

六、见证的故事

在讲界定仪式或者是外部见证人的技巧的时候，提醒大家一句，有的时候我们可能会去见证来访者的一个故事，或者是来见证他的一个行为，而有时候可能我们需要去见证的是他的一个作品。

【案例 3-26】 茶刀的形成

有这样的一个来访者，他跟我讲他特别喜欢做手工。他的业余时间就是做各种各样的刀具，他说他最近做了一把感觉非常棒的茶刀，就是用来撬茶饼的茶刀。那我就请他下次咨询的时候，把这把茶刀带到咨询室里来。当他再次来的时候，他就把这把茶刀呈现在了沙盘里面。然后我就怀着一种好奇的心态，让他讲这把茶刀是怎么形成的，这把茶刀是怎么做成的，那个茶刀的柄和刀是怎么来的。他就说，那个刀柄原来就是一块木头，刀的一部分是用牛角做的，而最重要的是刀体部分。我们看到那把茶刀上有花纹。他说这个花纹是自然形成的，是把这个钢拉长、折叠、再拉长、再折叠，不断反复地拉伸和折叠，然后去打磨，打磨的过程中，因为厚薄不一样，就会呈现出它的自然纹路，这个花纹就是它折叠的层次而呈现出来的自然纹路。他讲述这把茶刀的制作过程中，实际上经历了"折"和"磨"的过程，才能把原来这些看起来并不相关的原料组合在一起，制成了这把茶刀。其实在他讲述这个"折"和"磨"的过程的时候，就说那些原料经过"折磨"，它才能变成一把美丽的茶刀。那么反过来，他再联想到自己现在的这种状态，他经过这样一个抑郁状态的折磨之后，他才能够有能力去做他想做的那件事情，他才能有能力去写他想写的那本书。他在讲述的过程中，就把自己讲明白了。那我在见证他的这把茶刀形成过程中，实际上也见证了他故事的改写过程。

在临床当中，我们是不是也可以去发现我们患者和家属的一些特殊的爱好，或者他的小作品等，来去见证这些不一样的物品呢？由这些不一样的物品来见证他故事的改写，或者是见证他新故事的构建。

在我们护理队伍当中，每年的"5·12"国际护士节，都会召开一个护士节的大会，在这个大会上，基本上有固定的程序，就是对我们的优秀护士长、优秀护士、服务之星、夜班最多的护士以及护龄满30年的护士进行表彰。

在这个会场，会有鲜花和音乐，会把以往在临床中的老照片做成音乐相册循环播放。在这个大会的过程中，会有领导去宣读表彰决定。被表彰的人戴着大红花，走上讲台，接受领导颁发的证书，然后合影留念，最后在观众的掌声中走下台来。而在观众席上，我们会请到院领导、各职能科室长、各临床科室主任，还有各辅助科室的主任，以及全院的护士。

这一群观众，对于上台领奖的人来说，那就是他们的外部见证人。

如果把每年的"5·12"护士节大会取消了，我们也还会给这些人发奖金，是直接打到卡里。大家想一想，我们会不会收到相同的效果呢？

我曾经见证过，有一次"5·12"护士节大会之后，有一位满30年护龄的高年资护士，披着绶带，抱着鲜花，拿着她小小的奖章，在楼下的绿草地上拍照。当时她科室的人也都在，我被邀请去跟她一起拍照。在这个过程中，我看到她闪闪的泪光。然后我就问她："你有什么感觉？"她说："我觉得这30年过得真是很不容易。但是今天能够拿到这个鲜花，能够上台，我觉得这30年也真是值得了。"

那这鲜花、掌声、她的证书，以及这样一个大会，这样一个仪式，可以叫作界定的仪式，就界定了她30年来对医院的付出，对患者的付出，是对她工作的肯定。强化了她作为一个护士，一生当中她所做的努力。

所以，有时候我们会考虑，形式要远远大于内容。在这个大会上，台下所坐的那些人，那些外部见证人，起到了一个非常重要的作用。

试想，如果只有我们领奖的人上台领奖，我们还走同样的仪式，还走同样的程序，但是下面的观众都消失了，只有一团空气在那里，那这样一个仪式，还会起到同样的作用吗？

七、外部见证人的复述

外部见证人的复述成五个部分，分别是表达、意象、共鸣、触动和好奇。

这是看了很多书之后总结出的五个部分，有的书上是用文字表达的，有的书上是用图形表达的，我把这些都归结在一起，然后总结出外部见证人复述包括五部分内容。

第一部分是表达。这个表达是什么呢？是由外部见证人去讲述，跟治疗师叙说他对当事人所说过的那些话，有哪一部分印象是深刻的、特别打动他的。

第二部分是意象。就是外部见证人在听到来访者所讲的那些话的过程中，他的头脑里呈现出一个什么样的情境，或出现的是一个什么样的图片。

第三部分是共鸣。指外部见证人听到了来访者的故事，他自己的生活中产生了什么样的共鸣感。就是要讲述外部见证人自己的故事，而不是去评论他所听到的来访者的故事或去评论来访者。

第四部分是触动。指外部见证人听到来访者的故事以后，这个故事会让他自己有什么样的改变，会让他在未来做出什么样的调整。

第五部分是好奇。治疗师可以问外部见证人，你对来访者的故事还有什么要问的地方吗？你对哪一部分还感觉到好奇？

我们可以发现，外部见证人复述的内容虽然是分了五个部分，但它是连贯的。这个对话只是发生在外部见证人和治疗师之间。

【案例 3-27】 **落户之路**

有一位来访者讲述了这样一个故事，她说："我老家是农村的，从小家境贫寒，所以养成了非常自卑、懦弱的性格，但我却特别上进，通过不懈的努力考上了大学。我们农村人考上大学以后，就会把户口从农村迁移到学校，但毕业之后，我就又想把这个户口迁回农村，因为牵扯到要分房子的问题，如果我把户口迁回农村，我就可以分到很多房子。"

她说："当时孩子还不满 1 岁，家里又没人帮我照看，我就抱着孩子找到派出所，但他们却敷衍推诿我，让我去找这里，去找那里，找了一圈又一圈。到了最后，我居然不害怕了，我到处找，最后我成功了，我的户口就终于落回村子里了。"

她说："我是村子里第一个把城镇户口又落回农村的人。"

通过这个案例，我们模拟一下外部见证人是如何来复述的。假设我请到了她的好朋友，或者请到了她生命中关系比较重要的人来到现场，这是一个想象或者是模拟。

假如她跟我讲述完这个案例之后，我就请外部见证人来复述李强所讲的这个生命事件。

大家看她第一段的表达，就是当我听到了她说办户口时抱着一个不满 1 岁的孩子到处找人，这个我印象特别深刻。在我头脑中产生的意象是什么呢？在我脑海里面出现了一个海燕的形象，为什么产生海燕这样一个形象呢？是因为高尔基写过一篇《海燕》，那个海燕总是冲向风暴，特别勇敢，披荆斩棘，无所恐惧，所以我脑海里浮现出的就是一个海燕的形象。

对我来说产生的共鸣就是五年前，我也曾遭遇过困难，我也曾遇到了换岗位、换专业，我是从化学系被调到了英语系，又在英语系去当系主任。所以我当时的压力就非常大，但是我必须去应对这种挑战。

对我触动最深的，就是看似不可能的事也不见得是完全没有希望的。比如说她办户口这件事情，所有农业户口转成了城镇户口，按原则是不可能再转回到农村，落户成农村户口的。可是这种看似不可能的事情，李强通过努力就做到了。那现在我正在想，如何利用我自己所学的专业开一个公司，通过现在的科学技术，通过互联网的技术，能帮到更多有需要的人，如那些想出国的人、想去考托福或者是 GRE 的人。我是不是能够通过网络或者是微信、个人公众号等，去探索一下我如何可以帮到更多的人，这是我现在想的。那这件事情对我的触动就是，这也不是没有可能，我不要再空想，也许我只要去行动，很快这个想法就可能会变成现实。

那我对这个案例的好奇就是：当时她的孩子还不到 1 岁，抱着那么小的孩子，她又没有车，在那么冷的天，她竟然能够往返十余次，往返于自己的家、派出所、农村的老家，不断地被别人推来推去，她是怎么做到的？

我们前面讲到了外部见证人的复述，是模拟和她对话个过程。那请大家想象一下，如果她作为观察者，看到、听到了外部见证人和治疗师之间有这样一个对话，就是对她所描述的那个案例，产生出的一个这样的对话，李强可能会对她自己有一个重新的认识。

她可能会觉得外部见证人所描述的那个海燕的形象，是她从来都没有想到过的。她没想到自己在外部见证人心中，会产生一个那么勇敢、那么不畏艰险的形象，她同时可能也会对高尔基的那篇《海燕》感兴趣，日后可能还会拿那篇文章来读，也许她还会反复地去阅读，从而对海燕的这个形象有一个更深层次的理解。

当她把海燕这个勇敢的形象跟自我认同结合在一起的时候，她一定会产生触动，会引发她以后不一样的行为。在这个外部见证人复述之后，他又退下去。然后来访者又跟治疗师面对面，这个时候就由来访者对外部见证人的复述再进行复述，同样也是用表达、意象、共鸣、触动、好奇这五个程序来进行。

来访者进行复述是她听到了外部见证人所说的话，就是外部见证人所描述的，哪部分对他来说是印象深刻的，在他的脑海里出现了什么形象，引发了什么样的共鸣，对他的内心有什么样的触动，以及他可以描绘出的未来行动的一些预想和打算。他可能还会产生一些好奇，就是外部见证人为什么会对这一部分的东西是好奇的。另外，他可能会对外部见证人本身的那个案例产生好奇。

那么大家想想，经过这个案例不断地叙述、复述、再复述的过程，原来单薄的那个案例就产生出很多不同的、新的意义，这个新的意义就会引发来访者对自我认同产生一些变化，并引发行为的改变，然后引出新的故事。

八、界定仪式的使用

前面在讲界定仪式的时候，我们提到了界定仪式可以在 3 个时候使用：①在界定问题的时候；②在取得阶段性进步的时候；③在治疗结束的时候。

在日常工作当中，我们可以把其套用到临床中去。如在确诊的时候，或者说在患者确诊的是良性疾病，而不是一个恶性疾病的时候，我们是否可以考虑用界定仪式呢？

在患者取得阶段性进步的时候，如在完成第一次化疗、第二次化疗的时候，他能够下床行走的时候，他在骨折后迈出第一步的时候，他可以说出第一句话的时候等，我们是不是可以用？

另外在结束治疗的时候，我们是不是可以用到这个界定仪式。尤其是对于危重症患者，如他出院的时候；对于恶性疾病的患者，他完成了全部治疗程序的时候；对一个手术的患者，他终于经过手术，或者是整形的患者，经过手术他得到了他期待的结果的时候，我们是不是可以来利用界定仪式呢？

所以在临床当中使用界定仪式，我们可以因时、因地、因人来定，我们可以创造出此时、此地、此人的这种情景，创造性地来使用界定仪式。

关于外部见证人技术，护士也可以根据病房的情况或这个家庭的状态来创造性地使用此技术。如果我们能非常合理地、恰当地使用外部见证人技术，如让小孙子见证奶奶进食那样的一个案例，或者是让患者家属讲述他是如何照顾他老伴的这样的一个见证，那么这些见证的行为，这些界定仪式，会对患者和家属产生出多么不同的意义。这个恰恰是我们人文关怀非常重要的一部分，这个就是护理的内涵。

也就是说，我们不仅关注的是他疾病的治疗、护理的程序，还要关注怎么去帮助患者，怎么去安慰患者，这个才是护理的内涵。

如果护士能够把工作做成这个样子，那我们的护士就是跟其他的护士不一样的护士，我们就成了一群会叙事的护士。

【案例 3-28】　造口皮肤黏膜分离

某患者，男性，35 岁，入院诊断为"结肠恶性肿瘤"。于 2021 年 9 月 21 日行腹腔镜下左半结肠癌根治术，术后第 6 天并发感染性休克，行剖腹探查术 + 肠切除 + 结肠造瘘术，术后诊断：肠吻合口瘘。二次术后第 9 天出现腹腔感染，造口皮肤黏膜分离，给予充分引流、抗感染、营养支持等综合治疗及造口护理。本人不知晓癌症病情，二次手术超出患者病情发展预期，同时排便通道的改变——造口的出现，加之并发造口皮肤黏膜分离，严重担忧其预后效果，对其造成较大打击，导致二次术后情绪低落、易焦虑，夜间睡眠差，易惊醒，醒后大汗，心率最高达 130 次 /min，医院焦虑抑郁量表（HAD）评分焦虑 9 分、抑郁 11 分。针对患者的具体情况，为其制订个性化护理计划，包括腹腔感染治疗、饮食运动健康宣教、造口并发症风险教育、焦虑抑郁测评及叙事护理、造口自我护理能力健康宣教、家庭归属感引导及感恩教育。该患者主要照顾者为其妻子，经过积极治疗及精细护理。患者造口皮肤黏膜分离愈合，病情平稳于 2021 年 10 月 23 日出院。

界定仪式须精心选择外部见证人，造口治疗师是主要见证人之一，其专业护理有助于患者积极面对疾病，提高其造口护理能力。通过造口治疗师复述案例，对患者疾病故事对其带来的触动和共鸣的地方进行回应。

九、身份的认同过程

外部见证人，其实是提供了一个非常好的、通过在关系里重新建构一个人（来访者）对于自己身份的认同的过程。

著名的儿童精神分析师温尼科特曾经说过，没有单独的婴儿这件事情。意思就是说，婴儿和母亲其实是一个整体，没有办法单独分开来。婴儿总是在母亲的眼中看到自己的存在，婴儿是不可能单独一个人存在的。

我们每个人终其一生，都需要在关系里不断地对自己的身份认同进行重新再建构。很多人成年以后会遇到很多心理困扰，可能会觉得自己没有价值，自尊很低，无论取得多高的成就，自己在内心觉得很没有价值。有的人深受焦虑、抑郁、强迫或者厌食症等心理疾病的困扰，归根结底，如果看一下他内在的心理活动，可能都和他在关系方面欠缺别人的认可，或者是在关系里去建构自己的个人身份认同大有关系。

对有心理困扰的人，如果回过头看他的童年发展——这里要提到一个词是"自恋"。我觉得对于理解无论是个人成长还是做心理咨询过程中关系的重要性，怎么样帮助来访者重新对自己的身份认同、再建构过程的理解都非常有帮助。所谓自恋，就是每一个人都有希望能够被看到、被认可、被承认的部分。无论有再高的成就，无论生活过得怎样，都有被外在的客体所认可的、自恋的需要。如果一个人在童年的时候，在和父母亲（小时候的主要养育者）互动的过程中，能够得到至少是一段时间的、至少是一个人的无条件接纳和认可的过程，就有助于培养他的比较健康的自恋。也就是说，婴儿能够在母亲的眼中看到自己的存在。当自己有需要的时候，母亲就能够给予自己适当的回应，婴儿就觉得自己是有价值的，自己是可以做成一些事情的。但如果一个人在一生中（特别是在童年时期）从来都没有得到过一段被无条件接纳、被认可的过程，可能内心深处会永远觉得自己是没有价值的，内心的自尊感是非常低的。即使在别人看来，可能已经取得很好的成就，但在内心深处一直都是孤独的，觉得自己是没有价值的。

如果能够透过外部见证人这样的过程，让来访者能够感受到，很多人之所以会觉得自己的人生很悲惨，觉得自己很痛苦，实际上，世界上和自己有相同遭遇、相同故事的人有很多，或者说很多人可能比自己的生活遭遇还要更不好。透过外部见证人，当一个人讲述自己的故事的时候，可能很多人会引起某种共鸣——我的生命里似乎也发生着相同、相似的故事。当听故事的人给讲故事的人予以一定的反馈，彼此都会觉得自己不是孤单的，世界上不是只有自己经历过这样的事情，彼此之间就会多一些情感上的共鸣、认可和理解。

此外，当一个人讲述自己故事的时候，可能会觉得自己的人生故事比较悲惨，但其他人在聆听故事的过程中，可能会有一些不一样的想法。因为，任何人的人生故事不可能都是悲惨的部分。这个人曾经遭遇过一些创伤（遭遇过一些不开心的事情），但每个人都不会被动地去接受这个创伤，都会对这个创伤有一些主动的反应。在这个过程中，聆听故事的人可能会发现，讲述故事的这个人在他的生命历程中有一些不容易、难得、坚持以及有一些令人敬佩的地方。

我们学了叙事，也可以在自己的现实生活当中活学活用。有科学研究发现，一个人童年时曾经遭遇过一些创伤，那些创伤的记忆（包括身体的记忆、不愉快的情绪、对于事情的负性认知）都会一直储存在大脑的边缘系统。所以，无论是个人成长还是做咨询陪伴来访者，在处理创伤部分的时候，能够把那部分人生故事讲出来，给他做一些处理是非常重要的。在我们的生命历程中，除了一些不愉快的故事，我们的生命故事也会有许许多多小小的闪光点，可能以前我们并没有把它非常好地丰厚起来。根据科学研究，大脑里的神经细胞和神经连接，也呈现出一种用进废退的状态。

打个比方就是说，一个人走在杂草丛生的丛林中，如果回忆的都是很伤心、很愤怒、很不愉快的情绪，这方面的杂草就会长得很多。如果在杂草中有一些小小的闪光点，然后透过这些小小的闪光点去丰厚我们的人生故事——可以通过写信、冥想，让情绪（身体）处于比较愉悦的状态，就好像在杂草丛生的路上开辟出新路，然后种上一些自己喜欢的花和植物，随着人生故事闪光点的不断发展，可能最后所有的杂草都会被除去，我们喜欢的花朵就会长得越来越茂盛。

十、外部见证人团队

外部见证人是一个具有治疗作用的团队，团队由对来访者有重要意义的成员组成，这些成员既可以是家人、朋友、社区成员等，也可以是咨询师，在选择团队成员时可以问来访者他想要谁参加，一旦取得来访者的同意，就可以在叙事治疗中运用外部见证人团队。当治疗师与来访者进行谈话时，外部见证人团队坐在面对或能看到来访者的一边，静默地听治疗师与来访者的会谈，在咨询进行一段时间后终止。咨询过程请外部见证人团队使用特定的态度与方式，给予来访者回应，通常情况下由治疗师决定是否终止。

让外部见证人团队进行回应的时刻，按照团队成员的构成，我们可以把外部见证人团队分为两种：一种是由专业咨询师构成，另一种是由家人、朋友、社区或其他来访者的重要他人等成员组成。到底外部见证人团队使用的是怎样的态度与方式，使他能够成为具有治疗作用的团队呢？

叙事的外部见证人团队是一个不一样的方式，它将我们治疗师的专业角色放在一边，让治疗师带着人的生命来听故事，从听中去感受到那个感动，还有被来访者启发的地方是什么，来访者本来可能是痛苦的故事，也可能是心酸的故事，如果从专业的治疗师来看，好像觉得这就是一个故事，有什么地方需要处理。可是外部见证人团队教我们把那个专业的角色放在一旁，而把人的生命放进来，去感受故事的宝贵和启发，让来访者感受到他的故事是珍贵的、有贡献的，它不是所谓的个案，他的故事带给大家很多的启发，外部见证人团队是一个故事回应故事的方式。

对外部见证人团队的要求：首先，团队成员的回应不能给当事人提建议，不能批评当事人；其次，不要将自己的价值观强加给来访者，要从欣赏的眼光看到来访者的难得和不容易的方面去作回应，联系自己的生活经验和生命历程讲来访者的故事对自己的启发是什么，让来访者觉得其实他的故事是珍贵的，是有价值的。来访者的重要他人与来访者有更多的接触，他们更有机会见证、丰厚来访者的生命故事，因此他们的力量是非常强大的。因为叙事治疗也是从家庭治疗发展出来，所以也受到反馈团队（反馈小组）的影响。

早在 20 世纪，米兰系统家庭治疗小组有一种工作方式，就是当治疗师在治疗室见家庭的时候，还有另外的成员在单向玻璃后面观看治疗师和家庭。也就是说，治疗团人一共有 4 位——见家庭的时候，有两位治疗师。一位是主要治疗师，另一位是协同治疗师。此外，在单向玻璃后还有两位治疗师，观看家庭治疗师和家庭互动沟通的过程。

家庭治疗通常要比个别治疗的时间长一些，如果个别治疗是 50 ～ 60 min，家庭治疗通常在 90 min。当时的设置是：当两位家庭治疗师在治疗室见家庭大概 60 min 的时候，治疗师就会跟家庭（事前得到了家庭的允许，家庭也知道单向玻璃后还有两位家庭治疗师在观察他们的互动）说，有两位治疗师在单向玻璃后观察，所以要出去和同事讨论和商量一下，看看同事对于治疗室发生的一切（关于家庭的故事，关于家庭和治疗师之间的互动）有什么样的意见、观察和看法。

做家庭治疗的时候，治疗师不可能是个单纯的观察者或者改变家庭的人，治疗师和家庭也会成为一个互动的系统。如果单向玻璃后有其他的治疗师，就可能观察到治疗师和家庭互动的形式，也相当于从观察者的角度来观察治疗室里面发生的一切，就可以给做治疗的咨询师一些不同的看法和意见。所以，在治疗进行到 60 min 左右的时候，治疗师就会离开治疗室，到观察室的单向玻璃后和治疗师进行一番讨论。讨论 5 ～ 10 min，然后会带着观察的治疗师的一些意见和看法回到治疗室，给家庭做一个反馈。

意大利的米兰小组，也就是最早的系统家庭治疗的发源地，他们的工作就是这样的。而在单向玻璃后面做观察的治疗师的反馈和意见，有时候也带给家庭一些新的看待自己家庭问题的不同视角。

随着治疗技术的进展，叙事里边所说的外部见证人团队技术，有受到米兰小组的一些影响，也受到汤姆·安德森团队对于反馈小组的启发。此外，还有一个文化人类学家叫梅耶霍夫，受这几方面的影响，所以发展出叙事里面外部见证人团队治疗的概念和技术。

在外部见证人团队的治疗技术里，具体操作过程是这样的：（外部见证人团队可以有很多种形式，今天跟大家讲其中的一种，然后可以以此类推）比如一个示范性的教学团队，现场有很多学员，有一个来访家庭面对叙事治疗师。这种情况下，首先要取得家庭的知情同意——跟来访者（来访家庭）介绍说，现场有一些专业人员，他们也是治疗师，在访谈的过程中，我们可以选择其中的 3～4 位，坐成一个半圆在后面聆听。也就是说，在现场示范的时候，治疗师面对来访者（来访家庭）现场有 3～4 位学员，搬椅子坐在治疗师和来访者（来访家庭）形成的圆圈后面作为观察者。访谈进行到 4/5 左右的时间，治疗师就会停下来，和来访者（来访家庭）说现在要邀请刚才选出来（自愿站出来的）的这几位学员，请他们发表一下刚才对于访谈的看法和观点。反馈小组成员对他们观察到的现象、来访者（来访家庭）身上的资源等做一个反馈之后，治疗师就会邀请来访者（来访家庭）描述，当听到反馈小组给的反馈，他们的感想和感触是怎么样的？

接下来在时间允许的情况下，可以邀请刚才的反馈小组再做一轮反馈。家庭对此反馈再做一轮反馈。根据现场情况，一般来说，来访者（来访家庭）治疗进行到一段时间之后，反馈小组给出反馈，来访者对于反馈小组的意见再给出反馈。这样的环节可以继续下去。

叙事的外部见证人团队，比如说是在现场学员里面挑选，或者大家自愿去做一个反馈者，上去后并不是漫无目的地说，而是有一个具体的步骤。这个步骤总体来说分为 4 步：

1. 反馈小组聆听过程中头脑中现的一个图像或意象，即 image。
2. 聆听访谈过程中给自己印象最深刻的是什么。
3. 聆听来访者的故事，让自己想到了自己怎样的故事。
4. 聆听来访者的故事对自己的启发，会对自己未来的生活产生怎样的影响。

在外部见证人团队技术的运用中，如果现场有成员主动要求进行反馈，就是依据以上 4 个步骤进行反馈。要求反馈小组成员按照结构化的过程，给被访谈者进行反馈。

我们说故事会带来故事。很多时候在聆听别人的故事的时候，也会想到自己的故事。那样的治疗场景（治疗设置）最主要的目的是帮助来访者，如果反馈者过多地反馈故事给自己带来的影响，可能时间占用太多，让被访者有被忽视的感觉。如果变成反馈小组讲自己的故事，就有一点偏题。所以在具体实施的过程当中，最好对反馈小组有一个要求——要讲清楚，希望大家能够按照这4个步骤给被访谈者进行反馈。

在一个培训中，可以邀请现场的专业人员来做反馈小组。如果在为来访者做咨询的过程中，当使用外部见证人团队技术的时候，我们询问来访者，他希望生活中的哪位重要人来做外部见证人团队的反馈？征得来访者同意，他可能会邀请生命中对他来说非常重要、对他有帮助有启发、印象非常深刻的家人、朋友、同事、老师等，作为外部见证人团队反馈小组的成员。

无论是在现场邀请专业人员，或者在咨询中邀请来访者的重要他人来做反馈小组，还有就是——如麦克·怀特老师，假设来访者（在治疗）遇到一个问题，以前他咨询过的来访者，和现在的来访者有相似的一些困扰，之前的那个人已经康复了，有的时候也会邀请来做外部见证人团队成员进行反馈。

叙事里边非常强调一个人的故事会引发新的、不同的故事，故事会带来故事。叙事就是做一种自我身份认同、再建构过程的一些事情。透过外部见证人团队的反馈，其实也是在关系当中，当一个人被他人看到自己原来没有被看到的故事时，就会对他的自我身份认同带来不一样的影响。

有时候这种邀请外部见证人团队为来访者（来访家庭）做反馈，相当于好几次咨询的效果。因为在团队反馈的过程中，可能会有好几个人给被访谈者做出反馈，每个人都从自己的视角来看待听到的故事，以及他听到了那个故事对自己的影响。做反馈的过程其实也是一种双向影响的作用。也就是说，当访谈者听到小组反馈——原来自己的故事也会对别人有影响的时候，这种意义是不一样的。

来访者可能受到某个事情（问题）的困扰，在叙述故事的过程中，也许他生命中的一些品质——比如善良、坚忍，遇到问题和困难依然不断地去克服，依然坚持往前走等。反馈小组会透过这些故事，感觉到故事对自己的影响，然后把故事对自己的影响又反馈给来访者，来访者就能够感受到，自己的故事并不是那么孤单，也有很多人有着类似的困扰，可能会感到自己是不孤单的，自己是被人理解的，也发现自己身上小小的闪光点、自己的支线故事部分也会被人看到，也会给听故事和说故事的人带来不一样的影响。

有一部科幻电影叫作《独立日》。电影里有一个情节，原来的老总统已经退休，他在台上演讲，很多人在下面聆听（台下很多老人，和他一起生活在一个养老机构）。其实，世界上的每一个人都不可能孤立地生活在这个世界上，关系对我们来说非常重要。比如电影里老年人，当有人聆听他的故事，并对他的故事给予一定反馈和支持的时候，这个人就不再觉得孤单，能够在关系里感觉到自己的生命是有价值、有意义的，彼此都在不断地塑造自己和对方的生活。

外部见证人的复述所达到的效果远远超过一个咨询师所能达到的效果，这并不是说治疗师的贡献不重要，只有通过治疗师提问引导外部见证人的复述，并仔细监控其重要的想法，才会让来访者产生共鸣。

外部见证人实施叙事护理期间，可在征求研究对象同意的情况下，邀请研究对象的家属或者其他重要的人，旁观叙事过程，给予研究对象心理支持和鼓励。外部见证人一方面可以让患者与家人或重要的人产生合作的关系，增强治疗效果；另一方面，因为有了外部见证人的"见证"，可以使研究对象的改变变得更加真实，推动故事向更好的方向发展。

第六节　叙事护理核心技术——治疗文件

治疗文件没有统一的制式，它是多种多样的。在心理治疗当中，可能用到的比较多，尤其是在叙事治疗当中用得比较多的是奖状、证书、信件、影音资料，还有一些创意性的作品。在很多书里面都提到了证书、奖状和信件的作用。

在临床护理当中，我们也看到了，本身就有很多护理文件需要书写，那个治疗文件跟我们今天所讲的这个治疗文件的意义是不一样的。

你看非常简单的治疗文件，就发生了神奇的作用。由此我们就可以想象、思考，当我们在做健康宣教、术前宣教的时候，希望患者的生活习惯、服药习惯或遵医行为发生改变的时候，我们是不是可以使用类似的叙事治疗文件来更好地服务患者，帮助患者身体及精神上获得最佳康复？我们可以通过故事来了解一些事物，一个好的故事，可以创造不同的世界观，体现不同的人生价值，好的故事不仅可以疗伤、促进健康，还可以正确引导我们思想，从中寻找自信和认同。

【案例 3-29】 **微笑吧，在 16 岁的花季**

急诊班，我们像往常一样忙碌，接到电话，要收治一名阑尾炎女性患者，原本以为只是普通急诊患者，当患者来到病房时，我们发现那是一个普通长相、身材略胖的女孩，父亲搀扶她来到病房，女孩正处于急性阑尾炎发作期，右下腹疼痛,阳性体征及相关化验检查,可以确定是急性阑尾炎,需要进行急诊手术。在问诊过程中,女孩几乎没有说话,一直是父亲在回答问题,采集患者信息中,初步了解女孩名叫娜娜,16岁,在读高中,是单亲家庭,一直和父亲一起生活,父亲是个朴实的农民,女孩的眼神没有交流,一直在躲闪,像是在害怕或是回避什么。由于疾病,表情痛苦,但还是不愿与护士交流。完善术前检查及处置后,女孩行急诊手术。在女孩手术、父亲等待期间,我询问了女孩的情况,为什么女孩不愿意沟通和与护士交流?父亲表情凝重,迟疑了一会儿,才缓缓开口:娜娜以前是个很开朗的女孩,很喜欢和大家聊天,但是一个月前在学校里发生了校园欺凌事件后,她就变得沉默寡言,没有了笑容,害怕大声说话,害怕黑天,总是看她在发呆,不吃饭。之后到医院看了心理科,在精神科住院治疗,刚出院就查出患有阑尾炎,急诊过来手术。通过以上的初步沟通,了解了大致情况,真是让我大吃一惊。总是在电视、网络媒体看到校园欺凌报道,没想到这回身边的患者是这种情况。通过相关信息的查阅,其实有些人没经历过就会断定这个事情很少,并且没什么大不了的。实在不行就反击。其实你们没有经历过,不知道事态的严重性。

孩子是祖国的花朵和未来,原本安静和谐的校园里,现在也频繁发生欺凌事件,因此校园安全不光是老师和家长关心的问题,更是整个社会都非常关注的焦点问题。校园欺凌是指发生在学生之间蓄意或恶意通过肢体、语言及网络等手段,实施欺负、侮辱造成伤害的行为。此类案件不仅给被害者造成长期的心理阴影,甚至影响人格发展,施暴者也很可能会走上违法犯罪的道路。

青少年身心都正处于发育阶段,他们的世界观、人生观尚未完全形成,法治意识淡薄,自控能力较差,是非不明,很容易受社会不良风气的影响。因此,校园安全并不是学校领导和少数教师的管理能够简单完成的,必须依靠学校、家庭和社会等多方面的力量,大家共同努力,才能为学生创造一个和谐、舒适、快乐的校园环境。

识别暴力产生的各种因素,例如是否存在家庭暴力等,然后有针对性地处理,改善有暴力倾向的青少年的错误认知,从而彻底改变其不良的行为。

1.学生自身方面内因是事物变化发展的根据,某些学生从来不把校规校纪放在心上,法治观念淡薄,以自我为中心,从不能考虑他人的感受,遇事不冷静,很容易采取一些非常过激的行为,被害者自卑,弱小,也会致使施暴者任意放纵。

2.家庭环境方面每个人的性格、行为的养成都会受到周围环境的影响,首先就是他的家庭环境。一个幸福和睦的家庭,会促进孩子的健康成长,相反一个冷淡破裂的家庭，对孩子的成长是极为不利的。不少有暴力倾向的学生，家庭生活都不幸福，他们要么从小失去父母关爱，要么家庭生活不正常，存在家庭暴力，必定会造成他们的性格走向极端。为此，他们往往通过欺凌弱小来释放压抑，获取一种心理上的平衡。

3. 社会环境方面一些社会歪风邪气充斥着校园，催生了校园欺凌。当前一些网吧、游戏厅等不宜未成年人进入的场所，无视有关规定向未成年人开放，严重损害了教学和谐环境。虽然我国有关青少年问题的法律禁止孩子接触暴力，但实际上没有可操作的限制性规定。在影视文学作品、音像制品、电子游戏中，青少年可以很方便地接触到暴力场面，特别是游戏里面的暴力情节会对他们产生一定的影响。

安全无小事。家庭、学校、社会要通力合作，避免欺凌事件发生，为处于青春期中的青少年提供安全友善和谐的成长空间。

娜娜术后回到病室时，她的眼睛四处张望，期盼着亲人，渴望爸爸陪伴身边。然而她看到护士还是在躲闪着眼神，不愿与我们交流。我知道她是在封闭自己，我们把娜娜安置在安静的病房，安慰着她：“娜娜，手术很成功，做的是微创手术，没有刀口，不会影响美观，现在感觉疼吗？”娜娜摇摇头，和家属说了术后指导，娜娜也睡了。这两天我都会到娜娜的房间，和娜娜聊天，她是拒绝和我交流的，但我知道她是很想与我们沟通的，她需要陪伴、需要关注。我给娜娜写了几句话……（图 3-1）

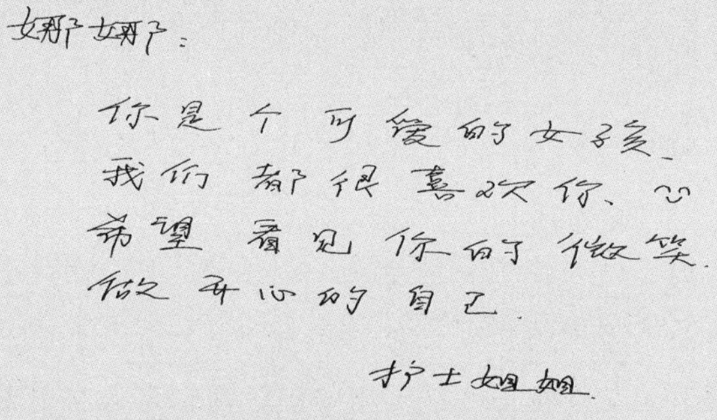
娜娜：
你是个可爱的女孩。
我们都很喜欢你。
希望看见你的微笑
做开心的自己
护士姐姐

图 3-1　微笑吧，在 16 岁的花季

我运用了文字便条的治疗文件，给娜娜进行了叙事护理来促进娜娜的情感恢复。

看到这几句话后，娜娜的行为也发生了变化，她不拒绝我们了，我每天找娜娜聊天，她很喜欢唱歌，我陪她听当下最流行的音乐，开始时她让我听，过了两天她就慢慢地唱给我听，在娜娜术后恢复期间，护士姐姐们用温柔、耐心的语言每天与娜娜沟通。

娜娜术后恢复得很快，她每天都会在走廊里走上几圈，特意来到护士站带着微笑和护士姐姐们打招呼，姐姐们也会微笑着对娜娜说："姐姐们喜欢娜娜，喜欢微笑的娜娜。"姐姐们还给娜娜带喜欢吃的水果，娜娜很开心。几天后娜娜康复出院了，她对姐姐们很是恋恋不舍，姐姐们看到娜娜的状态，真的很高兴。

事件小结：沟通是遵循一系列共同规则，将信息从一个人传递到另一个人的过程，有效的沟通应是接受者所收到的信息与发出者所表达的正好相同。简单的治疗文件就发生了很大的改变，可以加速患者康复。在医务工作人员当中，应该说是护士与患者之间接触的时间最多了，那么护患之间的沟通就尤为重要了，护患之间良好的沟通，可以使护士更好地了解患者的健康状况，并进行相应的护理。顺利的交谈为今后的护患关系打下良好的基础，在护理中起着重要作用。

【案例 3-30】 爱你至死不渝

一个急诊班上，科室收治了一位 86 岁满头白发的老奶奶，身边陪伴的是她的老伴，满头白发的老爷爷和老奶奶同岁。看着老爷爷拉着老奶奶的手一直没有松开过，泪如雨下，旁人看了真是难受。

通过填写病例，了解到老奶奶 86 岁，因胃癌术后骨转移，腹胀、腹痛，急诊收入我科室。意识清醒，但生命体征和化验报告出现了危急值，医生只能将老奶奶转入 ICU 病房。

老爷爷得知老奶奶的病情严重，跟家人说自己想陪陪她，也许这辈子再不见就见不到她了。

家人也跟医生提了这个要求，医生在了解了老人的心愿后，想办法实现他的愿望。然后医生给患者病情做了评估，做好出现一系列病情恶化的预案，保障了转运和防护安全，最终在下午终于安排上了两位老人在 ICU 相见。

在医院和医生的帮助下，这对老人最终在 ICU 牵手告别。他们见面的第二天凌晨，老奶奶因病情严重，送到抢救科抢救了足足 40 min，接受了气管插管，上了呼吸机，但是由于年纪过大，癌症晚期多重疾病加身，最终抢救无效去世。

两位老人相见时，老奶奶处于昏迷中，双眼紧闭，老爷爷只能用自己的呼唤声叫唤老奶奶：老伴，老伴，我来了。老奶奶的身体平卧，老爷爷的右手放在了老奶奶的脸上，轻轻地摸着老奶奶的脸颊。在亲属和医护的注目下，原本意识不清的老奶奶也感受到了老爷爷的到来，将唯一能动的手伸出来轻轻抓住老伴的左手，两个老人终于牵上手了。

考虑病情原因，两个人见面的时间只有几分钟，在他们即将分离的时候，老奶奶硬是抓住了床杆，不愿分开。因为老奶奶意识已不清醒，全身无力，只会在手上用力抓一下东西，平时只有叫老伴的名字才会稍微有点反应，但没想到这次她抓住了床杆。

看到他们这样的行为，很多人都被他们的感情所感动。这就是爱情啊，即将离别之际，他们不愿放开对方。但是很不幸，老奶奶因抢救无效去世。老爷爷在病房等待着，希望还能再去牵着老伴的手，家属和医院决定目前不能让他知道这个消息，免得打击他。

老爷爷在病房时，和我们讲述他和老奶奶是如何相见、相识和相知。六十多年从未吵过架，生活中无论多么难都会相濡以沫地爱护彼此，从未离开过对方。老奶奶的离去，老爷爷似乎有了感应，看得出老爷爷对老奶奶的不舍。

语言治疗文件：于是我陪老爷爷聊天，说起了电影《泰坦尼克号》，老爷爷说陪老奶奶看过的电影中，老奶奶非常喜欢这部电影，还让老爷爷陪看了好几遍。我问老爷爷："还记得杰克和露丝说的最后一句话吗？'你一定会脱险的，你要活下去，生很多孩子，看着他们长大。你会安享晚年，安息在温暖的床上，而不是今晚在这里，不是像这样死去。赢到船票，坐上这艘船是我一生最美好的事，让我能跟你相逢。'"

老爷爷和老奶奶共同生活了一辈子，和电影中短暂的几个小时相比，不是幸运得多吗？老奶奶喜欢老爷爷开心快乐的样子，她希望老爷爷能代替她看到和感受到那些她未能完成的事情。所以，老爷爷开心，老奶奶才会开心。

书信治疗文件（图3-2）：爷爷看着纸条，抬起头，惊讶地问道：孩子，你怎么会知道这句话？我对爷爷说：是奶奶和我说的，她写不了字，让我写出来交给你的。爷爷满眼泪水，颤巍巍地说：谢谢孩子，感谢你能说出奶奶的心声，说得对，我还要替奶奶做她未做完的事，得让奶奶高兴，我会照顾好自己的。爷爷微笑着向我摆摆手，离开了病房，消失在人群中。

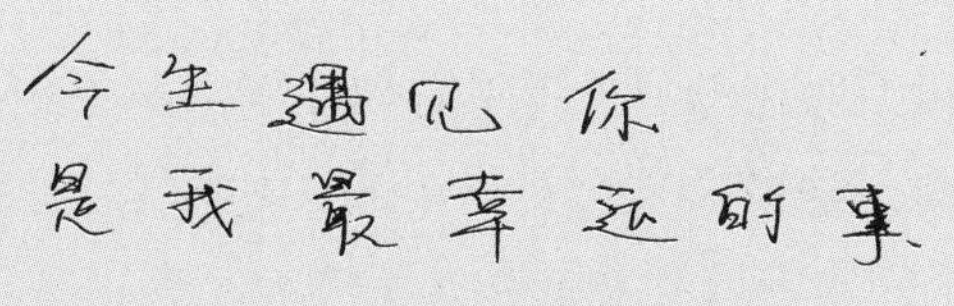

今生遇见你
是我最幸运的事

图3-2　爱你至死不渝

叙事护理

事件小结：结婚60年是钻石婚，因为钻石有着"钻石恒久远，一颗永流传"的寓意，象征着婚姻60年的长长久久，而且钻石质地坚不可摧，象征着爱情如钻石般永恒。60周年的婚姻让人最羡慕的就是两个人一起经历风雨、经历坎坷、看遍繁华，也看尽落寞，两个人的关系不可分割、不可分离，这样的婚姻是非常值得被祝福的。简单的治疗文件就发生了很大的改变，不但可以加速患者康复，还可以为家属疗伤。

【案例 3-31】 有你才有家

"我放弃治疗了。"43岁单亲妈妈徐女士患乳腺癌，和医生对话惹人泪目，更引人深思。

医生建议她现在这种情况要保命，不然真的会活不长，并且问她陪她一起来的家属哪去了？结果这个妈妈说她自己来，没人陪着，只有一个孩子，现在在吉林上学，才20岁。医生接着问："那你家是在哈尔滨？"这个妈妈有点为难地说道，自己没有家，她现在只有一个孩子，并且现在自己养着一个90岁的老妈，所以她要放弃治疗，也就是要放弃自己了。医生不死心说她现在应该保命而不是保钱，毕竟才43岁，结果这个妈妈求着医生说只要给自己开点药，让她不疼她就能挺过去，哪怕只能活两年，她也愿意，她现在只想把老妈伺候走了，剩下的钱都留给孩子，毕竟自己养他一回，总不能啥也不给孩子留下，还让孩子背负一屁股债，所以这位妈妈说："我已经放弃我自己了。"看到这个妈妈和医生的对话很多人泪目了。这不就是母爱？这不就是成年人的生活？但是父母随便放弃自己其实也是不负责任的行为。

对孩子来说，他们不怕苦不怕难，怕的是失去父母。从这个妈妈的角度来说，很多人会说这是一个负责任的妈妈，但是从孩子的角度来说，这不是一个负责任的妈妈，你撒手人寰了，那孩子会有多痛苦？

现在孩子才20岁，在上大学，你说让自己活两年也行，那说明在孩子22岁的时候就要失去母亲了，这个时候可能他们刚走上社会，是最需要你们陪伴和引导的时候，你们却留下孩子一个人。

你认为这是负责任的行为吗？并且你怎么忍心让一个22岁的孩子就这样孤立无援，举目无亲？其实孩子们不害怕日子过得苦，也不害怕没钱，他们害怕的是没有家没有父母。所以你随便放弃自己并不是一个负责任的行为。

孩子也有知情权，一味隐瞒并不尊重孩子，很多父母总是自认为很伟大，

— 166 —

觉得自己为了给孩子留下什么就放弃治疗很伟大，但其实对于孩子来说，这种行为就是最不尊重自己的行为。

有任何事情也不和孩子说，等真的病重了，你知道孩子会有多难受吗？他不但难受，还会自责。自责为什么自己没有发现妈妈的不舒服，而且这种自责还会跟随孩子一辈子，连一个弥补的机会都没有。他这辈子的快乐都缺一角。所以说自认为很伟大的行为，其实就是不尊重孩子，也是不给孩子机会，让孩子一辈子想起你们都会觉得内疚、自责、不安。所以孩子也有知情权，我不认为有病自己扛着有多伟大，反而很自私。俗话说：有妈才有家。

例如：和孩子的相处本不应该是你瞒我瞒，很多家长会和孩子隐瞒家境，我很能理解作为父母不愿意让孩子感觉自己家里穷，害怕孩子会因为这个而自卑，但一味地隐瞒孩子就不知道吗？

当别的小朋友有一双新鞋，孩子也想要，家长没钱买的时候，怎么说？会撒谎说这鞋不好看，还是批评孩子乱花钱？还是借钱满足孩子？

我们一面教育孩子要做一个诚实的孩子，另一面教孩子说谎，等纸包不住火的时候，惯着孩子乱花钱的习惯已经养成，他们会更难接受、更自卑。所以说真正好的教育是让孩子明白和了解家里的任何事情，然后让孩子感觉到自己是家里的一分子，不留下任何遗憾。

亲子关系应该是互相不留遗憾的，不留余力地爱着对方，而不是互相隐瞒，最后充满遗憾地活着，所以说父母要早早正视这件事情，也早早了解到教育的意义。治疗文件图片引用（图 3-3）：

**女人固然是脆弱的，
母亲却是坚强的。**

——【法】维克多·雨果

图 3-3　有你才有家

徐女士边说边哭，很早的时候，由于感情不和，她和丈夫离婚，自己带孩子生活，为了孩子，徐女士没有再婚。带孩子的辛酸心累可能只有自己才会明白。那时候孩子哭闹你要去安抚他，睡觉的时候要哄他。每一个带娃的妈妈都会感觉到心累、崩溃、烦躁。虽然每天晚上带宝宝带得心累，有时真的好想发火，但是看到他对我笑，又会觉得都很值得。我们给徐女士看了这两张图片后，徐女士沉默了很久……第二天她来找医生，她决定手术，配合治疗。所有的人悬着的心终于放下了。徐女士也将病情告诉了儿子，手术前一天，孩子来到病房，陪护生病的妈妈，妈妈也感受到了被人照顾的感觉，有人惦记，真好！长久以来，都是在照顾别人，什么事都自己扛，如今孩子大了，懂事了，知道心疼妈妈，妈妈很欣慰。手术很顺利，徐女士也积极配合术后化疗治疗，每个月进行一次化疗，每次都会经历不良反应的痛苦，恶心、呕吐、食欲下降、贫血、肌肉酸痛、脱发等，但是她都坚持下来，没有放弃，因为她要给孩子温暖的家。最后一次化疗时，徐女士高兴地说：终于要结束化疗了，这段时间里，儿子一直陪在身边，很珍惜和妈妈在一起的时光，她很幸福。非常感谢医护人员，一直在激励自己，没有轻易放弃自己，获得重生的机会。她一定努力生活，让自己和家人都好好地生活。半年后徐女士来院复查，各项指标都正常，她的气色也非常好。听徐女士说她经营着美容院，来的顾客有很多是和她一样的病友，他们有共同的话题，共同的目标，每天都很开心。

事件小结：有一双手，无论你需要与否，都会温暖地守候；有一双眼，无论你距离远近，都会温柔地注视；有一份情，无论你回报与否，都会无私地为你。简单的治疗文件就发生了很大的改变，可以加速患者康复。

【案例 3-32】 **坚强的芙蓉花**

海上的晚霞像年少的画
铺在天空等海鸥衔走它
遥远的帆任风浪拍打
为梦再痛也不会害怕
远走的风沙去谁的天涯
春天可曾在哪里见过他
时间的手抚过了脸颊
他们谁都沉默不说话
我希望许过的愿望一路生花
护送那时的梦抵挡过风沙
指尖的樱花如诗写谁的韶华
疯狂的热爱夹带着文雅
我希望许过的愿望一路生花
将那雨中的人藏在屋檐下
岁月在冲刷逆流沧桑的喧哗

安静的夜晚你在想谁吗

每次听到这首歌，都会让我想起 2021 年末，我们科来了一位年轻的乳腺疾病患者，女孩只有 32 岁，未婚，陪她住院的是她的二姨，听女孩说，妈妈在她 12 岁的时候生病去世了，她和二姨就像亲母女一样。我很同情女孩的经历，12 岁正是女孩需要妈妈陪伴的时候，而她却承受着巨大的痛苦。女孩的名字叫心茹，很好听的名字，一听就很善解人意。据小茹说：每年她都会按时进行体检，因为妈妈生病过世早，怕有家族史，还有她很早就步入社会了，每天起早贪黑工作，对身体还是很注意的，2021 年 11 月，准备体检前，朋友建议她说：女人体检还是去正规大医院吧，更专业细致一点。于是小茹提前预约了我们医院的体检，11 月 15 日体检的那天，小茹正常地排队等候在妇科门诊，医生仔细地介绍了检查项目和注意事项，就按照流程逐项做了检查。在影像科检查乳腺时，医生告诉小茹需要进一步检查评估，并第一时间帮小茹联系了乳腺外科的医生。

小茹怀着忐忑的心情来到乳腺科，接诊的我和她聊了很多，让小茹紧张害怕的心暂时得到了放松。医生通过仔细触诊检查，查看影像检查报告单后跟我说，小茹的右侧乳房肿块有不好的可能性，建议及时手术取病理检查，因为乳腺疾病是威胁女性健康的杀手，不能轻视它。在那一刻之前，小茹完完全全没有想到在自己身上下一刻会发生什么，她还这么年轻，而且此前完全没有任何症状。小茹几乎要崩溃了，瞬间泪流满面。在医生的安抚下，小茹逐渐恢复平静。虽然并不了解医学，但是她相信面前的医生，知道病情一刻不能耽误，于是全力配合，争取尽快手术。

在随后的时间里，在医生的帮助下，顺利地办理了入院手续。期间，主任把小茹的病情以及接下来可能要接受的治疗一一告诉了小茹，并且安慰她说，即便有了不好的结果也不用担心，他们会为小茹保留乳房，小茹也不敢再奢望美与不美，当时满脑子都是"我要尽快治好自己的病，因为自己还年轻，还有梦想，还有就是很感谢二姨的养育之恩，还没有报答她"。一切准备就绪，手术安排在 11 月 20 日，在刺眼的手术灯光下，自己又开始紧张起来，感谢有医护人员陪伴身边，护士很温柔地说："别紧张，睡一会就好了。"

不知过了多久，小茹逐渐清醒过来，睁开眼睛看到身边陪伴的亲人，小茹又一次想哭。二姨告诉她，虽然肿块取出确定是癌，但是目前已经将右乳浸润性癌细胞切除，手术很顺利很成功，和之前预期的一样——右乳浸润性癌，保留了小茹的乳房，完全没有影响美观。清醒后的小茹才明白，女人只要活着，还是会注重美的，毕竟自己还年轻。

　　真的很同情小茹，她经历了太多不幸，希望她能够快快好起来。手术的前阶段已完成，接下来就是化疗了，与小茹沟通，她需要留置 PICC 导管来进行下阶段的化疗用药治疗。之前的沟通，小茹都表现得很通情达理，积极配合，可是说起化疗，小茹还是很抗拒的。这也和小茹妈妈生病有关，她见到过妈妈化疗期间承受的痛苦，心里的阴影总是无法抹去。好在小茹从入院到手术治疗的过程中，与我交谈很多，也很熟悉，多次沟通后，她同意去 PICC 门诊置入 PICC 导管进行药物化疗。在药物化疗期间，小茹的药物反应很大，整个人憔悴了很多，真是可怜的孩子，什么不幸的事都会找她，在小茹置管的第 3 天早晨起，发现管路脱出 10 cm，这种情况只能重新置管。小茹知道后很反常地责备护士在为她进行导管维护时没有将管路固定好，贴膜没有粘好，所以使导管脱出，对此非常不满意。看到她的种种遭遇，我的心里真是难受。

　　治疗文件：我让小茹看了我在电台录制的一期节目（图 3-4），讲述了关于 PICC 的一些相关知识及置管经验。同时，和她分享了这个导管的很多好处及相关疾病案例，也和她讲述我在置管过程中遇到的问题，每项工作都不是简单完成的，我们需要时间和耐心不断学习，不断提高自己。管路脱出，我也很遗憾，这也是小概率事件，我们都需要再给彼此机会，相比之下，有些疾病连机会都没有。小茹思考了许久，她同意再次置管，也指定这次下管，由我为她操作，因为她特意看了我们的那期采访，她很信任我。

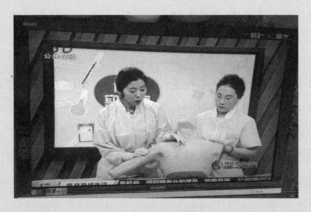

图 3-4　坚强的芙蓉花

　　很感谢工作中患者对我们工作的理解和配合。下管后，小茹会注意管路的观察，熟记带管须知，严格按照要求去做。同时，我也对小茹进行了正确的指导，提醒她要避免带管的紧张情绪，会给自己带来很大压力，对于管路的保护会适得其反。小茹纠正了她之前的错误，管路成为她健康的桥梁。之后，小茹进行了6次化疗，顺利完成了治疗。我们希望小茹以后的人生道路一路生花，坚强，美丽。

事件小结：对患者疾病治疗文件，谈话沟通进行的叙事护理，取得了很好的效果，明显优于常规护理。首先，对患者病情发生发展过程及患者从小经历进行了解，通过共情拉近与患者的距离，取得患者的信任。其次，运用了叙事护理的基本方法，将患者恐惧的感觉外化：找出令患者恐惧的原因，通过媒体报道及专业技能资格认知重建患者战胜恐惧的信心；由患者自己去改写自己的行为，达到改变识医的状况。最后，运用了外部见证人和治疗文件来巩固疏导的效果。

叙事护理能够使患者充分地表达自己的感情，诉说内心的痛苦和想法，深入内心，建立患者对医疗环境的心理防御，有助于其医疗救治和疾病康复。通过叙事护理的具体实践，我们深深感触到叙事护理的重要性和必要性，患者异样的外在行为往往伴有更深层的心理问题，如果临床工作中护士只关注患者的外在行为而忽略其心理问题，可能会导致护患关系的不和谐甚至恶化，运用常用的心理护理方法能够缓解情绪，但不能达到治疗的目的。叙事护理能够通过特有的操作流程及方法，及时有效地疏导患者深层心理问题，值得在临床护理一线进行推广应用。

叙事护理更注重心理护理，在护理过程中，护士通过各种方式和途径积极地影响患者的心理状态，帮助患者在其自身条件下获得最适宜的身心状态。随着现代医学模式的转变，心理护理的作用日益受到重视，它作为一门实践性很强的应用学科已得到普遍认可并被广泛应用于临床护理，无论在临床护理治疗前，还是治疗后，包括患者愈后长期随访，都有着重要的意义及作用。在叙事护理中，治疗文件起着重要作用，好比是交通纽带，把所有事情贯穿，送到你想到达的地方，并传递着彼此的情感。

感想：叙事护理能使护士和患者成为积极合作的护患关系，能够更加体现出护理的全面性，深化了优质护理的内涵。

感知：叙事护理不是一门技术，而是一种态度，是人用心来诠释自己的过程，以消极的态度看待问题，问题没有减少，反而会越变越大；以积极的态度看待问题，问题没有增多，反而会越变越少，态度的改变带来了无限的愉悦。

感悟：通过叙事护理更深层次地理解了叙事护理中的陪伴、沟通的意义，理解了如何与患者、患者家属及同事进行心贴心的沟通交流，更理解了如何以一种好奇、欣赏的态度来面对生活，感想叙事护理能使护士和患者建立积极合作的护患关系，切实深化了优质护理内在含义。

【案例3-33】 **夫妻本是同林鸟，……**

人们常说，少年夫妻老来伴，年轻时相亲相爱，老了以后相互陪伴，许多夫妻也确实如此，一生感情甚笃相依相伴。但世界之大，无奇不有，既有深情款款，也有自私无奈。妻子患病多年，最终住院丈夫绝情不管，临终哭叹：老伴，你为什么不来？无法想象，男人的无情可以到这个地步，希望没有人会再遇到这种情况。

还记得几年前，科里收治一位直肠癌的阿姨，阿姨姓李，年龄61岁，是一位退休的教师，老伴也是教师，李阿姨曾在5年前因膀胱癌进行了膀胱造瘘手术，留有膀胱造瘘。看到李阿姨的情况，我真的很难受，经历了这么多疾病，被癌症折磨着，听阿姨说，身体这些年一直很虚弱，那个时候李阿姨还不到60岁，手术后来还进行了抢救，虽然抢救过来，但是身体一直虚弱，身边需要人陪伴。李阿姨和老伴张叔叔一直感情不错，子女在国外，想当然觉得老头子该主要照顾，他们还要上班，老爸退休了照顾妈妈也是应该，但没想到，李阿姨进行直肠造瘘术后，由于身体虚弱，一直卧床，身上留置多种管路，长期静点营养药物，张叔叔起初看护了2个月，在这段时间里张叔叔照顾老伴还是无微不至的，在病房取得了很好的口碑，大家都夸李阿姨有福，身边有这么好的老伴一直照顾陪伴，李阿姨也是非常开心。后来张叔叔突然嫌弃老伴吃喝拉撒都要他管，说什么再也不来。子女没有办法，只能帮李阿姨请了护工，之后在休息时间轮流照顾。李阿姨和孩子以为张叔叔只是一时忍受不了，心态还没调整过来，但毕竟他们一起生活了30多年，不会没有感情，怎么可能对她不顾不管，但之后发生的事情让所有人都大跌眼镜。

李阿姨在医院住了大半年，医生认为她的情况可以回家休养，目前再住院也不会有什么好转。李阿姨女儿回去和爸爸商量，让他来一起接妈妈回家，但让人意外的是，爸爸却冷酷地说，接回来干吗，吃喝拉撒都要在床上，搞得家里又脏又臭，请个住家保姆又贵，家里也没地方住。为什么不留在医院，反正是公司的附属医院，也花不了多少钱，还省心。

怎么劝他，老爷子也不同意老伴回来。李阿姨的子女家都不富裕，儿子媳妇连医院都懒得去，李阿姨姐妹家里也很难腾出地方给老太太休养。就这样，李阿姨一直住在了医院，几年来医院多次要清退她回家，子女们只能到处求人想办法，有时候实在没办法，就把李阿姨接回自己家住几天，再送回医院。

李阿姨女儿说，她实在无法想象，自己的爸爸会这么绝情。刚开始还支援一点退休金，用来照顾老妈，后来连钱都不给，说自己不够花，你们就拿着李阿姨的退休金用吧！但他每天下棋、打牌、跳舞，过得好不快活，完全忘记了自己还有一个老伴在备受痛苦。刚开始，李阿姨还能表达，渐渐地无人陪伴，她的情况越来越糟，连饭都无法下咽，只能靠插管来维持生命。李阿姨女儿和她妹妹两个人轮流，早上做好新鲜的食物，打成流食，交给护工，再跑去上班。下了班又匆匆赶去医院，和护工换岗。同事们看在眼里，都夸她们孝顺，也都为她们心疼。

刚开始，子女们还对张叔叔抱有希望，想要他回心转意，没事的时候，去陪陪李阿姨，但每次回家，爸爸很少在家，隔壁的老邻居看不下，偷偷告诉他们，你爸可能和外面一起跳舞的大姐好了，我总看到有个女的来你们家。突如其来的晴天霹雳，子女们的大脑蒙蒙，怎么也想不到一辈子老实的爸爸不仅现在不管妈妈，还做出这样丢脸的事情。李阿姨的孩子们质问爸爸，"你是不是在外面找了人，你对得起妈妈吗？你有没有良心？"

张叔叔满不在乎地说，你妈得病都几年了，你们都不管我，我还不能找个人照顾？你妈就这样了，又好不了，我再找个人也没什么问题，你们少管我的事。

经过这事，子女们也对张叔叔绝望，再之后都很少和他来往，李阿姨的大女儿尽力地照顾她，医生都感叹，把瘫痪患者照顾得这么好，真的很少有，就这样李阿姨坚持了 2 年，虽然不清醒的时间很多，但只要恢复神志，李阿姨问得最多的就是张叔叔怎么不在，刚开始女儿们还骗她，你睡着的时候爸爸一直都在。但这么多年过去了，李阿姨自己肯定也清楚丈夫的无情，但她始终无法忘记这么多年的夫妻之情。

李阿姨在住院期间，由于张叔叔的离去，心情很低落，曾一再拒绝治疗，我看到李阿姨这样，真的很难受，这样下去李阿姨会有生命危险的，李阿姨是一名教师，我希望用语言来激励她（图3-5）。

> 李阿姨你好！
>
> 想对您说，做的事情，你可以有遗憾，但不可以有后悔！当你觉得自己很苦的时候，请看看你周围，看看这个世界别的人，一定会有人比你更苦，他们都在坚持着，所以千万别太难过，你也要坚持。家人、好友、还有你的学生，永远都在爱着你，支持你！你的生命不再只属于你自己，而是属于所有爱你的人！你的康复，就是他们的幸福；你的安康，就是我们的平安！
>
> 病房护士：XX
>
> 2018-6-26

图3-5　夫妻本是同林鸟

叙事护理

经过几天的劝说，李阿姨同意继续治疗，她说我说得对，她活着不单是为自己，还有很多关心她的人，她会积极配合治疗，自己也会努力加速康复，不给儿女添麻烦。就这样经过了一段时间治疗，李阿姨可以出院了。还记得，李阿姨出院那天，握着我的手热泪盈眶，用颤巍的语言和我说："孩子感谢你，阿姨这些日子能有你的陪伴、护理，才会这么快好起来，不然可能再也回不了家了。"我们也很激动，希望阿姨能够健健康康地回来看我们。

最近听闻李阿姨过世了，在这一年，只要清醒，都断断续续地呢喃，听的次数多了，大家终于懂得，原来是在想念张叔叔，说的是："老伴，你为什么不来？"我们听着都伤心落泪。

后来，听李阿姨女儿说，李阿姨过世时，都一直叫着老伴的名字，她爸真是绝情，这些年不仅不为她妈花一分钱，连看都不来看一眼，他妈伺候了爸爸几十年，没想到病了却被抛弃，怎么会有这样的男人，真没想到如此无情无义的人是自己的爸爸，他们都恨透了张叔叔。

很难想象，张叔叔以后病了会不会有人照顾，他只能自求多福。翻脸比翻书还快的事情真的在现实中发生了，人生在世，意外难免，谁能保证自己一生无忧，还请秉持着自己的良心，善良待人，给陪伴自己一生的妻子多点温情。

事件小结：人类一直是一个说故事者，她总是活在她自身与他人的故事中。

她也总是透过这些故事来看一切的事物，并且好像在以不断重新述说这些故事的方式生活下去，可以说故事创造一种世界观，一种人生价值。

好的故事不仅可以治疗心理疾病和精神扭曲，还可以从中寻找自信和认同，透过令人愉悦、感动的隐喻故事，我们可以重新找到面对烦恼的现实状况的方法，正视我们的过去，并且找到一个继续努力、正向发展未来的深层动机和强大动力。

叙事心理治疗主要是让当事人先讲出自己的生命故事，以此作为主轴，再通过治疗者的重写丰富故事内容。对一般人来说，说故事是为了传达一件自身经历或听来的、阅读来的事情给别人了解。而心理学家认为，说故事可以改变自己。因为人们可以在重新叙述自己的故事，甚至只是重新叙述一个不是自己的故事中，发现新的角度，产生新的态度，从而产生新的重建力量。简单地说，好的故事可以产生洞察力。

叙事心理治疗，后现代主义心理治疗的一枝独秀。

个人问题的形成的很大因素与主流文化的压制有关。

——麦克·怀（叙事疗法的创始人）

叙事护理治疗文件是叙事护理的一部分。叙事护理是把后现代心理学中的叙事

— 174 —

治疗的理念和方法与临床护理相结合，所产生的一种新的心理护理的模式与方法。治疗文件旨在抚慰患者由病引发的心灵痛。患病包括两个部分，身体的病和心理的痛，身体的病有时可以用科学技术来对治，而由病引发的心灵之痛则需要叙事护理的能力去抚慰，在护理安全管理中起着重要的作用。

【案例3-34】 又见曙光

　　那天我像往常一样的患者办理住院手续，所接待的是一名男患者王明（化名），43岁，患者肤色黝黑，个子不高，按照程序询问及填写患者病例，与患者的沟通过程中，可以看得出患者说话声音很小，有些胆怯。当询问他近半年现住址时，家属说：患者是个犯人，刚出狱9天，和患者聊天过程中，得知他是因为打架后入监狱，前几天刚刑满释放。在进行全面身体检查时，发现甲状腺有问题，来住院手术。当家属说患者之前是一个犯人时，大家有些诧异。患者一直在观察大家的表情，还是很自卑的。其实刚听到患者的情况，我也很吃惊，看着患者的表情，还是很同情他的处境。为了更好地了解对方，我也查阅了一些相关知识。

　　有思想的人坐牢能学到一些东西，或者能悟懂很多事情，也比较容易看淡一切。

　　一般刚入狱的人心理上比较低落，就需要狱警疏导。大多数的人性格都会有变化，有的变化得多，有的变化得少，这些都要看一个人对于这件事的承受能力。

　　对于坐过牢的王明，怎么才能互相沟通，疏解内心的焦躁：

　　第一，努力调整好自己的心态。深刻反思自己曾经犯下的错误，自觉与过去一刀两断，从头开始，吸取深刻教训。

　　第二，努力获得家人、朋友的理解与支持。只要你真心改过，通过自己的努力为父母尽孝，真心对待朋友，让他们看到你悔改的决心和表现，他们也一定会重新接纳你。

　　第三，贵在坚持。要多学会换位思考，不要因为自己刚出来遭遇的挫折就自暴自弃，这样你的家人、朋友就更加难以原谅并接受你了。要相信浪子回头金不换，只要你坚持，有恒心，就一定会换来真情，毕竟人心都是肉长的。

　　第四，加强学习。由于你入狱的缘故，与外面的世界多少存在一定的脱节，甚至难以适应。此时，你应加强学习，争取把在监狱里面欠缺的时间补回来，尽快适应飞速发展的现代社会进程。

王明住院期间，我一直在和他沟通，其实他为人还是很健谈的，在入狱前他有着自己事业，从小他就喜欢车，家里有很多小汽车模型，后来自己也开了一家小型汽车修配厂，会将自己的车改成喜欢的样子，超级酷。看着他绘声绘色地说着自己的修配厂，快乐得像个小孩。说着说着，他突然沉默了。

王明说：一次偶然事情，朋友出了事，找他去帮忙，当时被义气冲昏头脑，参与了一起打人事件，把自己送进了监狱，家人为了他变卖了修配厂。可以看出他很懊悔。

我说：首先，你是因为讲义气，才会做错事。其次，应该多想想怎么处理问题，不是所有事情是靠武力解决的，但是事情都过去了，只有向前看，才会看得更远，而且家里人为你也做了很多，这份恩情是不能辜负的。

王明不停地点头，他说：护士，你说得很对，现在我应该好好的，把失去的再找回来。

就这样，王明术后很快就恢复了，在他出院前给我们画了一朵小花（图3-6）。

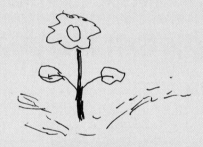

图3-6 又见曙光

王明说："我会一直为梦想加油！"

这朵小花，是女儿教他画的，他很高兴护士没有嫌弃他，还总是鼓励他，听着护士的话，他就像得到奖励了，他一定会努力的。同时，也觉得白衣天使美丽、高尚，他要送朵花给护士。

后来在随访中，王明妻子说："感谢护士，多亏了你的开导，出院后他表现得很好，每天都会微笑着说话，还给自己规划了很多事情。"听到家属这么说，我的心情真是很好，看着王明能快速进入社会，那不是很好吗？在王明出院的2个月后，王明妻子说，他们凑齐了钱，王明的修配厂又重新开业了。

听到王明妻子这么说，我真是太高兴了，他可以继续实现自己的梦想，坚持做自己喜欢的事情。

事件小结：事情根基是个体对家庭、社会文化的关注，目的是个体生活的改变。治疗文件叙事实践的出发点是为大家建设心理人设，但其目标即是从这些小事看到生命的意义和对他人的影响。

叙事疗法通过以下途径帮助人们解决困难：

1. 帮助人们把自己的生活及与他人的关系从他们认为生命的知识和故事中区分出来。

2. 帮助他们挑战他们觉得受压抑的生活方式，勤沟通，与患者建立彼此的熟悉程度、信任感。

3. 鼓励人们发现自我生命中正向力量的故事，家人的付出，找到对的切入点，正向认同，使其获得改变的能力，重新塑造自己的生命。

叙事不仅能改变自我，还能影响、帮助周围的人。

在最好的时光里遇到最好的自己，叙事护理作为人文护理的一部分，侧重了解患者的体验经历，能够更好地提供个性化护理服务，使患者达到身、心、社、灵全方位的照护。让最好的自己去陪伴、影响周围的人，让他们也拥有正向的态度，遇到他们最好的自己，实现自我价值。

叙事治疗是细腻的，它珍惜每一个新的变化与改变，观察着每一个细节，珍惜每一个成功经验及闪光点，并会通过使用各种证书、鼓励，珍惜这些努力与改变，产生正向的自我认同。

叙事治疗中，咨询师会与来访者共同创造文件，制作完成后来访者可以选择自己珍藏，也可以拿给他人看，或请他人参加授予仪式，一起见证这一时刻。

治疗文件本身就是丰富多彩的，我们可以创造性地来使用。只要它是有益的、有帮助的、有作用的，都可以尝试来看。

【案例 3-35】 胃，你我坚持到底

又是个繁忙的急诊班，科室今天人很多，收治急诊患者已经10个了，伴随着一阵急促的脚步，由缓冲急诊外科进行新冠流调排查后推来一名患者，男性，56岁，痛苦面容，患者描述：昨日突发剧烈的上腹部刀割样疼痛，恶心、呕吐，今日全腹疼痛。

医生查体：一般查体过程中，患者自己感觉肚子非常硬，如木板，即板状腹。板状腹实际为肌紧张的最极限状态，腹膜刺激非常明显。听不到肠鸣音，出现全腹压痛、反跳痛、肌紧张的表现，叩诊不到肝的浊音界，肝浊音界变小、消失。

腹部检查：做诊断性腹穿，抽出脓液，做立卧位腹平片，可看到膈下有游离气体。

　　专科诊断为"消化道穿孔"，根据患者现临床表现，医生决定为患者进行急诊手术，与家属沟通后，及时地为患者进行了胃大部切除术，手术完成后，我们都不由得替患者捏把汗：幸好他没在家当胃病吃药了事。这个穿孔，几乎就是渐进性的发展。一旦到了严重休克程度，甚至会失去开刀的机会。

　　术后，患者的病情很平稳，生命体征正常，就在患者术后第8天时，胃管突然引出新鲜血。患者的家属陈阿姨焦急地跑到医生办公室，陈阿姨说："医生，患者出血了。"听到陈阿姨说到这话，医生和护士立即来到患者床边，发现胃管引出300 mL新鲜血，引流管引出200 mL新鲜血，伴随着患者排出100 mL黑便。看到这种情况，陈阿姨吓呆了说："出了这么多血，怎么得了。"我这边安抚陈阿姨说："阿姨你别着急，术后出血是常见的，医生和护士都在这里，你还不放心吗？"陈阿姨紧攥着手心，看得出阿姨很紧张，我对阿姨说："陈阿姨，你要是太紧张了，叔叔也会紧张，紧张是不利于治疗的。"阿姨听我这么说，立即放松了手，我握着阿姨的手，我说："陈阿姨，我们把时间交给医生好吗？"阿姨点点头。

　　此时，其他的医生和护士正在紧急地为叔叔止血治疗，给予止血药物静点，输血治疗。同时，也在安抚患者，观察患者生命体征及状态。

　　叔叔的表情还好，并没过度紧张，能看得出来他是不想让阿姨担心，并且很配合我们的治疗。这一夜，时间一点点在身边滑过，还好叔叔没有再出血。陈阿姨悬着的心终于可以放下了，同时，我们也松了一口气。之后的护理治疗中，叔叔病情平稳，未再出现出血情况。3天后，陈阿姨焦虑地来找医生，说叔叔又出血了，我们立即赶到病房，看到胃管里引出200 mL鲜血，引流管引出150 mL鲜血，伴有100 mL黑便，大家心里很沉重，陈阿姨感觉要崩溃了。

　　我用语言和动作安抚家属，鼓励患者。我握着阿姨的手，阿姨也逐渐放松下来，我们互看着对方，什么都没说，阿姨也能感受到我想说什么，她也怕给叔叔带来紧张情绪，不利于治疗。我安抚着叔叔说："不用害怕，我们止血治疗，很快就会好的，阿姨和我们都会陪在你身边的。"叔叔很坚强，没有过多的恐惧，还在安慰阿姨，叔叔说："等我吃点东西就补回来了，我相信这里的医护人员。"就这样，我们分秒必争，进行止血、扩容、输血治疗。叔叔也在病床上制动了几天，没再有出血情况发生。

　　一周后，叔叔进行相关检查，各项指标正常，可以出院。真是太好了，陈阿姨激动地握着我的手，高兴地说："谢谢你护士，那天要是没有你，我真不知道该怎么度过，你叔要是有个三长两短，我可怎么活呀？你们的服务态度、治疗和护理都是最棒的，谢谢你！"听着阿姨真诚的话语，我也很激动，很羡慕叔叔，身边有这么关心他、心疼他、在乎他的人。叔叔的话虽然不多，但是在他瘦弱的身体里有着一份坚强和责任，在生命危急关头，他的从容不迫与镇静令人钦佩。

我对叔叔说："回家后一定要注意饮食，少食多餐，食用发面、清淡易消化饮食，进食速度要慢，经过充分的咀嚼，可以有效地减轻胃的负担，避免暴饮暴食。注意休息，不要过度劳累，保持心态良好，回家后先静养一段时间后，适当做一些户外活动，增强自身体质，定期复查，如果出现不适情况，需要及时就诊。"

阿姨临走时，还加了我微信。陈阿姨说："护士，阿姨想一直记得你。"我很高兴，在患者和家属的心里，这样认可我们。

叔叔出院后，我和阿姨一直保持联系，随时询问叔叔身体康复情况（图3-7）。

事件小结：随着人民群众日益增长的医疗服务需求，医院以患者为中心的服务理念越来越显现出它的重要性，而建立良好的护患关系，是保证护理工作进行的关键。住院患者心理变化大多是焦虑、缺乏安全感、有孤独感、紧张不安，他们需要同情、关心和谅解，使他们感到安全、放心、亲切，有所寄托，精神上得到安慰，病情也会迅速地好转，作为患者的贴心人——护士，在与患者朝夕相处，为患者做心理护理时，不仅通过常规语言沟通，还要掌握患者的思想动态，因势利导，因人施护。而语言沟通是护士与患者之间进行情感交流、信息传递的重要工具。护士通过语言沟通了解观察病情，对患者实施心理护理，帮助达到康复的目的。语言沟通是思想感情的交流，应采取平等、真诚和关心的态度，尊重他们的人格、工作和兴趣爱好，使患者愿意与护士交谈，通过交谈可以增强患者与家属对医护人员的了解，增强患者战胜病痛的信心，使患者早日康复！

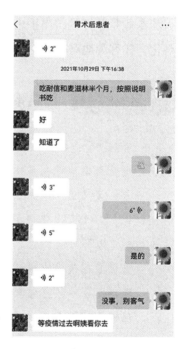

图3-7　胃，你我坚持到底

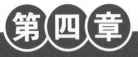

第四章 如何实施叙事护理

第一节 专业运用叙事护理

一、开展叙事护理的基本要素

（一）主观性

叙事护理在引导患者讲述故事时，首先应从对患者主体性的尊重开始。我们一方面要求护士作为思考和情感的主体出现；另一方面，要求护士将患者也看作在思考、有情感需求的主体。这与传统观念形成了鲜明的对比，传统观念认为护士的个人和专业是分开的，当护士自己感觉自己是客体时，就会倾向于保持距离，临床客观化，并客观地对待接受护理的患者。

【案例4-1】 **经典案例之"丁丁的故事"**

有位少语、易激惹、不愿和护士沟通，偶尔说句话也是"我要出院"，拒食，宁可接受鼻饲治疗也不吃饭，每天都躺在床上的小姑娘。

有一天又到了吃午饭的时间，我看她还是躺在床上一动不动，我走过去拍拍她说："丁丁（化名），今天的午饭是菜花炒肉，看上去味道很不错，咱起来吃饭吧？"

她闭着眼睛没有说话。

我继续说："你看其他人吃得可香了，你不想尝尝吗？"

她睁开眼睛看着我，蛮横地说："我不吃。"

我平和地说："你现在的状态对自己有什么好处吗？"

她突然坐起身，态度依旧很蛮横："是没好处，但我还是不吃，这里的饭太难吃了，我自己做的饭比你们这好吃一万倍，我要出院。"

我以惊讶的语气说："自己做饭？你可真棒，据我了解像你这个年纪的孩子会做饭的可不多，你都会做什么饭啊？"

"我会做蛋炒饭、西红柿鸡蛋、黄瓜炒肉丝，好多呢。要不是跟我爸爸吵架我才不会来这里呢。"

说着说着她哭了。我递上纸巾让她擦擦眼泪，并拍拍她的肩膀，我问："在家与爸爸发生什么不愉快的事情了？能跟我说说吗？"

她："我爸妈都觉得我有病，对我看管很严，哪儿也不让我去，我很讨厌他们，而且我耳边经常能听到一个男同学在说话，说我这不好，那不好，做啥事都说我做不好，说我笨，有时又能听到他讲电视剧里的话很搞笑，有时晚上突然就听到这声音，我就有点害怕，觉也睡不好，听着心里很烦，我想去打工，我爸不让去，这次是和我爸打了一架，他们把我送来了。"

我："你这些情况是什么时候开始出现的？如果让你给听到的声音起个名字你会叫它什么？"

她："一年前就开始有了，听到这个声音我就很心烦，就叫他坏人吧。"

我："坏人的出现给你带来什么影响呢？"

她："自打它出现了，我没法正常上学了，我也变得心烦、爱发脾气，有时自言自语，同学们都觉得我奇怪，与同学们相处得也不好，现在休学在家呢，我妈也不上班了，在家看着我，哪儿也不让我去，心里更烦，烦了我就骂她，他们都觉得我的精神病。"

我："嗯，丁丁，你妈妈经常打电话询问你的情况，每次都嘱咐护士说丁丁不吃洋葱、不吃蒜，可见你妈妈真的很关心你。坏人没出现的时候你的生活是怎样的？"

她嘴角上扬，露出一丝微笑说："我很幸福啊，我从小就学习成绩好，同学们都喜欢和我玩，还喜欢和我妈妈一起去逛街，我爸妈没得说，那是对我一万倍的好。"

她垂下头继续说："姐姐，我回家了，我得向我妈妈道歉，不应该骂她。"

我："你妈妈那么疼你，是不会往心里去的，看到妈妈很爱你，你也很爱妈妈，你是个懂事的孩子。你想不想把坏人赶走？"

她坚定地说："想。"

我："好，我们都会帮助你，我们一起努力把它赶走好不好？"

她："好。"

我："要想赶走它，我们首先得有力气，如果你再不好好吃饭，身体不但会变弱，还可能会出现电解质紊乱，到时候就得补液治疗，这样不但战胜不了坏人，而且离出院不也更远了吗？"

她："嗯，护士姐姐，你说得对，我得好好吃饭。"

我俩相视一笑，我说："那快起来洗洗手吃饭吧，饭都凉了。"

她起身下床，吃了一整份的午饭。

后来她从一级护理改为了二级护理，我成了她的负责护士，每天查房她都主动跟我说话，说："护士姐姐，我能跟你说会儿话吗？我现在吃饭可好了，耳边的声音也少了，感觉声音变远了，听不太清了。"

看到她变得越来越活泼开朗，症状越来越少，我们也满心欢喜。在医院这个充满着人生百态的地方，总是发生着各种各样的故事，人们可以通过故事来了解一切事物，而且一个好的故事，它可以创造一种世界观，一种积极向上的人生价值，好的故事不仅可以疗愈身心、促进健康，还可以从中找到自信和认同。

（二）讲述和倾听

讲述不容易，倾听更不容易。作为护理人员，我们必须给面前的患者提供安全的环境，让他们讲述自己的经历，要完全尊重并倾听他或她在那一刻选择说什么，要改变权力方向，这时的护士不是领导的角色，而是跟随患者故事的倾听者。

【案例 4-2】 一切为了健康

病床上躺着一位阿姨，60 岁左右，瘦小的身躯蜷缩在病床上，俨然一只受伤的小猫，她是昨天夜间急诊收住的一位中度烧伤患者，后背大面积烧伤，只见她的眼里满是恐惧、委屈、哀伤，交班护士想掀开盖在她身上的纱垫交接一下创面情况时，她竟然吓得直呼："疼、疼、疼……"

护士长轻轻地拍了一下她的手背说："阿姨，别紧张，我们只是看一下您伤到哪儿了，我们轻轻地，别害怕。"

轻轻揭开纱垫，露出一片血肉模糊，潮红的创面不断渗着液体，光是看看就觉得好疼，虽然刚刚肌注了止痛剂，但仍然无法平复她惊弓之鸟般的恐惧，疼痛表现在她紧锁的眉头、有点抽搐的嘴角以及全身紧张的状态中，似乎身体的每一个细胞都紧缩着，处于高度戒备状态。

主管医生已推着治疗车进来，准备为她再次清创换药，护士叮嘱她："阿姨，放松点，看看窗外的风景，转移一下注意力，就不会那么疼了。"

经过与医生的沟通和家属的交流才知晓，她是一位糖尿病患者，患糖尿病已 10 余年，在亲戚介绍下在一位所谓神医处理疗时，将自己烫伤。还说她认为这位神医已将她的糖尿病治好了，近 1 年她未监测过血糖，而且也再未吃过降糖药，从昨晚入院到现在，监测血糖高达 30mmol/L，夜间 1 小时测 1 次血糖。接下来的两天里，她仍俯卧在床上，一动不动，不和护士们说话，也不和家里人交流，连护士为她测血糖，有时都不太配合。

第 3 天下午为她做治疗时，护士尝试与她交谈："阿姨，您这几天感觉好点了吗？"

她仍然双目无光，木然地盯着屋顶，并不作答。

护士继续说："阿姨，您的创面通过这几天的抗炎治疗、换药、红蓝光照射，部分已经干燥结痂了，恢复得很不错呢，您有什么心事儿，不妨跟我说说，看看我能否帮到您呢？"

说到创面，她似乎有了反应，回过神来似的："哦！伤在后背，我也看不到，只是感觉没前两天那么疼了，还有点痒痒，真的好点了吗？"

护士："真的，您不信，让您女儿看看，是不是如我说的那样。"

护士用眼神示意了一下坐在对面的女儿，她连忙站起来说："是的，妈，看起来好多了，渗的水也少多了，你应该能感觉到吧？"

阿姨："哦，那就太好了，我以为我从此就是个废人了！"说着，眼泪随着抽泣滑落下来。

护士趁热打铁："阿姨，如果用一个词来形容您现在的状态，您觉得是什么呢？"

她毫不犹豫地说："无望。"

护士："为什么是无望呢？是对什么事没有信心呢？"

阿姨："我本来就患有糖尿病，这下又伤得这么重，以后我就是家里的累赘，我女儿还没有结婚，这样下去，老公、女儿都会嫌弃我了。"

在一旁的女儿听到这些都快急哭了："妈妈，您怎么可以这么想，您把我养这么大，我还没有为您做过什么呢，怎么会嫌弃您。"

护士："对呀，怎么会呢，您住院这几天，您老公、女儿还有您的姐姐都轮流守候在您身边，每天帮您擦洗、翻身、买菜、做饭，您这才住了 3 天，治疗效果显著，我们科治愈过很多大面积烧伤患者呢，您完全不用担心，一定会治好的，您要对我们有信心，对自己有信心呀！生活，就是一面镜子，您对着它笑，镜子里的您笑容一定同样灿烂。"她竟然破涕为笑了。

后来的日子里，阿姨无论是换药、做理疗还是监测血糖，对医护人员的工作都非常配合，而且随着护士们日复一日的心理疏导，她紧锁的眉头也渐渐舒展开了，跟医护人员、同病房的其他患者以及自己家人沟通交流也越来越多。还夸大夫不仅帅气，还年轻有为、医术精湛！每天饭后都由家人陪伴在病区内或者楼下的小花园里散散步，血糖也逐渐控制在了正常范围。在这半个月的时间里，科室医护人员亲眼见证着她态度的转变和身体的康复，并由衷地为她高兴。

其实在最初接触叙事护理这个课题时，我也是很难精准地区分叙事护理与常规护理具体有哪些不同，后来是通过组内成员们一个个实际的案例分析，我们才觉得有必要将叙事护理放在重要的位置，通过心理交流和沟通来改变患者面对疾病焦虑的心态，而且我们也在更多的实际临床应用中学会更好地倾听和交流。一切为了健康，追求永无止境。

（三）开放性

叙事护理要求在护患互动中保持开放性，开放地接受和制定叙事方法的基本概念。如前所述，叙事方法是护患之间产生信任的重要途径。

护士的叙事能力，更多在于"开启"，而不是"输出信息"。护士不必像个演说家一样巧舌如簧、口若悬河，但需要通过非常简明而到位的提问，引导患者讲述关键故事，引出关键信息：详细的症状、家人的身体状况、病因的蛛丝马迹。

【案例 4-3】 一位让人不敢靠近的患者

一位 70 多岁的老阿姨不幸摔伤颈椎、胸骨骨折，进而出现高位截瘫，大小便失禁，颈部疼痛明显，疼痛评分 6～8 分，持续颈托固定颈部，止痛药镇痛。老阿姨家境贫寒，儿子残疾在家做零工，膝下两个孙子辍学在家干农活，只有靠儿媳在外打工的钱来维持平常的生活。脾气古怪的老阿姨不是很配合治疗，一直碎碎念"自己就是累赘，没有钱也治不好，让我出院回去等死。"也不配合佩戴颈托，护士每次为她翻身的时候，总是生气地说把她弄疼了，搞得大家都害怕去护理她，子女也拿她没办法。

这天老阿姨由护工陪送检查回到病房，我看见颈托没有佩戴，准备为她戴好，可老阿姨始终不愿意佩戴，说"戴着不舒服，下巴都撑痛了。"

我微笑着问老阿姨："阿姨，您怎么不高兴、不配合呢？"

老阿姨没有回答，我继续问道："您是在担心费用高，还是在担心治不好呢？"

老阿姨犹犹豫豫，想说但是又觉得有顾虑，看到我一直微笑着在等待她的回答，才终于下定决心说："都担心！"

我解释说："我们科室在这方面的医疗技术已经很成熟！之前有位年龄比您大的老爷爷病情还要重，都积极配合治疗，最后治好了。医疗费用也可以通过合作医疗报账，自己补贴一半，您看孩子们都很孝顺您，我们都希望您快点好起来，您不要担心这些问题，要积极配合治疗。"

通过这次交流，老阿姨对待治疗慢慢变得积极起来，主动配合治疗，手术后病情恢复不错。

叙事护理是指护理人员通过引导患者真实地表达情感，敞开心扉，再对患者的故事认真倾听、吸收，通过叙事护理的技巧使患者实现生活、疾病故事意义重构，并发现护理要点，继而对患者实施护理干预的护理实践。

（四）反思

产生良好效果的叙事护理实践有时需要护士暂停下来，进行片刻富有同情心的自我反思，承认一个人在互动中可能带来的信念、价值观、偏见和其他心理活动变化。我们必须批判性地辨别哪些是有益的，哪些是无益的，哪些可能无意中造成伤害，哪些会有效提升互动。护理人员需要时常反问自己："我能不加评判地倾听吗？我能把正确的信念抛在脑后，克制自己不去纠正错误吗？"这样的反思会将我们推向全方位的关注和更深层次的参与中。

【案例 4-4】　关于头发这件"小事"

记得那天上白班，那位头发挺长的女患者，腰椎术后第 3 天，由于必须卧床，头发好几天都没洗了。

在她术前住院检查期间，我就跟她沟通过，在交谈中我知道她很在意她的头发，她因拥有一头乌黑亮丽的秀发而感到骄傲。然而这次手术，使她那头秀发失去了光泽而她又无能为力。一般腰椎术后的患者需卧床一周才能在佩戴支具或腰围的情况下下床，但是不能弯腰。

看她术后愁眉苦脸的，我在她输完液后主动对她说："我来帮您洗个头吧。"

她："真的吗？"患者一听激动起来，"可是我又不能动，怎么洗呀？"

我："看我的，我有办法。"

说完后，我拿着科室的洗头盆走向患者，并向她介绍起了该如何在床上洗头，然后动作轻柔地给她洗起头来。

洗完后，拿吹风机吹干，对她说："看，您那乌黑亮丽的秀发又回来啦。"

她照着镜子，开心极了，对我说："手术后我还一直在想我这头发怎么办啊，没想到你们这么好，想得这么周到，真的是太感激你了！"

我笑笑对她说："没什么，看到您这么开心，我也觉得高兴，这都是我应该做的。"

是的，这是我们应该做的。医院开展优质护理服务和人文关怀工作，不就是让我们落实平时工作中的事情，把患者放在首位，让患者感到温馨、暖心。

早上交接班时，一声温馨、亲切的问候，能让患者感到温暖，每次打针后，都会向患者问一声疼不疼，每次换药后，都会给患者讲解药物的作用，查看患者的输液部位是否有问题，每次拔针后，告诉患者压好针眼处，等等。这样简单温馨的话语，却真正拉近了护患之间的距离。

我们的工作简单、重复而又烦琐，可就是这样的事情却每天上演不同的剧情，演绎出我们丰富多彩的护士生涯。

（五）主动邀请与阐明意图

在叙事护理实践中，需要医护人员邀请并引导患者讲述关于疾病经历的故事。医护人员必须懂得如何创造一个适合的语境和环境，并正向引导患者讲述故事，"这对你来说是什么样子的呢？""能否帮助我理解你的状况？"和"能不能告诉我更多呢？"唯有如此，医护人员才能从一开始的倾听逐渐转向再现，也就是说医护人员应邀将患者讲述的信息重新整理、理解，变成一个新的故事。当医护人员变得善于倾听，患者变成可被医护人员观察和描述的对象，护理过程就变成了具有治愈作用的对话。

【案例4-5】 不同温度的叙事护理对话模式

假设：一个小孩上学迟到了。

A：

我："你迟到了，到后面站着！"

小孩：……

B：

我："你怎么迟到了？"

小孩："打游戏打得很晚。"

我："不知道今天上课吗？还打这么晚的游戏？"

小孩：……

C：

我："什么事情让你迟到了呀？"

小孩："昨天晚上打游戏打到很晚，早上闹钟响了，我没听见，睡过了。"

我："哦，后来怎么醒的呀？"

小孩："突然醒了，睁开眼睛，一看天亮了。我一看时间就发现自己睡过了就马上起来了。"

通过以上三组对比，我们会发现，叙事护理主张吸取经验不同的叙说方式，丰厚生命故事，引导患者打开心扉。

（六）专注与参与

告诉你自己，一直以来你都在专注自我。从我们每个人拥有的最伟大的工具开始，利用自我，并朝着建立良好关系的方向前进。护理人员必须保持以愿意建立关系的姿态与另一个人一起进入可以分享的空间。身体上，你可以尝试向前倾，保持眼神交流，或者在交流的过程中做个手势；也要真诚地参与到语言反应中来，帮助讲故事的人理解故事，例如提出一个问题，要求患者详细说明，并反思你听到的内容，培养同情心和同理心。当患者把疾病变成故事时，有助于患者发现他们的疾病症状可以治愈，当医护人员认真地倾听患者的叙述，尊重患者疾病的故事，医生就能成为陪伴患者走过疾病漫长旅程的可信赖的伙伴。

【案例4-6】 **实用话术**

（1）比如一个人有焦虑不适，可以这样问："这个是一般的情境会出现的，还是在特定的时间或特定的情境才出现的？"

"你什么时候开始有这个情况的？"

"这个情况困扰你多久了？"

"过去有什么方法对你是有用的？或发生了什么事情让你现在没办法处理这个焦虑的状态？"

（2）面对产后抑郁的妈妈，可以这样问："这是你的第一胎吗？"

"你之前生第一胎时候有类似的情况吗？"

"严重程度如何？当时困扰你多久？"

"什么时候开始好转？"

"你第一胎的时候这种情况发生在前2个月，和现在时间差不多，那你现在的状态有比上个月好吗？"

（3）针对焦虑的妈妈来咨询好动的宝宝，可以这样问："他现在几年级了？"

"六年级啊，和自己相比，他六年级与五年级的时候有没有进步？"

"喔，进步很多啊，每一年都有进步吗？"

以叙事发展观点的时间轴进行提问，这种提问有助于理解患者故事的背景与文化脉络，帮助我们看到重要的节点，以及重要的事件对患者的意义，或帮助患者取得获得感并看到未来。

（七）叙事写作

叙事性写作也就是所谓的"平行病历"，它要求医护人员在书写临床标准病历之外，还要用非专业性语言和技术性语言书写患者的疾苦和体验。平行病历侧重于医护人员对患者疾苦的关注，通过医护人员的共情，将患者的经历与感受再现出来，进而把医护人员接纳到患者的共情语境里，构建医患生命共同体，携手共抗疾病。平行病历中有感情的注入，再现了医患心灵的碰撞，体现了医学的人文价值。临床医护人员可用于与患者和同事分享，作为一种模式，"更充分地认识到他们的患者所承受的，并明确反思自己的行医和护理过程。"护士重写患者故事的行为本身就是一种共同创造，这种写作行为可协助护理人员在实践中培养叙事知识。

二、实施叙事护理的临床应用

叙事护理的三大步骤是指"进入患者故事""正向回馈""总结反思"，围绕叙事护理的三大步骤所实施叙事护理的临床应用，具体如下：

（一）营造和谐环境

促进科室文化建设，打造温馨的学习、沟通环境，提高医护患沟通的积极性。设立叙事护理聊天室，以保护患者的隐私。创建有利环境，营造便于沟通的示范病房。

（二）融入叙事护理

通过相关课程书籍自主学习，例如《叙事护理》《叙事医学》等书籍。同时发挥新媒体宣传渠道的作用，例如利用相关公众号有目的地推送叙事护理主题内容。分阶段组织集中培训，医院或科室集中培训，强化学习叙事护理的问话技巧，制定统一的交谈话题模板,善于进行归纳总结。每次访谈前罗列叙事大纲,设置谈话时间,引导患者倾诉对自身疾病的真实感受。

（三）制定精细阅读清单

学习优秀护理案例,通过优秀案例的学习培养有效共情意识,重塑对话的技巧。叙事护理不是一气呵成的,需要临床护士不断感悟、解构。在实践中学习如何打开沟通的话题,学习医患沟通技巧。

开展主题座谈会:在座谈会上从护士提供的病例中,寻找疾病、疼痛、衰老、死亡和心理痛苦,提高临床护士的人文关怀能力。

集中讨论:注重跟进三种能力的培养,即发言者清晰叙述的能力,参与者耐心倾听的能力和对叙述的理解能力。

寻找重点人群:锁定重点关注叙事护理的对象:

1. 患者在住院期间产生过悲观、抑郁、焦虑等负面情绪。

2. 患者在住院期间存在睡眠障碍。

3. 患者在住院期间存在纳差、非疾病因素导致的饮食习惯改变。

4. 患者在住院期间存在用药依从性差,对治疗不配合等。

5. 应用抗焦虑药物。

6. 在住院期间存在安全隐患的患者。

（四）开展人文关怀查房

医护联合人文关怀查房:针对住院期间存在消极抑郁情绪、遵医行为差、不配合治疗的患者开展医护联合人文关怀查房。对存在抑郁的患者进行有效的心理疏导,必要时邀请心理科进行联合诊疗。

每月护理专题查房:在查房过程中融入医学人文关怀,向患者灌输信任和希望,建立帮助、关怀的关系,鼓励并接受患者对积极情绪与消极情绪的表达。培养护士在护理工作中随时进行有效沟通。

（五）成果展示

定期进行叙事护理之工作总（小）结、患者满意度调查等,留下工作资料。

（六）下一步计划

科室定期开展人文分享,讲述叙事护理故事。制作健康知识宣教手册,跟进患者健康教育。科室设计《叙事护理应用患者满意度调查问卷》,对于每一例叙事护理患者实现回访,回访率达到100%。

第二节　制定叙事护理制度

一、加强护理质量与安全管理

加强护理质量与安全管理，持续改善护理服务品质，确保护理安全，具体措施如下：

（一）继续实行护理质量二级管理体系，护理部、各科室将对照各项质量考核标准遵循 PDCA 循环模式认真进行考核、分析、评价，整改、追踪、再评价，体现持续改进，实行目标管理。

护理部：每月专项检查、每季度全面检查 1 次。

护士长：每周专项检查、每月全面检查 1 次。

各科室、护理部对所检查的情况进行总结反馈，分析原因，提出整改措施，追踪评价整改效果，适时修订护理质量标准，完善制度、规范，促进护理质量持续改进。

（二）将品管圈这一管理方法融入护理管理工作，鼓励带动各临床科室开展品管圈活动。

（三）加强重点环节、重点时段、重点人群、重点部门（ICU、手术室、急诊科、供应室）的护理质量管理，护理部将不定期下科室按照三级医院标准要求进行监管，确保护理安全。

护理人员的环节监控：对新上岗护士以及有思想情绪的护士加强管理，做到重点带领、重点监督，切实做好护理安全管理工作，减少护理纠纷和护理事故隐患。

患者的环节监控：对于新入院、转入、危重、手术、小儿患者以及有纠纷潜在危险的患者重点督促检查和监控；对患者进行跌倒、坠床、压疮等风险因素评估，并采取措施防止意外事件的发生；对危重患者护士要掌握护理常规及技术操作规范、工作流程及应急预案；能为患者提供符合规范的输液、输血等治疗服务，确保患者安全。

对实习生的环节监控：加强实习生的岗位培训工作，对刚进入医院的实习护士进行法律意识教育，提高她们的风险意识和能力，使学生明白只有在带教老师的指导或监控下才能对患者实施护理，同时指定有临床经验、责任心强，具有护士资格的护士做带教老师，培养她们的沟通技巧、临床操作技能等，严格执行查对制度，杜绝护理差错发生。

加强中午、夜间、节假日重点时段的监控：督促检查护士长科学排班，合理安排人力；继续执行夜查房、节假日查房制度，及时给予指导，消除薄弱环节时段的护理隐患。

加强对 ICU、手术室、急诊科、供应室的监管，保证危重患者、手术患者的安全。

（四）进一步加大感染控制力度，严格遵守执行消毒隔离制度，加强职业防护，保障护理人员安全，做好无菌物品、一次性物品、医疗垃圾的管理、使用、处理。

（五）健全、完善患者风险评估制度：加强危急重症患者及护理不良事件的管理，对上报的不良事件，护理部及时下病区进行查看，提出合理化建议，避免医疗纠纷的发生。

二、落实责任制整体护理

（一）认真贯彻并推进优质护理服务

继续实施责任制整体护理，加强服务意识教育，提高人性化主动服务的理念。责任护士要落实"以患者为中心"的服务理念，按照分级护理、专科护理工作标准，实施责任制整体护理，加强健康宣教，关注患者身心健康；做好专业照顾、病情观察、治疗处理、心理沟通和健康指导等任务，为患者及家属提供安全、优质、高效、满意的服务。

（二）加强优质护理内涵建设

认真落实《临床护理实践指南》、护理常规和护理技术规范，责任护士要求能够正确实施治疗处置、密切观察、评估患者病情并及时与医师沟通，配合医师共同完成治疗计划，同时要加强与患者的交流，尊重关心爱护患者，增进护患信任。

（三）提高专科护理水平

临床护理服务充分突出专科特点，各护理单元有专科护理常规、标准护理计划，具有专业性，适用性，责任护士要运用专业技术知识，对患者开展个性化的健康教育，指导进行康复锻炼，促进患者功能恢复，要能解决护理疑难问题，提高专科护理水平，提高护理质量。

（四）多维度展开相关活动

护理部每季度、各科室每月进行住院患者满意度调查，听取患者及家属意见，不断改善服务态度，提高服务质量；各科室开展优质护理护士评选活动；延伸护理服务，落实出院随访工作。

第三节　临床叙事护理基本分类

一、人群定义

人群定义也就是指识别患者的沟通风格。沟通风格是指在组织内部，个人在与他人进行交往中所表现出来的一贯的沟通方式或习惯。每个人都有独特的沟通风格，一个人的沟通风格往往是相对比较稳定的，如果我们具备了快速识别患者沟通风格的能力，同时能够合理应对，将收到高效沟通的效果。沟通风格可以大体归结为以下四个类型。

（一）分析型沟通风格

该类型的特点是以事为主，具有完美主义者特征，对人对己要求严格，做事系统且有规律，注重细节，注重信息收集并做出相对应的分析，往往喜欢写在纸面上的东西。该沟通风格的人群多见于学者、教师、律师等专业技术人员。与该类型患者沟通时的策略为：按照其系统化及精密化流程给予支持，如提供资料、数据；沟通时要有高度系统性、组织性及充分准备，而且态度要中肯，于提案时做出优劣分析，不可过急于完成决策流程，要适时地给对方一定的思考时间。我们应该从称谓开始表现出对他们的尊重，比如可以称呼"先生""老李""王老""老师"等，解答或介绍问题时要条理清晰、重点突出，最好提供循证医学证据、专家共识或者诊治指南，会更有说服力。

（二）友善型沟通风格

该类型的特点是以人为主，喜欢与人合作，愿意投入时间与人沟通，富有同情心。与该类型患者沟通时的策略为：表现出你很积极地在聆听，并根据其感受给予认可，让对方感到你很尊重他并重视他个人的看法。应从私人看法、个人感受去讨论，并且提出有针对性的、个人的意见和建议。

（三）表现型沟通风格

该类型的特点是善于表达，喜欢与人合作，有充沛的活力。该沟通风格多见于性格外向的人士。与该类型患者沟通时的策略为：不可急于切入主题，让对方充分地表达其看法、主张，并给予适当的肯定，要先在思想上达成共识，避免争论，在双方探讨时从各种可能方案中找出解决方法。

（四）驱动型沟通风格

该类型的特点是以事为主，做事不保守，追求结果，注重实干，喜欢制定高目标并努力实现。该沟通风格多见于军人、某些领导或成功人士。与该类型患者沟通时的策略为：通过提问的方式发掘要点，但不要问得太多，针对其目标及最终目的提供支持，沟通中语言必须精练且高效率，全方位组织得体。我们要根据其具体需求提供简洁精练、清晰明了的解释说明，优劣对比分析鲜明。

二、沟通定义

（一）语言沟通

医患沟通的主要方式是语言沟通，与其他类型的沟通具有明显区别：患者处于求助者的弱势位置，存在紧张、焦虑、抑郁、恐惧、悲伤、易激惹的心理状态；医护人员则处于帮助和拯救者的强势位置，具有先天的心理优势。因此，医护人员在与患者交流时应注意礼貌性、真诚性、规范性、逻辑性。医护人员的话要使患者能接受和理解，用词要通俗易懂，忌用医学专业术语，每个专业要根据自己学科特色总结针对专业术语通俗化的替代用语，如"血液透析"就是用机器将血液中的毒素清理出来的治疗，"机械通气"就是用机器替代患者呼吸的治疗等。语言要简洁、明快、生动，避免患者不得要领、不能理解医护人员讲的核心内容，要有深度、有特色，避免平铺直叙，有时还需有些幽默感，以减轻患者的紧张情绪；最好要伴有一定的感情色彩，因为谁都不愿意面对冷漠的人，一定要回应患者的非语言性暗示，如临床交流过程中患者眼睛发直，往往意味着他听不懂了，我们需要及时询问："我刚才讲了什么？"或者"我讲明白了吗？"避免无效沟通。针对一些特殊情况，如告知患者身患绝症，应采用一些委婉性语言，有利于建立良好的医患关系，也更能展示医护人员的人格魅力和专业风范。

（二）非语言沟通

非语言沟通主要借助于非语言符号，如姿势、动作、服饰、眼神、身体接触、表情等方面的交流。通常我们工作中着装要端庄稳重，避免奇装异服，工作服要保持干净、整洁、无破损；沟通过程中要与对方有眼神的交流，传递关切、安慰和感同身受之情；坐姿要端正，表达关心时可适当身体前倾等。医护人员在与患者进行非语言沟通中要注意尊重患者，让患者感到态度亲切；要适度得体，言行举止自然；要因人而异，从而达到满意的沟通效果。

从伦理角度讲，医护人员与患者的关系也是一种文化伦理道德关系，体现医患（护患）双方的伦理道德水准。根据目前的临床护理经验我们也明白，医生必须具备足够的专业技术能力，能够明确诊断并给出治疗方案，护士必须有扎实的基础护理知识，能够有效地结合患者的自身状况有针对性地进行护理，但是这还不够，患者通常还有感情方面的需要：由于环境陌生、病痛折磨、接受陌生检查与治疗，患者往往迫切地需要他人（医务人员、家属和周围其他关系人）的同情与关心。这是一种非常普遍的心理反应，如果得不到满足，在脆弱的情感作用下，极易激动发怒。在诊疗过程中，甚至整个住院期间内，一个温柔的抚摸、一个同情的眼神、一句安慰的话语就可以将之化解，医护人员必须不断地学习和磨炼这方面的技能。

有研究显示社会生活中 2/3 的信息来源于非语言沟通。可见，非语言沟通在医患（护患）沟通中的重要性。也有研究也发现，给予适当的身体接触，如对发热的患者，医生（护士）触摸其额头，既可以估测体温，也可以传达关爱；对重症患者，医生（护士）坚定地握手既可以评估其握力，又可以给予战胜疾病的意志力；老年患者就诊结束站起离座时，医生扶一把，既可以避免其跌倒，又表达出浓浓的人文关怀，能使患者减轻焦虑和紧张等引起的痛苦，产生良好的心理和精神安慰。

【案例 4-7】 没有对不对，只有做不做

晨间，刚到科室。夜班护士匆匆过来汇报："护士长，1001 床患者夜间抢救了，用了心电监护、吸氧、急查电解质、补液……"

1001 床的患者已经术后 7 天，一直病情稳定，就等着拆线出院了，这是发生了什么状况？"急查电解质，检验科报了危急值，钠低，钾低，患者精神差，呼吸困难，腹胀，昨天一天都没吃东西，现在仍然不吃不喝，光哭……"

对于 1001 床的患者，我的印象很深，这是一个特殊患者，大娘因外伤导致左股骨骨折，因为临近春节，在腊月二十九晚上，赶在因为新冠疫情影响封闭管理之前，连夜包车直接到了我们医院，经感染科会诊后安排在创伤骨科单间隔离。单间隔离 14 天，核酸检测阴性后，才做了手术。手术顺利，术后一直病情稳定。

我立即到病房 1001 床边："阿姨，昨晚上不好受吗？现在什么感觉？"

大娘只是哭，眼睛都不睁。

我又转身问陪护的家属："叔叔，阿姨手术很成功啊！咱们拆线后就可以回家了，这是怎么了？"

大爷叹了口气："没有家了，没有地方住啊！"

一旁的大娘哭得更厉害了，但是终于开口了，絮絮说着儿女不孝，对于此

次住院不管不问，无人来看望，儿媳连个电话都不打，女儿来了一趟，没买一分钱的东西来，也没给钱……

我："阿姨，如果用一个词形容一下您现在的感受，是什么词？"

大娘："堵得慌！堵得不能吃饭！"

我："阿姨，您是怎么受伤的？"

大娘："我和老头炒瓜子卖，老头不会骑电动车，都是我每天骑电动三轮车走街串巷卖。是我自己不小心开下了路边的深沟里。当时天还不亮，也没有人经过，手机也坏了，腿也动不了……当时可真难！"

我："当时儿女没去吗？"

大娘："去不了！还是我自己爬上来的！等有人来送到医院的。"

我："阿姨，这么困难的情况，您都经过了，您真是太厉害了！您现在手术也做了，就等着好了。"

大娘："是啊！那么难，我也过来了。"

我："现在是疫情特殊时期，国家有隔离规定，住院这些天您也都知道的。您和叔叔是单间隔离，不能有其他人员来，而且村里也都封村了，管理也很严格。您这里不能有探视人员，是因为疫情影响造成的特殊情况。您现在感觉好点了吗？"

大娘："好像没那么堵了。"

我："阿姨，您先喝点温水，人是铁，饭是钢，您这昨天一天没吃饭，身体就拉了警报了！自己的身体，靠别人能行吗？"

大娘："不行，还是得靠自己！那时候就是我自己从沟里爬出来的！"

我："阿姨，您真是太厉害了！我给您个建议，您听听，西红柿鸡蛋面条，稍微多放点盐，能补充让咱长伤口的蛋白质，还能补充维生素，还能补充您现在缺的盐，让您有劲，好得快，好不好？"

大娘："那行！老头子你去买吧！谢谢你，护士长！"

大娘当天就正常饮食了，术后14天拆线出院。出院当天是周末，我不值班，大娘还特意让同事给我留话道谢。

成为一个叙事的人比单纯掌握叙事技巧重要得多，没有对不对，只有做不做，怀一颗陪伴的心，以叙事的精神去做，患者都能感觉到。

由于目前国内外缺少对于叙事护理这一学科的系统梳理，叙事疗法也是无章可循，没有一个固定的形式，所以延伸到临床工作当中，用叙事的理念去工作，每一名护士所创造的叙事护理的方式都是不同的，可以说对每一位患者，每一名护士手上都会有一种独特的叙事护理方法。技巧是重要的，但更重要的是带着叙事的精神,去陪伴患者,去陪伴家属,他们就自然而然地建构出属于自己所期待的人生故事。

三、阶段定义

我们知道人文关怀的终级目标是对人的精神关照。人文护理的核心是以人为本,是实践人性化、人道化护理服务的行为和规范。在护理领域中,人文关怀体现为人文护理,是护理的核心概念和中心任务。作为一种新护理形态,叙事护理能够开辟一条通过临床叙事抵达人文护理与改变患者认知的新路径。

我国学者姜安丽和于海容等在参考叙事医学相关理论的基础上,结合护理专业实践特点,提出了叙事护理实践4阶段:关注、理解、反思、回应,覆盖护士从发现患者疾病叙事需求到满足患者需求的整个叙事护理实践过程。其中包含的2条操作性主线(图4-1),分别是:①没有明确时间先后顺序的完成关注、理解、行动中的反思、即时回应4个环节。②需按先后顺序完成关注、理解、对行动的反思、延时回应4个阶段。

关注阶段 ⇌ 理解阶段 ⇌ 行动中的反思 ⇌ 即时回应①

关注阶段 → 理解阶段 → 对行动的反思 → 延时回应②

反思阶段　　　　回应阶段

图4-1　叙事护理实践的4个阶段

(一)关注阶段

在叙事护理实践阶段之初,护士应首先通过日常工作中的留心观察及资料收集,选择需要并适合开展叙事护理实践的患者,也就是观察发现有倾诉需求的患者,或是虽无倾诉需求,但表现出痛苦和无助的患者。资料来源可以是患者的病历,或者是患者或家属提供的信息。在确定适合参与叙事护理实践的患者后,护士应在对方身体状况允许的情况下,以一种自然的状态在日常护理照护中融入叙事护理实践。护士应了解患者希望的倾诉时间和环境,选择恰当时机与患者进行叙事交流,地点要以患者能够放松、获得安适感为准。在叙事开始时,护士表现出积极开放的态度,良好的感受性、接受度以及亲和力,使患者意识到护士是值得信任、可以倾诉的对象。为了患者在关注阶段持续投入和参与,获得理想的实践效果,护士应注意以下要点:

1.树立敬畏患者生命的态度,做到不带预先假设地感受患者的疾病遭遇。

2.保持职业敏感性，了解患者社会文化背景，准确捕捉情绪、神态等非语言行为。

3.通过提问等方法引导患者讲述自己的疾病体验与困境。

4.在患者讲述其疾病经历的过程中，做到积极有效地理性倾听。

（二）理解阶段

理解阶段一般发生在关注阶段之后，但在理解患者疾病时，护士仍需不断落实上述关注阶段的注意要点来获得患者疾病体验的准确理解。在理解阶段，护士首先要形成以己及人和换位思考的态度，做好充分的情感准备再走进患者的疾痛体验和疾苦困境。其次要将自己放在与患者平等的位置，放弃居高临下的姿态。这一阶段护士可以运用的具体实践技巧包括：

1.深度挖掘并有想象力地解读患者疾病叙事中的促进或阻碍因素。

2.同理患者所讲述的疾痛体验与疾苦困境。

3.解构患者所述疾病故事中的叙事要素。

4.识别患者疾病叙事中所包含的隐喻，理解其蕴含的意义。

5.留心患者所述疾病故事背景中的社会文化因素。

（三）反思阶段

叙事护理实践中的反思是指护士针对自身认知、理解以及处理患者疾病叙事所采用的方式进行反思，对存在的问题进行总结，具体包括以下三个方面：

1.思考自身已形成的稳定兴趣、偏见、情感倾向、价值及信仰，以及这些因素在关注、理解患者疾病叙事过程中产生的影响。

2.检视自己对患者所述疾病故事及患者表现事先做出的假设、评判、解释模式是否存在偏差。

3.修正影响自己在叙事护理实践中做出正确思考和护理对策的不当情绪和习惯。

反思阶段包含"行动中的反思"与"对行动的反思"两种反思模式。对行动的反思一般发生在护士与患者的首次交流互动之后，是对已完成的关注和理解阶段的反思。护士通过批判性地回顾分析前述过程，对自己在患者叙事前先入为主的印象和想法偏差进行矫正，深度总结从患者叙事中学到的内容，同时剖析自身在关注理解患者疾病叙事过程中的表现。行动中的反思是指护士在与患者首次面对面交流其疾病遭遇的过程中进行的即刻思考，与关注及理解阶段同时进行。要求护士迅速辨别并接纳患者叙事与自身认知之间可能存在的差异，及时主动地思考并寻找恰当的回应方法。

（四）回应阶段

叙事护理实践中的回应包括两层含义：

1. 即时回应，即护士在关注、理解、行动中反思的同时，当场对患者的疾病叙事做出反馈。护士应始终保持对患者叙事的留心，以饱满的情感跟随患者的叙事线索，从患者立场出发捕捉其疾病叙事中反映的问题，并在患者表现出情绪反应、需要情感支持时做出针对性的反馈。衡量护士及时回应效果的标准是患者的疼痛体验得以缓解或释放，患者情绪趋于稳定，患者能够感受到护士的关心与支持。护士可以运用提问、启发等方法鼓励患者进行更为完整的叙事，邀请患者为问题命名，最终帮助患者将问题外化，也就是将患者自身面临的问题当作一种对其产生影响的外界存在，而不是患者个人的性格或特质。

2. 延时回应效果的衡量标准应该是患者能够主动接受自身的健康或疾病状态，通过对全新生命意义的理解获得个人的满足感与成长感。护士在完成对行动的反思后，对患者进行延时回应，也就是护士基于对患者叙事的深度分析与把握，通过全面细致的反思设计具体回应方法，并做出回应的过程。在这一阶段，护士可以通过对患者疾病叙事的重述帮助患者获得对疾病和生命新意义的理解。这一过程可以通过邀请患者根据自己的需要进行创作、开展床旁创造性写作项目来实现。护士应学会使用支持性语言与行为鼓励患者参与疾病叙事的重述，还可以通过充分情感投入与患者建立深入的情感联结，分享彼此的情感体验。例如鼓励患者以积极阳光的心态放下负担，支持其正性与负性情感表达，营造适合情感表达的安全环境，以理解和接受的态度沟通等。叙事护理不是一蹴而就的，叙事护理实践贯穿于对患者的整个护理过程中，最后收获与患者的双赢。

四、因素定义

（一）护士因素

1. 临床护士的学历

学历层次较高的护士学习路径更广，对新知识的接受能力更强，在护理实践中会产生更多为改善治疗结局的自主学习行为；学历层次较高的群体接受过更多相关的专业教育，对护理职业内涵和自身的角色职责认识更深，因而对叙事护理知识的吸收与学习效果会更好。临床护理管理者应建立合理的人才分配和培养体系，针对护士不同的教育层次开展个性化培训，充分发挥本科及以上学历护士的职业素养优势，重视低学历临床护士的学习职业生涯规划，以提升临床护士整体对叙事护理的认知度与执行力。

2. 临床护士的护龄

临床护理管理者一方面需持续注重对新入职护士临床相关专业技能的培训，提高其护理执业水平及对复杂病情的处理能力；另一方面需不断强化新入职护士的整体护理观和人文关怀理念，以提高其对叙事护理认知和接受度，从而将叙事护理内化为一种自发的护理实践行为，真正改善患者就医体验和远期临床结局。工龄短的护士临床工作相对不够熟练，精力往往集中于常规的治疗与护理，对叙事护理等人文关怀实践的意义和效果关注度不够；而护龄长的护士临床经历、生活阅历等更加丰富，在临床工作中会更有意识地去关注患者身体疾病治疗之外的需求，如精神、情感以及心灵等方面的需求，更加重视护理人文。

3. 临床护士的职称

有关研究结果显示，临床护士职称越高，对叙事护理的行为得分越高。其原因可能是职称越高的护士，其技术水平、工作能力及学术造诣等往往更高，同时其在护理岗位上也承担着相应的培训、教学、管理及科研等工作任务，能更深刻认识到优质护理对患者的重要性，更愿意去实践叙事护理。因此，护理管理者应根据临床护士的具体情况实施分层教育，一方面加强对较高职称临床护士的合理安排；另一方面为低职称临床护士提供更多进修、培训和学习的机会，拓展临床护士的视野，提升其内涵和素质，使叙事护理在临床中的价值得以体现。

4. 临床护士叙事护理的认知水平

目前临床工作中，多数护士认为患者有倾诉自己内心的需要，也经常听到患者的倾诉，但由于缺乏沟通理念、知识和叙事护理技术，常表现为说教式语言、以自我为中心、表达过于简单生硬、随意改变话题等，不利于护患之间的沟通交流，影响叙事护理的开展与人文关怀的效果。而当前我国叙事护理的研究尚处于起步阶段，相关理论体系不完善，培训及教育模式缺乏，各医学院校目前也尚未开设叙事护理的相关课程，使叙事护理的概念在临床实践中尚未得到普及也是不争的事实。

5. 临床护士叙事护理的实践技巧

叙事护理作为人文护理和心理护理的新途径，既是理论又是方法，一方面它强调护理的关怀特性，另一方面也启发患者对自身故事的多角度思考。在临床诊疗过程中，护士接触、陪护患者的机会相比医生更多，他们更易发现患者心理及精神需求。他们也是叙事护理的直接实践者，其叙事护理的能力将直接决定临床护理人文关怀的效果。然而，国内目前尚缺乏具体可操作的叙事能力培养体系和方案，使临床护士缺乏相应的叙事理论支撑、叙事护理技巧，对患者的行为表现不知如何去关注、理解、反思和回应；在开展叙事护理时感到紧张、焦虑，担心给患者带来伤害，或有畏难情绪，在一定程度上限制了临床叙事护理实践的开展。所以，我们应加快构建临床护士叙事能力的培养模式及管理制度，以促进叙事护理在临床有效开展，并确保叙事护理实践有章可循、有据可依，使其更好地融入护理人文关怀体系中，以彰显人文护理的内涵和温度。同时，医院可搭建叙事案例实践的督导平台，鼓励大家在实践中学习，在实践中领悟，在平台中可共同分享叙事护理实践的亮点，针对叙事护理实践中的难点，交流互动，探讨解决，以帮助临床护士在叙事护理的过程中增强心理力量、减少畏难情绪，提升实践技巧。

（二）患者因素

不同的国家、不同的地区间，因地理环境因素、经济状况、风俗习惯、宗教信仰等不同，具有语言、文化等的差异。有关研究表明，处于不同地域的人，由于其所处的社会、家庭的发展脉络和文化的不同，生命观、健康观和疾病观以及应对疾病的策略也都有所不同；不同职业、不同教育水平的患者其个人性格、情绪、认知方面也存在显著性差异。那么叙事护理的展开，也将会在不同程度上受到上述不同社会、文化环境因素的影响，所以在叙事护理实践中，我们应更多地了解社会、文化脉络在这个人身上所起的作用，透过这些文化发掘出对于这个人更多、更个体的理解，以更好地去抚慰这个人因疾病而产生的心灵之痛。

（三）环境因素

1. 护理人力资源匮乏

有调查研究指出直接和间接护理时间分别占总护理时间的 43.18% ~ 51.87% 和 48.13% ~ 56.82%，而且巡视患者、与患者和家属沟通也需要占用护士的工作时间。这些均影响护士与患者的交谈、对患者叙事的倾听；同时，护理人力资源匮乏也影响了叙事护理的有效开展。当前，很多医院依然存在护士总量不足，临床护理人员缺少编制，床护比偏低等现象，导致临床护理人员长时间高强度的护理工作。有研究显示，75% 的护士认为护患沟通时间偏少，阻碍护患关系的发展。

2. 场所的限制

有关研究显示，我国医院几乎没有设立专门的倾诉室，也没有安排专门的护士作为倾听者。患者倾诉地点多为环境嘈杂的病房，故患者和家属无法尽情倾吐而不用顾忌其他患者在场造成隐私泄露，以及因环境事件导致倾诉的中断，这在一定程度上影响了叙事护理的展开。

【案例 4-8】 **换种心态，换个角度对待所有事情**

中国在经历了 3 年的疫情传播、管控、再传播、升级管控……阶段之后，全国各地的各大小医院已经形成了相当成熟的疫情防控体系，基本上可以实现

80%的线上交易和查询。既方便患者安全就医，也便于国家统计就诊记录，更为疫情防控实现无接触式管理提供了有效便利。

对于某些大型的三甲医院来讲，很多的就医患者来自周边的农村，对于这一部分群体，往往有个共同特点：多数为面朝黄土背朝天的农民，手机使用率普遍偏低，对物价有自己的理解……在疫情肆虐的这几年中，我最常听到的患者（家属）说的话就是：这我也不会啊！

不会，既有真的不常使用手机、不习惯走到哪都要扫码，也有一部分人，因为习惯性地怕麻烦而去逃避没有经历过的事情，想通过这种方式达到通融的目的。

其实作为临床护士来讲，接触了无数的患者，见识了形形色色的人，有时能分辨哪些人是真不会，哪些人是在逃避。就像我昨天在巡查科室时遇到一对母女在办理入院手续，根据疫情管理要求，出入每个场所要求必须出示绿色健康码及大数据行程记录，女儿在扫码的过程中，一直在不停地说："真麻烦啊，这我也不会整啊，我手机都没有流量了……"

而患者由于不会使用手机，女儿还要用母亲的手机再次扫码和填写相关信息。这个对于我们来说不到1分钟就能搞定的事情，在这位女儿的喋喋不休中，仿佛时间被拉长了数十倍，我能明显感觉到帮助其办理入住手续的护士已经到了情绪要爆发的边缘，按照常规护理流程，最初护士还是非常尽责地解释为什么现在会要求扫码并经过调查问卷后才能成功办理住院，在女儿起初抱怨时也有适时的解释，但在听到更多的抱怨，并且发现自己的解释是在"对牛弹琴"时，便慢慢地失去了亲和的笑容和暖心的言语。

虽然我没有全程看完她们办理入院的流程，但我一方面是理解我的同事的，遇到这样的患者不是偶然，经历过无数次这样的对话后，她们的身心都在递增地受到打击，慢慢磨灭她们对患者的同情心和热情，最终把护理工作变成例行公事。另一方面我也理解患者的处境，也许在她们的生活中，真的是第一次遇到这种一步三坎的入院方式，而手机的使用已经超出她们拥有手机以来的最难记录了，这对于患者和陪护来说，除了病痛和金钱的折磨以外，无疑是雪上加霜的。

无论是护士，还是患者，谁都没有对与错，患者就医是为了治好病，护士的做法也绝不会逾越工作的本分，但这远远不够！叙事护理就是弥补现在这种公式化的医（护）患关系而急需普及应用的学科，它无形又无义，是要靠我们所有人共同努力和不断探索，来让护理工作更加温暖，更加专业化，也更加人性化！

　　如今我也在学习和探索叙事护理的阶段，却已经深深地体会到，如果用叙事护理的新方式，我们可以和更多不善表达的人建立更有温度的沟通。

　　例如：当患者抱怨"你们这怎么这么多要求啊！"

　　我们可以问："您觉得哪些要求让您感觉到麻烦了呢？"

　　患者："又要扫码、又要问这问那的，我们这一路来都扫了好几次，手机上网可贵了，都没有流量了……"

　　我们："我们这里有免费的 Wi-Fi 可以使用，我先教您联网好吗？"

　　患者："那可太好了！"

　　如此，我们既达成了帮助患者完成办理住院的目的，又在患者的表述中了解到对方所在意的事情，最后通过其中比较好掌握的信息来转移患者的侧重点，搭建双方轻松的初次信任。叙事护理的魅力，更在于我们一点一滴地搭建属于我们城市专属特色的新方法！

第五章 叙事护理平行病历的书写

第一节　平行病历

　　平行病历是一个新术语，简言之，就是在临床工作中为同一位患者准备两份病历，即标准病历和平行病历。标准病历，它是临床上的传统病历，是主要的医学文件，记录患者的主诉、检查、检验数值与治疗护理方案，具有严格的格式和书写规范。平行病历，它是具有人文色彩的病历，由医生或护士书写患者的述说以及医生或护士的人文观察与思考，是标准病历之外的有关患者的生活、遭遇的"影子病历"。

　　疾病是有症状的，患者是有痛苦的。疾病和痛苦是两个不同的问题。医护人员的职责是治愈患者的疾病，当然也有消除患者痛苦的任务。疾病的痛苦是无法替代的，无论患者做多少检查，服多少药物，做什么手术都无法替代患者心理所承受的痛苦和精神上的折磨。每一位患者的背后都有一段不为人知的故事，作为医护人员，我们就需要去了解，倾听他们的故事，在此前提下，便产生了"平行病历"。

　　平行病历不同于客观记录，格式上没有标准病历那么严谨，它具有自己的鲜明特点：

　　真实性，这一点与标准病历相同，都不可以虚构和猜想，要如实地记述，用自己的语言来记录患者的痛苦和体验。

　　平行病历是带有人文精神的叙述和思考，具有哲理深度，可以优化诊疗思维、职业自省。

　　平行病历不是冰冷的叙述，它是充满温度的，有感情色彩的，特别是人文关怀，让医护人员与患者产生共情。

　　平行病历是不受标准病历的格式束缚的，字数可多可少，视患者的叙述来定，其中患者的述说、行为和医护人员的反应，特别的内心活动最为重要，所以也可以称为"叙事平行病历"。

　　正是因为拥有了上述的特点，才凸显出平行病历的价值，它不但可以提升人文素养，建立一种自觉的、主动的内在自我教育、自我提升、自我建设基础上的人文素质重新建构行为，还可以体现人文共情，通过平行病历的书写过程与叙事者发生共情，于患者而言具有感受性强的优点，促进自觉反思。平行病历的核心价值就是反思，它不是一个虚构的娱乐文学作品，是真实存在的叙事者的真实感受，反思是根本，行动才是目的，是否促进反思是衡量一份平行病历的关键指征。也是因为平行病历的存在，促进了和谐的医患关系，在书写平行病历的过程中，是关注、倾听患者，邀请患者参与决策的过程，构建和谐医患关系的有效之举。在书写平行病历的过程中也能有效排解负性情绪，医护人员工作负荷重、压力大、风险高、职业倦怠，特别是近几年因为疫情的缘故，医护人员的心理压力大更为严重，工作中难免将负面情绪迁移至患者，从而导致护患纠纷，恶化护患关系，平行病历的书写可以整理思绪、梳理认知、舒缓压力，有排解、化解、分解医护人员负性情绪的功能，并有效提高医疗护理质量。平行病历的共情暖化了护患关系，增进了护患之间的交流，提高了护患之间的信任度、依从性，改善职业态度，优化护理服务。

第二节　平行病历的书写

一、平行病历的一般内容

书写平行病历就要先了解平行病历的内容是什么，平行病历的内容可分为一般内容和核心内容，一般内容可以通过如下几点来了解：

1. *病痛折磨，身心感受*　患者的病痛是平行病历的主旋律，观察、体认、体验、书写患者的病痛折磨和身心感受。

2. *情绪崩溃，情感动荡*　患者在疾病的发展过程中，因病痛的折磨情绪会逐渐地失控、崩溃，患者痛苦感受的集中表现、情绪转换、身心状态和疾病状态的感性表现，是平行病历不可或缺的内容。

3. *生命阴影，死亡恐怖*　很多疾病可能不单单是损伤患者的身体健康，还有很多疾病会损伤患者的生命，在面对死亡时，没有一位患者是一开始就做好了心理准备的。

4. *护理过程，护患冲突*　在护理过程中，护士的技术、态度都可以影响患者的心态情绪，也会影响护患关系，护理过程与护患冲突并不能作为平行病历的主要内容，表达这部分内容时可言简意赅，着笔力不宜过重。

5. *通过反思，提高认知*　认知指导实践，实践改变认知，护理工作是复杂的认知过程和复杂的技术过程，在护理工作中有失误、有不足就要及时纠正，不断提高认知，不能只写感动，不写深刻，只写成绩，不写失误，失去的是诚信和信任，平行病历不能只是绕着写。

6. 生活艰辛，人间冷暖　平行病历书写的不仅仅是患者的生理性身体和病理性反应，也不仅仅是书写患者的情绪焦虑、心理压力，而是要将患者的身体放在生理、心理、社会、人性的统一场景中去写，写出患者的内心世界。

7. 温情感动，生命感悟　平行病历留下来的是生命的故事、温情的感动、生命的感悟。平行病历的意义就是因为它书写的是疾病痛苦之中生命的百态。

二、平行病历的核心内容

（一）护患共情

护患共情是指护士体验患者内心的能力，具有共情能力的护士，面对患者感受和情绪的态度是体验、体认、体谅，而不是专业的教育、行为矫正和价值批评。虽然无法亲历患者的遭遇，但却可以把自己投射到患者境遇中去感受患者的心境，帮助患者走出困顿。

而观察是打开共情之门，是体察患者内心的窗口。护士通过观察患者的言谈举止，品味其中的病疾痛苦；观察患者的神情心态，体察其中的惊恐焦虑；观察患者情绪起伏，触及其中的压力困顿。护士共情观察与临时观察对象和观察过程是融合一起的，是走进患者内心，产生共情的基础。

倾听也是产生共情之径，是体会患者感受的必由之路，是人文关怀的无声之爱，倾听是情感投入的过程，是一种关怀、慈悲、品德，没有倾听就没有共情。

触动是体悟患者苦楚后的感动，是共情之门的钥匙，具有感人力量的平行病历就是出自叙事者通过观察、倾听、触动而有感而发的创作。

书写是成就平行病历的归属，平行病历的书写发之于观察、倾听，形之于触动、反思，成之于书写。

（二）医学反思

反思的含义是主体内在的精神活动，是审视和评估亲历、亲为、亲思，提炼新的认知和价值观的意识活动过程。

1. 平行病历的反思表现形式一种是批评式反思，又称为直接反思，从理论和原则出发，对某种言行的形成自我检视、批评，这种反思理论性强，揭示问题直接尖锐。另一种是感悟式反思，又称为间接反思，是在工作经历的事件中所感悟产生的自我点评、勉励，这种形式的反思表达平缓，悟性色彩明显，在平行病历中以感悟式反思最为常见。

叙事者采用感悟式反思的方式，反思了对患者的感受缺乏体悟，感悟到要通过共情才能走进患者的内心世界，真真切切地体验到患者的疾苦和困顿。

反思是平行病历的核心价值所在，因此也是重点，反思需要具有一定的理论修养，还要具有超越自我的高度，批判自我的气魄，因此也是难点，可以从掌握反思表达的进路入手这一难点。

2. 反思进路所谓反思的进路是指在平行病历中表达反思的途径。反思进路分为四阶：

（1）一阶反思进路：反思职业态度是一阶反思进路。职业态度是人文关怀的表征，是共情的生动体现，是影响护患关系的重要元素。护理的职业态度是通过耐心、专注、语言、神态、情绪、倾听、告知、解释、微笑、共情等具体形态表现出来的。

（2）二阶反思进路：反思诊疗护理行为是二阶反思进路。通过诊疗护理行为解除或缓解患者的身体疾苦，使患者恢复健康是人文中的人文，是最高层次的又是最可触及的医学人文关怀。没有反思平行病历就失去了终极价值。诊疗护理行为中可反思的内容十分丰富，例如是否重视患者在就医过程中的主观感受，是否用更低的成本让患者得到更好的护理效果。反思诊疗护理工作的得失正误，事项敏感，触及利益，是难点中的难点，折射着叙事者的医学水平、道德良知和人格品质。

（3）三阶反思进路：反思共情状态是三阶反思进路。共情状态是构建和谐护患关系的根本。护理行为是一种人道主义活动。没有共情，护理活动就失去了人文温度，平行病历就失去了叙事的力量。在平行病历中，可以反思是否安抚患者的情绪，是否帮助患者解决困难，是否理解、体认患者的病痛。

（4）四阶反思进路：反思价值取向是四阶反思进路。反思是需要勇气和深度的，价值取向影响甚至决定着护理行为。对价值取向的反思是最根本、最彻底的反思。价值取向反思涉及的问题有：诊疗护理工作的根本目的是什么？技术手段价值指向是什么？采用的护理手段会给患者和社会带来什么？医院、护士的利益和患者的利益发生冲突的时候选择什么？诸如此类。

第三节　平行病历的结构

一、选材与标题

（一）选材

平行病历的选材大多是临床发生的事件，但是临床发生的事件并非都适宜作为平行病历的素材。那么什么样的素材才适合平行病历，又有哪些特点呢？平行病历的选材要注重代表性、适应性和故事性。所选的平行病历素材要负载着叙事者所要表达的思想内容，要具有一定的启示意义。所选的平行病历素材要具备叙事的基本要素：时间、地点、人物、情境、冲突等。而叙事者掌握所选素材的情节演进经过、细节、冲突转化、人物背景等元素构成了叙事。

（二）标题

标题是最先进入读者眼帘的信息，好的标题可以引人注目，但是某些"标题党"的手法并不足取，一个隽永深透的标题是平行病历不可或缺的元素。

二、平行病历的元素

（一）时间、地点、人物、情景

时间、地点、人物、情景是平行病历的基本元素，平行病历的主要着力点是情节，因此，平行病历的"四元素"并不需要占用太多笔墨。时间、地点、人物，着笔简洁，逻辑线索清楚，人物交代用一句话说明患者的姓名、性别、年龄和职业。而情景是故事发展的环境，用笔力度要满足故事发展的需求。在平行病历中，情景可以分为"病情情景"和"心情情景"两种。病情情景是故事演进的专业背景，文字不在多，要突出重点，患者的病情是一系列身心反应的根本，病情情景包含故事可能出现的多种走向，处理好相关的伏笔十分重要。心情情景是决定故事情节走向的内在因素，这一部分要选择典型元素揭示患者内心世界，注意伏笔的安排。

（二）冲突、转折、情节、细节

冲突是平行病历高潮的形成起点，是故事最精彩的部分。护患之间的冲突有的是患者对护理服务的不满情绪，有的是对职业态度的反应，有的是对护士心生怀疑，有的是患者痛苦感受与护士的共情障碍。医学场景中的冲突，往往是多层次的，呈现一波未平一波又起的势态，书写冲突是平行病历的关键节点。正面、客观、深入地揭示冲突，是平行病历的重要叙事内容。而转折是平行病历高潮的顶峰，是积极、妥善、有针对性地处理冲突的过程。创造性的转折情节是行为者人文关怀，共情传递，心灵沟通的展示，是平行病历体现生动与深刻的亮点。情节是冲突转折的叙事平行病历高潮的核心节点。要真实、有温度地写好疾病故事，展现患者风起云涌的内心世界。平行病历的情节是指作品中表现共情和反思主题的，人物情感发展变化的一系列的诊疗、护理、沟通事件。平行病历的情节和细节与文学创作的情节是有区别的，前者是叙事者对事件和人物客观、真实的叙述，后者是创作者对生活艺术的虚构的设计。最后细节是平行病历作品中叙述事件发展的最小的组成单位。细节构成情节，情节组成故事，情节的精彩构成生动的叙事，细节的精致成就深刻的叙事。细节叙事表面上看是写细节，其实是点化故事的玄机所在。有了细节的叙事，平行病历才是活的。情节和细节是平行病历的血肉，写好情节和细节才体现了叙事者细致观察和认真倾听，体察患者的人文关怀能力。

（三）抒情、说理、共情、反思

平行病历是体现护理温度和护理人文关怀的文字，是疾病故事，也是人性故事和生命故事的载体。平行病历的特征是充盈着共情而不是检查数据，是满载着反思而不是医学术语。平行病历可以抒情，但在抒情和共情之间，抒情是手段，共情是目的；平行病历可以说理，但在说理和反思之间，说理是形式，反思是内核。平行病历的抒情书写与文艺作品不同，要力求自然平实而不是刻意和张扬；平行病历的说理文字与政论文章不同，要依据患者感受讲共情之理而不是依据理论讲学术之理；平行病历的共情叙事要水到渠成，避免为共情而生硬造作；平行病历的反思笔触要紧扣情境，由感而生，避免为反思而牵强附会。融温情、温度、生动、深刻、感性、理性、共情和反思为一体的平行病历，才是一篇好的平行病历。

第四节　书写平行病历的注意事项

一、平行病历隐私保护问题

（一）不公开讨论和发布正在进行治疗、医疗结局还不甚明朗的病历故事

对于并未见到确实效果，未来的疗效和转归都不甚清楚的病历，如果预后不良，患者短时间内"释怀"的表现又会被焦灼和绝望所替代，患者在过往的经历中会反复翻找、纠结、后悔，平行病历中的种种开始会认为非常正面的内容，也有可能成

为引发纠纷的因由。

（二）真实姓名、身份、病区、社会关系等需要艺术虚化

患者的真实信息要融化在叙事护理描述中，但是有部分内容表现了患者相关的特征，会体现得格外清晰，比如某患者既往的工作状态，这时候单纯的一个化名是不能够解决问题的，试想患者的同事看到相关的故事，即使更换了患者的姓名，可是通过医院、时间、诊断、症状等完全符合他的特征，还是可以推断出这个人就是患者本人，因此，在需要讨论或者对外公开平行病历的时候就需要不同程度的省略、替代、虚化或者加入冗余信息，避免与真实的病历过于清晰对应。

（三）主笔与团队其他人的合作

对于其他护士护理的患者，主笔者对于整个护理信息不完全了解，在书写平行病历过程中就需要主笔者不断地做好沟通与核实。真实信息的虚化，也需要和责任护士进行充分的交流。涉及多人合作参与的病历要更加注意合作心态，兼顾多方利益和立场。叙事可以有虚实，但在平行病历的修改过程中尽量多考虑患者视角下不愿意让人提及的禁忌，用艺术的手法来虚化。

（四）注意可能会泄露隐私的细节

叙事不只是文字，在平行病历的书写过程中可能会运用到照片、小视频、CT等信息，这中间会有很多与患者相关的信息需要虚化、去除或者淡化。尤其是像CT这类医学影像学资料，在边角都会注有病历号、CT号、患者姓名的拼音和医院的信息，这些也往往会被忽略，所以在书写平行病历的时候要时刻保持严谨的态度去对待每一处可能泄露隐私的细节。

（五）多层审定

年轻护士在书写平行病历的时候往往热情度很高，但是由于对疾病本身的理解度不够成熟，经历得少，还处于入门阶段，避免不了会在平行病历中留下一些漏洞或者缺陷，所以在这个时候就需要高年资的护士提醒、纠错、审定。让我们套用医学伦理的基本原则"不伤害"来总结关于隐私保护需要关注的重点。平行病历的书写更多的是为了护士的提高，但任何事物都不是单一结果，在讨论和传播平行病历的过程中，需要多角度，确认不对患者造成伤害。

二、平行病历的评价标准和实践过程

平行病历和临床病历一样，有质量高下之分，而平行病历作为一个故事，评价的标准又和临床病历有着很大的差异。叙事主角在事件中所处的位置，叙事的可靠度，故事的真实性，视角的偏颇性，行动选择的伦理性，尤其是反思和共情的表现，

是评价叙事护理作品的基本参考标准。

叙事主角在事件中所处的位置不同，会展现完全不同的结果。而叙事的可靠度与沟通有很大的关系，叙事结构的有力搭建，建立在护士非常了解疾病特征的既往经验基础上，在技术内容上做出比较深入的探讨和专业的描述。很多患者的治疗是一个漫长的过程，护患的接触始终处于一种"有限度"的状态，间断的住院，定期的门诊等，描述的故事和事实的出入是必然存在的。所以在书写平行病历的过程中，要减少主观猜测，减少思维定式的判断，要去核实真实状况，并且定时记录容易遗忘的信息，这对事实表述的稳定性有很大的帮助。

好的平行病历产生并不容易，但是书写却是每个医护人员都可以去做的事，就像唱歌一样，人人都可以，但不是所有人都唱得优美动听。书写平行病历和阅读佳作，对护士起到不同程度的作用，写的过程中，对照自身和反思自身的思维更加突出，起到的作用是阅读不能替代的。

三、平行病历的管理

平行病历的管理所涉及的问题有如下 3 个方面：

1. 作者的处置权　平行病历不是临床病历的一部分，其作者具有作品的处置权。是自己阅读、自行保管，还是投稿纸质刊物或发表于各种新媒体平台由作者自行裁定。

2. 单位的审查责任　平行病历与患者、与医院有关。投稿或发表的平行病历，必须尊重相关规定如患者隐私保护，作者所在的医疗机构等有关单位应负有审查之责。凡是投出或发表的叙事作品，作者所在单位应以合适的方式存档。

3. 开展相关知识和技能的培训　平行病历写作水平的提高，是一个不断进步的过程。医疗机构积极开展平行病历写作培训非常必要。

第五节　叙事护理平行病历范文

一、阳光总在风雨后

2020 年 2 月 28 日是我来武汉支援的第 15 天，时间过得很快，一转眼半个月的时间就过去了，从初来乍到的忐忑不安，到现在的游刃有余，我已经跟病房里很多叔叔阿姨打成了一片。

今天我跟我的小伙伴们是下午班，吃过午饭后，我们就搭伴一起步行到了支援的医院。如往常一样，接班后作为护理单元小组的组长，我要进行常规的病房巡视，来到 1011 病房的时候，发现今天的田阿姨和周阿姨情绪都很低落，没有往日我来时的热情。

"田阿姨，周阿姨，今天怎么样啊？咳嗽好点了没？怎么见到我不开心了呀？"

"你田阿姨想她的小外孙了，今天她的小外孙过生日，她也不能去给她的小外孙过生日，她刚跟我哭过。"

经过周阿姨的提醒，我仔细观察田阿姨，果然她眼睛红红的，一看就是刚哭过的样子。

我清楚地记得第一次见田阿姨的场景，那是 2 月 14 日，那天是我来武汉支援的第 2 天，也是一次穿着厚重的隔离服进病房，见到的第一位患者就是田阿姨，我刚走进病房她就过来抓住我的手，特别激动地说："哎呀，谢谢你们来救我们啊，我以为我就要这样死掉了呢。"越说越激动的田阿姨就这样呜呜哭了起来，弄得我也没忍住眼泪，不过理智又马上让我清醒过来，我不能哭，哭了护目镜就花了，护目镜花了就没法工作了。我马上转移了田阿姨的话题。

"阿姨，您叫什么名字啊？您别哭，您看国家这不是派我们来了嘛，您要好好地配合我们工作，好好吃饭，好好吃药，来，把手给我，我现在呀要给你打点滴，我可是头一次戴着这么多层手套扎针啊，您要是情绪再激动，我手可就抖了。"

"我不激动，我不激动。"嘴上说着，可田阿姨依旧哭着。

从那天起田阿姨就认准了我这个总吓唬她手会抖的护士小王，也是从那天起我认识了这个爱激动、爱暴躁的田阿姨。有时候她会为了早餐有人不听话麻烦我们不停调换而帮我们训斥他们，有时候也会热心地帮我们发饭、打水。热心肠的田阿姨每天都积极接受治疗，配合打针、吃药，好好吃饭，可是半个月过去了，同病房的一个阿姨已经治愈出院了，又换了一个新病友周阿姨，可她还是没有得到可以出院的好消息，隔壁病房的叔叔前几天因为病情恶化转入 ICU 病房了，用田阿姨的话说，之前还好好的呀，怎么就跑去什么重症病房了呀。今天又刚好是她小外孙的生日，触景生情，她整个人的情绪就崩塌了。

"田阿姨啊，今天小外孙过生日啊？那你有没有跟他手机视频啊？"

"视频有什么用，哎呀，也摸不到，亲不到我的小外孙。我这都治了这么久了，也没见好转，真不知道到底能不能好了。你说，是不是之前没收进医院治疗耽误了我的病情啊？"

"怎么可能嘛，你别着急，估计很快你就可以出院了，你要有信心啊。"

"有什么信心？一把一把地吃药，手背都是针眼了，我不治了，死了算了，省心了，给国家也省钱了。"

"田阿姨，你不想你的小外孙了？"

"怎么不想，天天想。"

"那你想想，如果你不治疗了，死掉了，那还能见到小外孙了吗？小外孙跟您的家人会不会也伤心难过呀？"

"那肯定会呀，可是我这都这么久了，怎么还不好啊？"

"田阿姨，每个人的个体差异不一样，年龄也不一样，所以在治疗疾病的过程中，有的人会快一些，有的人会慢一些，您现在已经在好转的路上了，现在你就放弃了，是不是很可惜？"

"我不想吃药了，也不想打针了。"说着田阿姨把药扔到地上，然后用被子蒙住自己的头。

"小王护士啊，你先去处置别的患者吧，我再劝劝你田阿姨。"

"那我一会儿过来。"

从田阿姨的病房走出来，我的心情也很沉重，其实不单单是田阿姨想家人，我也很想远在两千公里以外的家人，其实我没有告诉田阿姨，再过两天也是我儿子的6岁生日了，可惜我不能飞回去陪他。

处理好其他患者，我又来到了田阿姨的病房，田阿姨已经从床上坐了起来，但是情绪可以看出还是没有好转。

"田阿姨，你心情好点了没？来我们聊聊家常吧。你跟我说说你的小外孙好不好？他今年几岁了啊？"

"我的小外孙今年6岁了，他特别可爱，我跟你说啊，他最黏我了，每天都'家家''家家'地叫我，一刻都离不开我呢，哎呀，这么久没见到我，我的小外孙肯定想坏我了。"

"哎呀，这么巧啊，田阿姨，我儿子今年也6岁了，秋天就是小学生了呢。"

"哎呀，是吗？是吗？你儿子几月的生日啊，跟我小外孙他们俩谁大啊？"

"后天是我儿子6岁生日，您的小外孙比他大两天。"

"啊！你儿子后天生日啊，哎呀，那真是，你都不能给儿子过生日了啊，哎呀，还要在这支援，救我们，真是太辛苦了！"

"没事儿，现在科技这么发达，我跟他视频就行了，虽然有遗憾，但是我跟他说了，妈妈在做一件有意义的事，可以让更多的小朋友以后跟他们的家人一起过生日。"

"哎呀，你这么一说，我都不好意思了，你看看，你们大老远地来救治我们，我在这里耍脾气，你们比我们更加想念家人。"

"所以啊，田阿姨，你是不是应该更好地配合我们的工作，好好吃药、打针，争取早日康复出院，然后让我们早点回家与家人团聚啊？"

"嗯，嗯，你说得对，快把药给我，我要配合医生护士，我要早点出院。"

回到护士站，我跟小伙伴们聊起了这件事，突然觉得，其实病房里像田阿姨这样的患者还有很多，经过这么久的治疗，他们可能失去了战胜病魔的信心，特别是电视里每天病例的增长数，让他们感到了绝望。为了给大家加油、鼓劲儿，我们商讨后做了一件出乎大家意料的决定，我们决定给病房的患者们来一个小型演唱会，可能我们的歌声不优美，形象也不佳（穿着厚重的防护服也看不出形象），气息更是不够用，但是我们的积极向上，可以带动患者战胜病魔的信心。我们来到田阿姨的病房，深情地为田阿姨唱了一首《阳光总在风雨后》。就像歌中所唱的那样，乌云过后有晴空，阳光总在风雨后，没有什么可以打败我们。一首歌结束，田阿姨、周阿姨，还有隔壁病房的病友们都激动地表示一定好好配合我们的治疗，对战胜病魔有了更大的信心。

又经过一周的治疗，田阿姨已经符合出院标准了，出院当天田阿姨给我们送来了表扬信，虽然因为疫情防控的原因，这封信无法带出病房，但是这是我从医多年收到的最有意义的一封表扬信。

看着田阿姨充满幸福的脸，那一刻我真正地理解了共情的含义，也正是因为共情让我们与患者的心灵相连。

二、沉浸在叙事护理的海洋

（一）金牌护理

科室里来了一个大娘，她是胰十二指肠切除术后，住院已经很长时间了，陪护人一直是她的老伴儿。老两口都60多岁了，大娘的病情不稳定，常常发热。刚刚开始护理大娘的时候，她的陪护冷大爷常常不停叫护士，还反复询问同一件事。

有一天，我问冷大爷："你对大娘的每一个问题都特别关心，会经常问医生、护士问题，总是询问护理措施，如果你用一个词来形容这种状态或者行为你管它叫什么？"

大爷说"是焦虑，是担心。"

我说："大爷，你这么焦虑，对大娘有什么好处呢？你的情绪会传染给大娘，她也会很焦虑，你觉得你这么焦虑好吗？"

大爷说："我也知道这样不好，但是我年纪大了，怕因为自己的疏忽耽误了我老伴儿的治疗。"

我说："大爷，你知道吗？你把大娘照顾得很好，无微不至，可以算得上是金牌护理了，你不是一个人在陪大娘，我们24小时都有值班医生和护士，我们会定时巡视病房，有问题也可以随时找我们。"

冷大爷听完之后，终于如释重负，在之后的护理中冷静了许多，也能注意休息，劳逸结合，继续他的金牌护理。在护理大娘的同时还常常热心帮助同病房的病友和家属，每次一有人问他为什么这么热心啊，他都特别骄傲地说："因为我是金牌护理。"大娘的病情也在一天天地好转，他们老两口的相濡以沫成为病房的一段佳话，羡煞旁人。

（二）敞开心扉

25床的患者田某，每次看到我拿着皮下注射力尔宁就皱眉。力尔宁是抑制腺体分泌的，科里胰腺类疾病用药。我们每天分三次皮下注射，每个患者都要连续使用一段时间。科里同事都反映田某特别怕打针，他总是有各种理由拒绝打针。要么要上厕所，要么说打完就吐，要么就说护士打针太用力。有一天我去给他皮下注射的小针，他也是磨蹭了好长时间，我就跟他聊了一会儿。

我说："你放心，我打针一点都不疼。"

他说："打针太疼了，每天打三针，我都打一周了。"

我说："那你感觉好一些了吗？"

他说："感觉好多了，没那么疼了。"

我说："那打针疼，还是腹痛，哪个更疼？"

他说："那还用说吗，我每次腹痛都不想活了，太遭罪了。"

我说："那你看，打针疼，但是病情在不断地好转啊，皮下小针把腹痛赶跑了，我们也希望你越来越好，打针越来越少，我们同事也见证着呢，希望你早日康复出院啊！"

他说："邵护士，太感谢你了，我一点也不怕打针了，别说，你打得还真不疼。"

同屋的病友都笑了，大家都暂时忘记了病痛，沉浸在这一刻的喜悦之中。之后他再也没有拒绝过打针。真的是打针不疼了吗？恐怕不是，而是他自己主动接受了打针，积极配合治疗，重点是他成了这个病室的监督员，劝说病友。病室的氛围也不再是压抑的，大家都能敞开心扉，互相交流。沟通也是一种有效的治疗方式，能让患者加速康复，让我们工作更有效、更融洽。

（三）唐僧取经

于大爷，80多岁了，住院后准备做胆囊切除手术，我每天给他点滴换药，他都愁眉不展，护理他的老伴儿也很焦虑。

我说："于大爷，为什么对于胆囊手术这么焦虑呢？这个手术住院时间短，术后康复快。"

大爷老伴儿说："邵护士，你不知道，你大爷身体不好，常常住院，他不是因为胆囊手术焦虑，他是只要一住院就很焦虑。"

我对于大爷说："于大爷，你看唐僧历经九九八十一难，才取得真经，你所经历的磨难都是对你的考验，而且你也一次次地经受住考验了。"

我刚说完于大爷就笑了。

于大爷老伴儿说："邵护士，你不知道，你大爷都一年没笑了。"说着，他老伴儿激动得眼角湿润了。

我说："于大爷，你看大娘多关心你。"

于大爷说："是啊，每次我生病都是我老伴儿护理我，孩子们都忙，没时间，还得需要我们帮忙照顾孙子、孙女，你别看我现在病恹恹的，年轻的时候身体好着呢。"

我说："于大爷，那你可得好好养身体，大娘天天陪着你，等你们出院了，家里的孩子们还等着你们呢。"

之后每次我再去给予大爷换药点滴，他都会跟我说上几句话，人也精神了几分，现在他已经康复出院了。

（四）急诊风波

急诊班来了一名患者，张某某，40岁，急诊以"低血压"收入我们科室，平车推入病室，患者面色苍白。遵医嘱给予患者吸氧，血压、血氧、脉搏监测，急检血气，拟行急诊手术。还没等血气结果出来，患者的血压就一直下降，83/49 mmHg，呼吸也变得困难，紧急转入ICU病房。

张某某转入ICU病房之后，他的陪护就搬了一把椅子，坐在护士站的边上。一边打电话，一边哭，完全是六神无主的样子，感觉处于要崩溃的边缘。我把她叫到身边，让她感觉到有人陪着她。

我说："你现在用一个词来形容你此刻的感觉是什么？"

她说："是害怕，医生说，我老公有肿瘤，还有腹膜后出血，出血原因还不明，我很害怕。"

我说："你害怕我理解，但是他现在在ICU病房，准备急诊手术，医生会随时找你沟通，你是他的依靠，你挺住他才有希望。"

就这样，她一直默默地坐在我身边，期间经历几次医生的沟通，沟通结束，她会跟我说张某某的病情进展。凌晨 1 点，历时 3 个小时，手术终于结束了，张某某被转入 ICU 病房继续治疗，她在 ICU 病房沟通结束后终于感觉情绪稳定了许多。

她说："护士，谢谢你，我挺过来了，以后不管结果如何，我都会勇敢面对。我也在医院上班，平时我工作忙，我老公照顾家里多一些，我觉得愧对于他，等他病好了，我一定好好弥补他。"

我说："在你老公最需要你的时候，你能陪在他身边，不管多么难的选择，你都能挺过来，你做得很好了。"

又过了一段时间，张某某病情稳定，从 ICU 转回科里继续治疗，现在已经康复出院了。

护士相比于急诊手术台上的医生，能做得太少太少，但仅仅是一句问候的话语，一个关切的眼神，一个暖心的微笑，去倾听患者和家属的心声，去了解他们的感受，那你做的就是叙事护理，就会收获和谐的护患关系。

（五）坏脾气的大叔

2020 年 3 月 9 日又是一个急诊班的日子，时间总是过得很快，六天一个急诊班的节奏，就在这样的节奏里循环，周而复始腾出空床再填满，这一天与往常无异，直到剩最后一张特需病床，故事由这里开始……

"门诊缓冲即将转来一位患者，高龄，腹痛。"接到电话通知后，我们开始做各种准备，紧接着只见中心人推来一张熟悉的床，跟着的是患者的儿子，也是一位小老人，个子不高，一条腿拖着另一条腿走路，口罩上面的眼睛写着犀利与愤怒，推着一张轮椅，上面满是行李，还有一支拐杖，拐杖横在轮椅上，像是在宣战一样，据说这位小老人开始被要求测体温时就在门口嚷嚷，尽管我们的感控护士百般解释这是疫情防控期间的管理要求，请您配合，小老人依旧不依不饶地嚷着他的理："进个门测一遍，进个门测一遍，净整这些没用的，什么医院，治病还是审犯人？"在完善了信息之后，患者和家属进了病房，感控护士赶紧提醒我，注意服务态度，随后，我跟着医生一起进了病房，并开始为老人连接监护和氧气，老人面容憔悴痛苦，嘴里反复说着："孩子，我住不起，给我换个便宜点的房间，住不起呀。"全然不表达他自己的疼痛，而家属，也就是那个"小老人"怨声载道，在我颇有耐心地和他宣教一些注意事项后，他说："行了行了，说了我也记不住，有事我就找你。"还真是一位脾气暴躁的大叔，我领教了。

我必须描述下再一次进入病房那一刻映入我眼帘的一幕，床头桌上抽屉半开着，里面有一只尿壶，门口台子上陈列着两瓶矿泉水瓶装着的深黄色液体，床上除了患者还有各种袋子，应该是还没来得及整理，床边还是那张横着拐杖的七扭八歪的轮椅，床底下及周边堆满了物品……

领教了大叔的各种不配合后，白天也算相安无事地过来了，真不容易……

第二天下午有了普通病房，这个患者就串了病房。

第三天白班，夜班护士交班得知，晚上大叔不戴口罩到病房门口吸烟，保洁员制止，大叔把保洁员骂了一顿，病房里的其他患者和家属也都要求换房间，因为大叔总对老爷爷吼，声音很大，不管白天还是夜间，严重影响大家休息，我们都觉得坏脾气大叔不够孝顺。

然而，一次去病房换药的机会，和大叔打开了话匣子，"您身体看上去也不是很好，还要照顾老人，要注意休息呀，家里还有其他人吗？老人和谁一起生活呢？"

坏脾气大叔好像一下子有了不满情绪的发泄口，向我吐露了心声，他说："家里有两个哥哥，一个姐姐，但是老人一年住院10次，10次都是他一个人管，别人不管不说，倒是有人要钱，大概老人有点退休金之类的吧。"

老人这次来住院病因大概也清楚了，胰头癌肠道转移，90岁高龄，有脑梗，有心脏病史，已经不适合手术治疗了，医生的建议是保守治疗，其实也就是回家"等死"。

我了解了这些前因后果后，不得不理解和同情这位坏脾气大叔，并赞叹他的孝心，说起他确实也不容易，时不时地关心询问他有没有生活上的难处，大叔似乎也不像先前那样凶了，竟说了"谢谢"，多么不容易呀，一句谢谢是对我们工作的莫大支持和肯定。

后来这个爷爷出院了，这位坏脾气大叔临走时对我说："就你好，谢谢你。"

我想叙事护理我真没白学，倾听、理解、尊重是沟通最好的桥梁，也给我们自己避免了很多纠纷……

第六章 叙事护理的问话技术

第一节　叙事问话的重要意义

护理学是一门实践性强、风险性高的复杂学科，在生命进展的过程中很多疾病还有很多病因没有完全被人类揭示，医患之间、护患之间由于医疗护理方面的知识不对等，彼此间容易出现误解，而充分的沟通是解决医患、护患之间矛盾的必要手段，沟通所运用的问话技术更是尤为重要。

一、构建和谐的护患关系的需要

护患沟通是构建和谐护患关系的前提和有效途径，是在护理过程中与患者及其家属在信息传递、情感交流方面构筑的一座双向桥梁。近几年来，护患关系紧张、纠纷不断是社会问题之一，其形成的主要原因之一就是护患双方的沟通存在问题，沟通不充分、问话技巧不成熟、人文关怀不到位都是重要因素。在实施护理行为前充分、有效地沟通，通过熟练的沟通问话技术让患者及其家属更准确地、清晰地了解护理治疗的信息，就能减少误解和纠纷的发生。并且护患沟通有助于患者及其家属进行心理准备，即便出现令人不满意的结果，也能够得到患者及其家属的正确对待与理解。

二、提高护理人员知识，技术和技能的需要

护理学是一门实践科学，需要护士在患者床边细致观察，耐心询问，用心分析，果断决策，再不断反思纠错，调整方案，最终使救治的患者个体康复。在这过程中也提升了护士的判断能力和护理能力。在这个过程中沟通、再沟通具有无可替代的作用。因此，要用感恩的心态对待患者，因为护士的能力技术进步、科研成果无不来自患者。

三、医护人员医德水平的体现

通常具有崇高医德的医护人员愿意主动和患者沟通，通过沟通可以更深入地了解患者的疾病及其心理状态，并准确地为患者提供精准有效的医疗护理。具有崇高医德的医护人员在与患者沟通的时候都会倾注情感，带有温度，会被患者自然而然地欣然接受；具有崇高医德的医护人员也愿意学习和提高沟通的技巧，因为沟通是一种技能而不是本能，所以需要后天的学习与锻炼才能不断地提高。而将沟通技能融入工作当中是提高护士工作能力的一种能力；具有崇高医德的医护人员在困难情况下也能够勇于与患者沟通，在愉快的氛围中患者往往也乐于沟通，在紧张、纠纷的境遇下更需要高效地沟通，以解除误会，消除矛盾。

第二节　叙事问话的沟通风格

一、分析型沟通风格

该类型的特点是以事为主，具有完美主义者特征，对人、对己要求严格，做事系统有规律，注重信息收集分析，注重细节，喜欢写在纸面上的东西。该风格的人群多见教师、学者、知识分子等专业技术人员。与该类人员沟通时应按照其系统化及精密化流程给予支持，比如提供资料，数据；沟通时要有高度系统性、组织性及充分准备，状态要中肯；于提案时做出优劣分析；不可过急于完成决策流程，给对方一定的思考时间，应该从称谓开始表现出对他们的尊重，可以称呼"先生""李老""周老""老师"等，解释或介绍问题条理清晰，重点突出，如能提供循证医学证据、专家共识或会诊指南，将更有说服力。

二、友善型沟通风格

该类型的特点是以人为主，喜欢与人合作，愿意投入时间与人沟通，富有同情心。该沟通风格多见于商业、服务人员。与该类型患者沟通时的策略是：首先表现出你很积极地聆听，并根据其感受给予认可，让对方感到你很尊重并且很重视他的个人看法；从私人看法、个人感受去讨论，提出个人的意见和建议。

三、表现型沟通风格

该类型的特点是善于表达，有充沛的活力，喜欢与人合作。该沟通风格多见于性格外向的人。与该类型患者沟通时的策略为：不可急切切入主题，让对方充分地表达其看法、主张，并给予适当的肯定；要先在思想上达成共识，避免争论，在双方探讨时从各种可能方案中找出解决方法。

四、驱动型沟通风格

该类型的特点是以事为主，做事不保守，追求结果，注重实干，喜欢制订高目标并努力实现。该沟通风格多见于军人、某些领导或成功人士。与该类型患者沟通时的策略为：通过提问的方式发掘要点，但不要问得太多；针对其目标及最终目的提供支持；沟通中语言必须精练，高效率，全方位组织得体。要根据他的具体需求提供清晰明了、简洁精练的解释说明，优劣对比分析鲜明。

第三节　语言沟通与非语言沟通

一、语言沟通

在临床工作中沟通的主要方式是语言沟通，并与其他类型的沟通有着明显的区别：患者在住院期间处于弱势群体，对于疾病的不了解与恐惧使他们产生了紧张、焦虑、抑郁、悲伤、易激惹的心理状态。医护人员处于帮助和拯救者的强势位置，具有先天的心理优势。因此，医生在与患者交流时应注意真诚性、规范性、逻辑性和礼貌性。护士的话语要使患者能够接受、理解，用词要通俗易懂，忌用专业术语，每个专业要根据自己学科的特色总结针对专业术语通俗化的替代用语。语言要简洁、生动，避免患者不得要领，不能理解护士讲的核心内容；要有深度、有特色，避免平铺直叙，有时还有幽默、风趣，减轻患者的焦虑、紧张情绪；最好还能有一定的感情色彩，因为谁都不愿意面对冷漠的人；要及时回应患者的非语言暗示，例如在沟通过程中发现患者的眼神发直，那往往意味着患者并没有听懂你的意思，要及时询问刚才所说的是否听明白了，避免无效的沟通。针对一些特殊情况，如告知患者身患绝症，应采用一些委婉性语言，有利于建立良好的医患关系，也更能展示护士的人格魅力和专业风范。

二、非语言沟通

非语言沟通通常是通过借助非语言符号，比如眼神、表情、姿势、动作、身体的接触等来交流。沟通过程中要与对方有眼神的交流，传递关切、安慰和怜悯之情；坐姿要端正，表达关心时可适当身体前倾等。护士在与患者进行非语言沟通中要注意尊重患者，让患者感到态度亲切；要适度得体，言行举止自然；要因人而异，从而达到满意的沟通效果。

从伦理角度讲，护患关系也是一种文化伦理、道德伦理，体现护患双方的伦理、道德水平。护士必须具备足够的专业技术能力，能够明确给予患者准确的护理诊断并给出护理方案，但是仅有这些是不够的，患者通常还有感情方面的需要，由于环境的陌生，疾病的折磨，患者通常迫切地需要他人的同情与关怀。这是一种非常普遍的心理反应，如果得不到满足，在脆弱的情感作用下，极易激动发怒，在护理过程中，一个同情的眼神，一个温柔的抚摸，一句安慰的话语就可以将之化解，护士必须不断地学习和磨炼这方面的技能。有研究显示社会生活中 2/3 的信息来源于非语言沟通。可见非语言沟通在护患沟通中的重要性。给予适当的身体接触，比如对发热的患者，护士给予轻触额头，既可估测体温，也可传达对患者的关爱；对重症患者，护士坚定地握住患者的手，既可以评估患者的握力，又可以给予患者战胜病魔的意志力；而在老年患者站立离座时，护士上前扶一把，既可以避免患者跌倒，又表达出浓浓的人文关怀，能使者减轻焦虑和紧张等引起的痛苦，产生良好的心理和精神安慰。

第四节　不同类型患者及家属的沟通

针对不同的患者群体护士应采取不同的沟通技巧。

一、与儿童、青少年的沟通

与儿童、青少年的沟通需要注意：儿童在护士面前往往都会紧张、恐惧，因此护士要使用儿童能理解的字眼，多给安慰和肯定，必要时用玩具逗一逗孩子，让他们放松。青少年患者，特别是处于青春期叛逆期的孩子，大多都伴随着与家长陈述的病情意见不同的情况，应尽量让他们自己陈述病史，多给予肯定。

二、与老年人的沟通

与老年人的沟通要注意：老年人的感官能力降低，思维不敏捷，语言啰嗦，所以在沟通时应表现出充分的耐心，要多总结和证实。老年人再年长，护士也要像对待孩子那样多给予照顾。做到耐心倾听，反复核实，并有策略地打断患者的抱怨，使沟通过程更温馨、流畅、高效。

三、与预后不良者的沟通

与预后不良者的沟通需要注意：给予前兆，表达同情，为患者谋求最佳处置，不用不实的保证，以免日后因失望而绝望，尽力提供有效地减少痛苦和改善生活质量的措施；不宜抑制其悲哀，应给予心理和精神层面的支持；指出治疗中的希望。

四、与焦虑倾向者的沟通

与焦虑倾向患者的沟通需要注意：认真地倾听他们的陈述，做详细的化验和检查，为他们排除器质性疾病，解除思想顾虑。

有焦虑情绪的患者往往表现出的临床症状是多系统的、难以关联的：一会儿头疼，一会儿腿不舒服，今天没有胃口，明天胸口憋闷等，同时会抱怨社会、家庭成员对他的漠不关心或者给予迫害。我们在诊疗过程中，要给予精神安抚，不要轻易否定，通过全面的化验检查让对方认识到自己没有器质性病变，从而安心地调理自己精神方面的问题。

五、与骄傲自大者的沟通

与傲娇自大的患者沟通时要注意：倾听对方的主张，必要的时候给予肯定，可利用其自以为是的态度进行引导，尽量避免直接的争执。

六、与有宗教信仰者的沟通

宗教是指人类对具有超人威力的神秘力量或现象赋予意义，视其为绝对理想之主体，进而实行祭祀、祈祷、礼拜等仪礼，将戒律、信条等列为日常生活之规范。宗教在人类生活中具有多种功能：宗教之原始功能在于灭除苦恼不安，获得希望与安心；在善恶意志方面，宗教力量有助于匡正世道人心，确立伦理道德等价值。与有宗教信仰的患者的沟通就要了解、尊重、理解、支持，配合其宗教信仰。

第五节　叙事护理的十大问话技巧

一、假设性提问

什么是假设性提问？它是以过去或者未来的假设作为提问的出发点，主要分为反馈式提问和前馈式提问两种。

比如：假设事情如此……你会怎么样……？

假如有一天你的梦想成真了，你会怎么去过你梦想的生活？

假如你的病好了，你会去做哪些事？

假如事情可以重新来过，你会怎么做？

假如你有一只哆啦A梦，你会让它做什么？

二、循环提问

什么是循环提问？它是通过向不同家庭成员的提问，来探寻出关于事件或关系的观点中的差异，并通过这些差异来揭示多种观点并探索反复出现的模式。

比如：如果我去问某人，你觉得她对这件事的看法是什么呢？

你这样做，你猜某人会有什么反应？

问李四觉得老王对小刘做那件事的看法是什么？

你觉得你父母不关心你的原因是什么呢？

你猜关于你的疾病，你的老公他是怎么想的？

三、资源取向的提问

什么是资源取向提问？它即是健康取向，是针对缺陷取向提出的，缺陷取向将某些蕴含潜能优势的行为视为纯粹的障碍病态，或是直线因果链是最后的个人性结局。

比如：你喜欢什么？你有哪些爱好？

在某些领域你有哪些成功经验？

别人欣赏你什么呢？

在疾病过程中，哪些人最在乎你？哪些人能提供怎样的帮助？

你以前是做什么的？在你的职业中你有什么特长？

四、问题导向的提问

什么是问题导向? 是以解决问题为方向, 少做与问题关联不大, 不做与问题无关的无用功。

比如: 请告诉我你对问题的观察?

谁做什么事情的时候, 会让问题变得轻一点?

一天 24 小时中, 什么时候轻?

引入什么资源和支持, 会让问题变得轻一些?

五、悖论性提问

什么是悖论? 悖论的定义可以这样表述: 由一个被承认是真的命题为前提, 设为 B, 进行正确的逻辑推理后, 得出一个与前提互为矛盾命题的结论非 B; 反之, 以非 B 为前提, 亦可推得 B。那么命题 B 就是一个悖论。当然非 B 也是一个悖论。我们可以按照某些制定或约定的公理规则去判定或证明某一命题的真假, 但是按照制定或约定的公理规则去判定或证明有些命题的真假时, 有时却出现发生了无法解决的悖论问题。

比如: 你如何做, 可以把事情做得更糟糕?

我真的没有办法治好你, 但是我们可以想一想, 每个人如何做, 可以把事情做到最坏?

请你保持现在的状态不变(如抑郁、焦虑、疑病等), 每天晚上专门用一个小时的时间去专心做这件事。

你想把问题扩大化, 如何能做到?

六、解决取向提问

什么是解决取向提问? 从问句中更多呈现了主题、目标和资源。解决取向不是不谈论问题, 而是了解问题后更多地走向解决之道。

比如: 要解决当前的问题, 除了以前使用过的方案, 还有什么可以选择的方案? 还有什么可以改变的地方?

穷尽以前的方案, 你以前曾经尝试过哪些策略和办法? 你还可以采取哪些与以前不一样的行动?

七、未来取向提问

什么是未来取向提问？它是含有未来导向的词汇的提问，是更注重未来行动和可能性的提问，是帮助获得希望的提问。

比如：设想两年以后你是如何把这个问题解决掉的？

五年后的自己对今天的自己最大的感谢是什么？

问题解决后的自己是什么样子的？

八、量尺性提问

什么是量尺性提问？它是将问题细分化，将问题的严重程度、满意程度细化为分数，用分数计量来总结问题的轻重。

比如：如果这个问题的严重性是 0 ~ 10 分，10 分是最大严重程度，你认为现在的你状态可以打几分？刚开始的时候是几分？分值的变化如何？

如果让你给你的工作打分，满意度是 0 ~ 10 分，10 分是最高分值，现在是多少分？以前是多少分呢？

如果给你的婚姻打分从 0 ~ 10 分，10 分为最高分，你会打多少分？此时如果被问者说恋爱的时候是 10 分，结婚以后是 8 分，怀孕了以后是 6 分，生完孩子是 4 分，三年前是 1 分，现在也就是 3 分了。那我们就要了解三年前是个重点，可以询问三年前发生了什么？

九、自我教练七问

1. 你现在面临的具体的问题和挑战是什么？
2. 解决这个问题和挑战的价值是什么？
3. 解决这个问题和挑战，你现在拥有的所有资源是什么？
4. 如果现场有一个关于你的问题的专家，他给你的 1 ~ 2 个建议是什么？
5. 解决这个问题和挑战你内心需要跨越的是什么？
6. 现在你能够迈出的一小步是什么？
7. 还有什么？

十、嵌入型提问

米尔顿·艾瑞克是 20 世纪催眠界的泰斗，被誉为现代医疗催眠之父，同时也是短程心理治疗的创始人，他对心理治疗的了解技压群伦，被誉为世界上最伟大的沟通者。他在催眠技术中，首次介绍了这种包含嵌入式建议的问题。治疗师们通常会使用这种提问，因为他们认为大多数的患者很大程度上会抵制正常的建议。

比如：我不知道你需要多久时间才能觉得比较舒服。

我不知道你是否注意到你已经准备好开始了。

我不知道如果你今晚 10 点钟睡觉明天会不会在 6 点起床，会不会比今天感觉更好一些。

护患关系是人类生活中的社会关系之一，与每个医者息息相关。根据医护人员和患者之间不同地位、角度及权利、责任和利益等重要因素可划分为不同的模式，通过护患双方有效互动的过程，达到妥善处理患者健康问题的目的。无论是在和谐的护患关系建立过程中，还是在病史采集、病情告知（特别是坏消息的告知）、共同协商治疗方案的过程中，护患沟通是这些护理实践中必不可少的环节。而且护患沟通对提高护士专业知识、技术和技能，提升职业素养，减少和缓解护患矛盾等都具有重要意义。护患沟通过程中除语言沟通外，还需要重视和提升非语言沟通的能力，特别需要感同身受的倾听和共情，从而满足患者心理需求，深度尊重对方，避免沟通障碍，甚至可以融洽人际关系，消除逆反情绪，有利于快速达成共识，便于迅速解决问题。特别是针对不同的患者群体也需要个体化的沟通策略：与儿童、青少年的沟通，需要使用他们能理解的字眼跟方式，需要多给予安慰和肯定，与孩子要平等交流；与老年人的沟通，需要耐心，要多总结和证实；与预后不良者的沟通，要给予前兆，表达同情，谋求最佳处置，不要给予不实的保证，尽力提供有效地减少痛苦和改善生活质量的措施，并指出治疗中的希望；与焦虑倾向患者的沟通，要认真地倾听他们的陈述，做详细的化验和检查，为他们排除器质性疾病，解除思想上的顾虑；与傲娇自大的患者沟通，要注意倾听对方的主张，必要时给予肯定，可利用其自以为是的态度进行引导，尽量避免与其正面冲突；与有宗教信仰的患者沟通，要了解、尊重、理解、支持、配合其宗教信仰。良好的护患沟通过程始终贯穿于叙事护理之中，叙事护理的三要素关注、再现、归属会引导护士用心倾听、换位思考、反省自我、用情沟通，从而达到良好的有效的沟通效果。

第三篇
案　例

第七章 叙事护理带来的改变

第一节 用心护理，用爱疗愈

一、不安的李强

患者李强从入院等待开始就不配合，对于疫情防控期间办入院需要测体温，扫描二维码、流调等流程，表现出极其的不耐烦，抱怨连连，办入院的护士特别有耐心地一步步指导，积极地介绍病房环境、责任医生、责任护士、规章制度、检查流程。患者早晨一直空腹，又帮患者订餐，全程没有不耐烦。李强到病房后，仍旧看什么都不顺眼，什么都不满意，中午到了发饭时间，护士把热乎乎的饭送到他的手上。

经过连续几日的护理，他终于情绪有所缓解，开始诉说自己的焦虑："护士，你不知道啊，现在疫情防控期间没有收入来源，住院又要花钱，心里急，不敢来看病啊，什么东西都是手机操作，不会还不敢问。"护士听到这里，突然明白为什么李强一直不配合，原来是不会还不好意思说。护士说："你放心吧，谁也不是生下来就什么都会的，我们也是一直在学习，你有不会的尽管问，我们一定把你教明白。"自此之后，李强一直都积极配合治疗。

二、拒绝点滴——血管藏起来的刘力

患者刘力拒绝护士点滴，刘力是急性胰腺患者，已经辗转多家医院，病情都没有好转，体重明显减轻，全身营养状态差，慕名来到哈医大一院继续治疗，病房护士遵医嘱给予患者补液对症治疗，但是刘力死活不让护士扎点滴，这可愁坏了他的责任护士，我自告奋勇去给刘力扎针，他说："你肯定扎不上，我白遭罪。"我说："叔，你不让我试试，怎么知道我扎不上呢？咱们来治疗，点滴是第一步啊，不补充营养你身体受不了啊，你先让我看看你的手。"李某终于把手伸出来，还是很畏缩，我看着他的手，上面都是针眼和青紫，我说："叔，我知道你为什么不让我扎针了，你受苦了，已经扎过好多针了吧？"还没等我说完，刘力就哭了，说："护士，你扎

吧，我挺着！"其实看着他的手，我心里也没底，我说："叔，我很想一针给你扎上了，看你的针眼真的是不忍心。"刘力听了，说："没事，你扎吧，扎不上也不怪你。"虽然扎了两针，但是总算扎上了，刘力特别高兴，他说："没事，不怪你，扎上就行，之前有别的医院的护士给我扎一针得 40 分钟，真的是扎怕了。"我听完心里更不是滋味，说："叔，你放心，等你手术之后留置颈部的深静脉置管，不用再在手上扎针了。"

刘力之后也是非常积极配合治疗，还常常关心护理人员。

三、崩溃的王欢家属

王欢是科里的重患，出院没多久就又来住院，患者的爱人总是担惊受怕，护士巡视病房发现王欢引流管周围渗血，立即通知责任医生，医生把患者转入 ICU 病房，准备紧急手术，王欢的爱人精神已经崩溃，有些恍惚，护士长也让大家分外留意她，我赶紧放下手头工作，去陪她一会儿，我说："你跟我说说话，你现在用一个词来形容此刻的心情。"她说："是害怕，我经历过亲人的离世，不想再经历一回。"我问她有宝宝么？她说："宝宝 12 岁了，非常懂事。"我说："那一定也是你平时教育得好。"我说："宝宝是不是等着你们回家呢？"她说："是啊，我得好好的，还有宝宝在家等我呢。"她情绪稳定了一会儿，终于不再冲动了，我也继续手头的护理工作。虽然不是所有的病都能治愈，有些事情终将面临，但是还有患者家属需要我们治愈。"有时去治愈，常常去帮助，总是去安慰。"我们还有给予家属继续活下去的勇气和希望。

疗愈的不仅仅是患者，护理工作者也是被治愈者，这可能是一份来自出院家属的问候，是患者治愈疾病过后的一丝微笑，护理工作中，你眼角的笑意是可以被大家感受得到的。每天都问候、安抚患者，我是一个快乐的护士，愿把这份快乐传递。叙事护理，感恩有你，叙事护理，让我在不断成长，不仅能疗愈患者，亲密家人，关爱朋友，也能够自我疗愈，自我激励。

四、用情护理，温润无声

73 岁的胡阿姨是我负责病房的一名患者，因糖尿病导致足缺血坏疽，最终患肢被截肢。胡阿姨已经是第二次来我们科住院，她的老伴已去世，有两个儿子在外地工作，或许是因为孤独，胡阿姨很喜欢我们科室，只因为这里有我们陪着她。

胡阿姨刚得知手术可能要截掉患肢时，她心里很是焦虑、害怕。常常和我说："小姜护士怎么办啊？以后要是在床上起不来了，没法走路了，那活着还不如死了呢，唉！活一天算一天吧！不治了！"

我听了胡阿姨的话，心里一酸，便安慰她说："胡阿姨，现在医学技术这么发达，您还可以装上假肢，这样您就能跟正常人一样生活了，再也不会因为脚疼让自己痛苦。如果不安假肢，还可以用电动轮椅，想去哪里都可以自己随意调节，出行很方便的。"

听完我的话，胡阿姨说："你说得对，我只是一时接受不了，才会想得很多，谢谢你啊！"说完，胡阿姨长叹了口气。看到她神态有些落寞地低下了头，我知道她还是过不了自己心里的那一关。我问胡阿姨："您现在每天半夜都会被疼醒，整宿地睡不好觉。您觉得截肢对您来说是好事还是坏事呢？"

她想了一会儿说："让你这么一问，我觉得截肢成了件好事了。"

我说："阿姨，心情和心态很重要的！"

胡阿姨略微思索了一会儿说："你说得对，要想得开，要有好的心态，孩子，你放心吧，我会慢慢接受的。"

我说："这条腿跟着您这么多年，肯定舍不得，想想和它说点啥您心里会好受一点呢？"

胡阿姨看了看我说："能说什么啊，它总跟我作对，没就没了吧，反正我也一把年纪了，到时候我让轮椅代替它帮我走路吧！"

听后，我心里是一半的心酸，一半的欣慰。

胡阿姨的手术很成功，虽然患肢被截掉了，但出院时胡阿姨露出了笑容，从没见过阿姨笑得这么开心，还特意找到了我，握着我的手说："真谢谢你，小姜护士。"

叙事让我懂得了人间真情的存在，和患者之间有了温度，或许患者只需要我们一点点的安慰和倾听，就能感到踏实和安心。医学最大的价值不是技术的产物，而是情感的产物；行医不是一种交易，而是一种使命，用最真诚的心，做最有温度的护理人。

五、寻找自己的力量

张阿姨是一名来自依兰县的乳腺癌患者，且患有严重的白内障，几乎达到失明的程度，老伴行动也不方便。由于疫情的原因，儿子在外地不能陪同张阿姨入院治疗，所以张阿姨夫妇从办理入院以来精神高度紧张和焦虑。负责护士白楠楠耐心地为张阿姨介绍病区环境和负责医生后决定和张阿姨聊聊，好缓解阿姨紧张的情绪。

白护士："阿姨您好，我是负责这个病房的白护士，以后有什么需要帮忙的地方都可以通过床头呼叫器找到我。"

张阿姨："姑娘你看，我眼睛不好，老伴的腿还不方便，如今我还得了这么个病，手术结束后还有半年的化疗，再加上我最近状态也不好，今后要麻烦你们的地方很多，阿姨先谢谢你们啦。"

白护士："那您想一下，您现在的这个状态对您和家人在哪些方面有不好的影响吗？"

张阿姨："我最近晚上睡不好觉，脾气变得暴躁，今天早上为了一点儿小事还和老伴儿吵了一架，他总让着我，不和我一样，但吵过后我又觉得对不住他，他忙前忙后地侍候我，腿还不方便，但我就是管不住自己。"

白护士："您满意这种状态吗？"

张阿姨："当然不满意了，晚上睡不着，白天就感觉很累，还担心这种状态对病的恢复不好，再继续这样的话，还会影响孩子的工作和生活，我儿子比较内向，平时话不多，但是我知道他担心我俩，他本来是想和我一起来的，但是现在这疫情真是来去都不方便。"

然后她接着轻声说："其实当我知道这个病的时候对我打击太大了！那时候开始我就睡不好觉，总想着以后怎么办？老伴和儿子以后怎么办？"

于是张阿姨讲了一些家里的趣事和琐事。

白护士："张阿姨，还想回到以前那些美好的日子吗？"

张阿姨："当然想了，有时就想等我好了，我还要为我儿子做各种好吃的，还想等他结婚生子呢！"

白护士："为了以后美好的生活，我们现在该怎么做呢？"

张阿姨想了想说："我应该调整好心态，积极配合治疗，争取早日康复。"

白护士："阿姨，化疗也没您想得那么可怕，现在医疗发达了，在化疗时医生都会用很多的辅助用药，比如止吐、护肝、保护胃黏膜的，会最大限度减少化疗反应，如果在化疗过程中有什么不适，要及时告诉我们，我们会采取相应的措施，所以您不用太担心。晚上可以再让医生开点安眠的药，好好睡一觉。"

张阿姨："嗯，白护士，你说得对，我一定积极配合治疗，争取早日出院，不让老伴和儿子担心，谢谢你啊！护士，和你聊了聊我感觉心里舒畅了好多。"

白护士："不客气，以后有什么事，随时找我。"

白护士有时拉着阿姨的手陪同去卫生间，用自己的手机帮助张阿姨订购一日三餐和生活用品，详细讲解术前术后的注意事项，手把手协助张阿姨完成患肢功能锻炼，保证治疗和护理顺利进行。

这次沟通交流让我再一次见识了叙事护理的魅力。遇见叙事护理，发现生活中处处充满了温情和爱，每天在病房中穿梭，我们用谦卑、尊重和爱呵护着我们的每一位患者，我们不仅关心患者的生理情况，还时时关心他们的情绪变化，这种医患间的心灵之约早已成为一种习惯，使我们医患之间彼此信任，互相支持，默契相守。

六、明天会更好

3月初的一天，科室里来了一位51岁的刘阿姨，她长得非常年轻，岁月好像并未在她的脸上留下痕迹，因大便不成形、便血来就诊，最后诊断为结肠癌，做了造瘘。在院期间我们隔日进行一次造口产品的更换，这天我正在为阿姨更换造口。

刘阿姨："护士我问你个事。"

我："您说。"

刘阿姨："你说我这个地方以后是不是就这样了呀？"阿姨指着造口问我。

我："不是的，这个会慢慢缩小的。"

刘阿姨："那我以后就要一直带着这个东西吗？这以后都不能正常生活了呀。"阿姨皱着眉头，语气也有些失落。

我："您认为这个造口对您今后的生活会造成什么影响呢？"

刘阿姨："这个东西味道这么大，我自己都嫌弃，这以后还怎么跳舞？"

我："咱们现在用的这个造口袋上是有碳片的，是可以除味的。您以前很喜欢跳舞吗？"

刘阿姨："是呀，我还参加过比赛呢！"说到这阿姨的眉头舒展开来。

我："真厉害，您学过跳舞呀？"

刘阿姨："没有，开始我也不会跳，不是跟不上节奏就是踩舞伴的脚，那时候感觉丢人，但是又不想放弃，我没事就在家开着音乐自己练习，练了很久终于能跟上了，舞伴都夸我呢！"

我："那您现在就把这个造口当成是一种舞步，一个动作，现在您还不了解这个舞步，您要不断练习这个舞步，慢慢熟悉它。"

刘阿姨："我可以吗？这个更换步骤太难了，我怕学不会呀！"

我："您一定可以的，您看您从不会跳舞到可以参加比赛，只要多加练习，一定可以的。"此时我已经完成了更换。

我："您看我已经给您换好了，还有味道吗？"

刘阿姨："好像是没什么味了。"

我："这回您相信我了吧？"我笑着对阿姨说。

刘阿姨点头："谢谢你了！"

我笑着走出了病房。

后来，每次见到刘阿姨，她总是笑容满面地和我打招呼，聊天时丝毫没有被疾病折磨的颓废和痛苦。

有时候，同样的问题换种说话方式，就会有不同的结果。

叙事护理让我在工作中更多了一丝耐心，也更能理解患者的心情，多给患者一份力量，憧憬明天会更好，希望今后能运用更多的知识来帮助患者。

七、从心做起，真诚相待

人类一直是说故事者，总是活在自身与他人的故事中，也总是透过这些故事来看一切事物，并且好像在以不断地重新述说这些故事的方式生活下去。可以说，故事创造一种世界观，一种人生价值。

2021 年春天家里的一位大姨找到我。

她说："姑娘啊，我不行了，去年去肿瘤医院做的乳腺癌手术，今年复查说我肺上长东西了，可能是肺癌，我甲状腺上还有结节，都容易癌变，我要是肺上得的是肺癌，我就不治，活一天算一天，做手术太遭罪，再说家里也没有人护理我，找我弟弟妹妹太麻烦。"我回答："你也别上火，先做一个 PET-CT，看看有没有转移，再考虑怎么治疗。现在治疗肺癌的方式很多，可以化疗靶向治疗，靶向治疗就跟吃口服药一样，什么也不影响，你先去我们医院呼吸科挂个号，听听我们医院的大夫怎么说。"

几天后，大姨打电话给我说："磊磊呀，大姨肺上就是结节，定期复查就行，不用住院。"

我说："大姨，那太好了！您啊，就是自己一个人，没事找朋友出去旅旅游，跳跳广场舞，别天天想这想那的。结节这个东西会长，有一部分原因也是你多思多虑。大姨说："行，听你的，大姨出去散散心，天天不想那么多，心情好，也不是绝症，有病积极配合检查治疗，病也就好了。"

叙事护理不是人说话，而是话说人，透过语言描述来复活我们的经验，使经验、感受重现。更大化地发扬"人本位"为中心的护理理念，注重人文关怀。尽力做好优质护理服务链，做到及时、到位、专业、规范、安全、舒适的护理。

叙事护理能使护士和患者建立积极合作的护理关系，切实深化了优质护理内涵。它不是一门技术，而是一种态度，是人用心来诠释自己的过程，以消极的态度看待问题，问题没有减少，反而会越变越大，以感知的态度看待问题，问题没有增多，反而越来越少，态度的改变带来了无限愉悦。

叙事护理更深层次地了解了叙事护理中的陪伴、贴近、共情的意义，理解了如何与患者、患者家属及同事进行心贴心的沟通交流，更理解了如何以一种欣赏谦卑好奇的态度来面对问题。

有时候，我们身为护理人员，所需要做的或许不仅仅是消除那些痛苦和症状，更多的是去陪伴这些痛苦、煎熬、恐慌和纠结。在这个被见证和梳理的过程中，就是要和患者一起感同身受，去接纳人生的现实与无奈，我们这种对患者的陪伴与倾听，会以我们无法想象的方式，如春雨细无声般滋润着患者的心田。叙事护理，我们一直在路上。

八、心与心的交流

一个患者从入院到出院离不开护理，俗话说：三分治七分养。护士跟患者共处的时间是很长的。

还记得那天是我们科室的急诊班，因为来的患者都是急患，我负责一位姓殷的阿姨，殷阿姨的入院诊断是"急性胆总管结石"，胆总管结石最明显的症状是腹痛，通常是在右上腹剑突下产生胀痛、隐痛或阵发性绞痛，随着病情的发展，梗阻的程度就会比较严重，腹痛的症状也会非常明显，此时患者会有寒战或高热的全身中毒表现，严重时会导致休克、黄疸等问题，殷阿姨入院的时候就已经有较重的腹痛感并伴有巩膜的黄染。这种疼痛也会放射到肩胛背部，让人坐立不安，由于伴有恶心、呕吐、腹胀和腹泻等症状，导致患者食欲变差，不思饮食，影响患者身体健康，使患者变得消瘦，这一系列的疾病反应出现让殷阿姨的情绪特别焦虑与急躁，不仅不配合静脉注射，更加地不配合任何的治疗，每一次处置前，都会询问："为什么要这么做？不做不行吗？我现在都这么难受了，就不能让我好好歇一会儿？"面对殷阿姨的质问与所产生的疑惑，当时我的内心也是着急的，因为首先我想通过积极的治疗让阿姨的疼痛减轻，但是此时阿姨听不进去我的任何劝导，我当时真的很着急，可是作为负责护士，我心里深知我不能与阿姨产生同样的不理智情绪，我能用什么办法帮助她呢？此时我想到这样一句话——感同身受！我想这才是能够让我与殷阿姨拉近关系的唯一方法，如果我没有感受到阿姨现在的疼痛与无助，那么我就没有资格去劝说，因为现在任何的表达都是苍白而无力的，因为我感受不到殷阿姨所承受的疾苦，我就慢下来，温柔地问她："阿姨，是什么样的心理情绪让您这么如此的焦虑，以至于不能让咱们两个好好地配合一下呢？"

阿姨愣住了，她看着我说："孩子，我不是不配合，我害怕呀，前几天我还好好的，能给孩子做饭，出门遛狗，可是你看看现在，我怎么就这样了呢？我接受不了啊！"

此时我知道了阿姨为什么会如此焦虑与不配合，我说："殷阿姨，您和我妈妈的年纪相仿，我想您也上山下乡过的。"

阿姨回答说："是啊！"

我又说道；"那时候苦不苦、累不累啊？"

阿姨说："那时候咋不苦呢？可是那时候吃那么多苦，我也能承受住，可是现在，唉！"阿姨叹了口气。

我又说道："既然您那时候那么苦、那么累都能挺过来，现在是咋的了，这么一点小小的疾病就能打倒您了，看得出来您是个要强的人，如果现在咱俩好好配合，积极治疗，您就会慢慢好起来，等病好了，该跳广场舞跳广场舞，该遛狗遛狗，您说对不？"

可能是我的劝说，让阿姨有了一丝丝对出院生活的期待，便慢慢地舒展了眉头，说："于护士，你扎吧，我就交给你了。"

通过我的开解，阿姨也一点点地想通了，愿意积极地接受治疗与处置，这才是最难得的，通过经内镜逆行性胰胆管造影术以及胆囊切除术，阿姨顺利地度过了这难忘的 20 多天。阿姨的女儿和我都见证了这艰难的 20 多天，虽然痛苦，但结果却是令人开心的、幸福的！

九、叙事护理

乳腺癌是女性发病率最高的恶性肿瘤，发生人群以 40 ~ 45 岁为主。这一年龄段的女性患者大多上有老，下有小，加之手术带来的身体缺陷，化疗后的恶心、呕吐、脱发等副反应带来的不适，使她们承受着我们无法想象的煎熬！

李姐是乳腺癌术后第一次化疗的患者，有一个 16 岁上高中的儿子，今年高考，由于担心化疗后的不良反应和无法照顾儿子，她一入院就表现出焦虑不安。我决定找李姐聊聊，解开她心中的结。我轻轻敲开 8 床的房门，李姐正坐在床上抹泪呢。我问："李姐，您怎么了，能和我聊聊吗？"我顺势握住她的手，在床边坐了下来。李姐："梁护士，你说我这个病什么时候是个头啊！还要打 8 个疗程的化疗，我在手机上查了一下，化疗有好多不良反应，想想我都害怕。我要是倒了，儿子怎么办啊？他今年参加高考。"

我："那让您为您现在的心情命名，您觉得什么最合适呢？"

李姐想了想说："应该是担心和牵挂吧。"

我："那您觉得担心和牵挂给您的生活带来了什么样的影响？"

李姐："晚上睡不好觉，还让我变得脾气暴躁，这不今天早上为了一点儿小事还和我爱人吵了一架，我爱人总让着我，不和我一样，但吵过后我又觉得对不住他，他忙前忙后地侍候我，也挺累的，但我就是管不住自己。"

我："您满意这种状态吗？"

李姐："当然不满意了，晚上睡不着，白天就感觉很累，还担心这种状态对病的恢复不好，再继续这样的话，还会影响我们的夫妻关系，影响孩子，我儿子比较内向，平时不爱说话。他就快高考了，平时模拟考试，总差十多分到达一本的分数线，如果再影响到他的高考，那就麻烦了。"

我："孩子的学习成绩挺好的，再努努力，一定能考个好大学，那他学文还是学理啊？"

李姐："学理科，我们两个合计着准备让他考个军校。没病之前我总是变着花样为他做好吃的，晚上放晚自习后给他把鲜奶热好，让他喝，现在我住院，没空照顾他了，就让他去他奶奶家住几天，孩子昨晚和我视频，还说要吃我做的饭，说我做的饭好吃。我一想孩子啊，我的心就……"我轻轻地拍着她的背，等她慢慢地平复心情。

李姐："梁护士，你不知道，自从有了他，我8年没有上班，在家全职陪着他，小时候他特爱黏我，总往我怀里扎，现在孩子大了，不像女孩子一样爱和妈妈撒娇、聊天，但我一出院回到家，他总是抱着我说：'妈妈，你好点了吗？这几天我真想你。'他抱着我，我感觉刀口疼啊，这里不舒服啊，那里不舒服啊，都好了。以前没病的时候我和我儿子每天都6点左右起床，我们在路上散散步，再在外面吃点儿早餐，吃完早餐我送他去上学，然后我去上班，那时的日子多美啊！"李姐面露微笑，陷入回忆中。

我："姐，您真厉害，从您身上我看到了母亲的伟大，我该向您学习学习，我早晨就起不来，更别提给孩子做早餐了，惭愧啊！大姐，还想回到以前那些美好的日子吗？"

李姐："当然想了，有时就想等我好了，我还要为我儿子做各种好吃的，去跳广场舞，那日子多美啊！"

我："为了以后美好的生活，我们现在该怎么做呢？"

李姐想了想说："我应该调整好心态，积极配合治疗，争取早日康复。"

我："姐，化疗也没您想得那么可怕，现在医疗发达了，在化疗时医生都会用很多的辅助用药，比如止吐、护肝、保护胃黏膜的，会最大限度减少化疗反应，如果在化疗过程中有什么不适，要及时告诉我们，我们会采取相应的措施，所以您不用太担心。如果想孩子，那就让孩子和你视频，孩子大了，也会照顾自己了，不用担心他，再说这也可以让他成长。晚上可以再让医生开点安眠的药，好好睡一觉。"

李姐："嗯，梁护士，你说得对，我一定积极配合治疗，争取早日出院，等我出院了，再为我儿子做好后勤工作，谢谢你啊，梁护士，和你聊了聊我感觉心里舒畅了好多。"

我："不客气，以后有什么事，随时找我，等以后孩子考上了大学，也通知我们一声，让我们也高兴高兴。"

当天李姐进行了化疗，我对她进行了有关化疗的一系列健康指导，李姐听得很认真，化疗很顺利，反应轻微。几天后李姐顺利出院。出院时，李姐对我们表示了感谢，说谢谢我们的照顾。

这次沟通交流让我再一次见识了叙事护理的魅力。遇见叙事护理，发现生活中处处充满了温情和爱，每天在病房中穿梭，我们用谦卑、尊重和爱呵护着我们的每一位患者，我们不仅关心患者的生理情况，还时时关心他们的情绪变化，这种医患间的心灵之约早已成为一种习惯，使我们医患之间彼此信任，互相支持，默契相守。

十、温暖心房

在医院这个充满着生活冷暖、人生百态，最多故事，也最接近天堂的地方，从步入护理工作岗位开始，一路走来，接触无数患者、无数家庭，产生了越来越多的深刻感悟，护理不仅是帮助患者身体恢复健康，它还有更多社会文化意义在里面。将叙事的理念引入临床后，让单调、乏味、枯燥的工作体现出或渗透出不一样的意义，甚至对生命有了更多的了解、敬畏和温暖的情怀！

10床王大哥是一个比较特殊的患者，之所以说他特殊，第一，他年龄不大，四十出头；第二，他是溶栓后又加重的一个患者，他的右侧肢体基本完全瘫痪，用我们神经科的话说就是右上肢肌力1级，右下肢肌力2级，右上肢肌张力偏高；第三，他血压、血糖都高，这是脑梗死患者的高危因素；第四，患者还存在言语欠流利，这些都不利于他后期的康复。一天早上查房，发现他一个人躺在床上闷闷不乐，一声不吭……

我："王大哥，你怎么了？怎么闷闷不乐？能不能跟我说说？"

王大哥："我还是不能动，不能下地走路，你说我这么年轻，怎么能得这种病呢？"

我："王大哥，你对脑血管病了解么？知道它遗传吗？"

王大哥："不知道，也不了解，我觉得这个病是老年病。"

我："王大哥，你抬一下你右边的胳膊和腿，我看一下你现在恢复情况。"

王大哥："我活动不了。"

我："抬不起来，你可以在床上平移吗？"

王大哥："我想儿子了。"边说着边拿出手机来给我看他儿子的照片。

我不想我们的聊天就此中断，我说："我先给你活动一下你的关节，活动开之后我们再锻炼可否？"大哥没有说话，我就等于他默认了。我先采用揉搓捏等手法，让他的肌肉放松，然后再从大关节到小关节循序渐进地锻炼，中间不断询问他的感受，"如果有不舒服的情况及时告诉我。"在锻炼过程中我也告诉他。

我："王大哥，你的肌肉稍微有点僵硬，不过没关系，这都是疾病发展的过程，但是我们不能任由它的发展，我们得给予他外力，恢复它正常功能。"

王大哥："我觉得我胳膊僵硬，不听话，我爱人给我锻炼的时候我就觉得疼，我又不敢告诉她，怕她说我。"

我："有什么不舒服我们要及时说，要不锻炼的意义在哪呢？"

王大哥："可是……"

我："我知道你想快速恢复的心情，我也知道你的担忧与顾虑，但是脑梗死最怕的就是懒，肢体的恢复需要过程，但是你越勤快，胳膊腿的力量就恢复得越快。"

王大哥："我家里就我一个男人，并且我的孩子也不大，我是上有老下有小，像我这样的年纪正好是努力奋斗的大好年华，而我却躺在这被别人照顾，我不想成为别人的累赘，可是这些话我这个大男人怎么说得出口。"

我："你想不拖累别人，不想成为家里的负担，那你就更应该积极锻炼，越早锻炼恢复得也就越快越好。你还是家里的顶梁柱，你不想让他们为你担心，你就要拿出锻炼的决心和意志，让他们看到你努力的恒心。你现在好好配合治疗，治好了你很快就能回家陪孩子了！孩子还在电话里给你加油呢，你给孩子做个榜样，让他知道他的爸爸是最棒的！"

王大哥："我会听你们的话，积极配合治疗，不让他们为我担心。"

我："除了积极锻炼之外，你血压、血糖高，这些都是你这个病的危险因素，所以你要按时服药，注意饮食搭配，这个病我们提倡低盐低脂饮食，多方面综合干预才是治疗的根本。"

王大哥："我还能恢复到我没生病之前的状态吗？"

我："你要有毅力与恒心，坚持锻炼，按时服药，保持良好的心态，是可以的。"

王大哥没有再说话，把头扭了过去。

有时候患者或者家属与你交谈时，他们最关心的问题还是能不能恢复到之前的样子，他们还能不能正常走路，能不能正常吃饭与交流。他们在乎的不是过程，而是结果，或许这也是我们大多数人所追求的。有时善良的谎言可以照耀他们脆弱的心理，温暖他们的心房。

等到下午我巡视病房的时候，已经看到他在家人的帮助下慢慢站起，虽然有些吃力，但他在努力。

十一、叙事心得

我们科有一个尿毒症的老年女性患者，她每天都面对着墙躺着，脸上一副抑郁的表情，虽然每天都打着吊瓶，但能看出来她内心是抗拒治疗的。她的女儿作为陪护也总不在患者身边，总是走出病房不停地打电话，还经常抹眼泪。

有一次，我就问她："你怎么了？"她就和我说："我妈不听我的话，不配合治疗，血透和腹透她都不同意做。"她又接着说："我爸刚走不到半年，我不想再失去我妈了。"然后我就问她："那阿姨为什么不同意治疗呢？"她说："我爸在医院走的时候挺遭罪的，我妈她害怕了，怕也像我爸那样遭罪。"突然之间，我就明白了阿姨和她的女儿为什么是这样的状态。

我首先劝说女儿，我说："你看，你每天都在哭，阿姨看了会怎么样？"她说："她会更加焦虑和害怕。"我说："那你看你哭是不是没有什么好处？"她说："是，但我对妈妈的担心该怎么办呢？"我又对她说："其实每个患者都有选择如何治疗的权利，或者治与不治的权利，阿姨的痛苦我非常理解，就算她害怕遭罪，选择不治疗，我们首先也应该先接受她的这个想法，换个角度试着去理解她，等她心情不再焦虑的时候再慢慢跟她讲解疾病的治疗过程并没有那么可怕，帮她建立治疗的信心，你觉得这样好不好？"她说："挺好的，我就是太着急了。"

我劝说完家属后又找阿姨谈了谈。我对阿姨说："我知道您得了不好的病，心里很痛苦，但是您的女儿非常着急，天天在哭！"她看了看我没有说话。我又接着说："其实血透和腹透没有您想得那么可怕，无论您选择哪个都能帮助您进一步改善现在的症状，更何况孩子长大了能更好地照顾您，她们也很需要您，为了她们更好地活下去，您看这样不好吗？"这时她眼里闪出了泪花，她握着我的手说对我说："谢谢你，姑娘。"

后来，阿姨在医生的建议下，根据自身情况选择了腹膜透析治疗，做了一个小手术，回到家后自己就可以进行规律的透析了。

"有时去治愈，常常去帮助，总是去安慰。"我常以这句话来鼓励自己去做事。就像书中说到的那样，就像春天的风一样慢慢地去吹，你能做到什么程度就做到什么程度，对后面的结果不要抱预期，叙事护理最重要的，是要有一个叙事护理的态度。

十二、与爱同行

石大娘是我们科的老患者，隔三差五就要来一回，大娘的性格很好，很热情，每次去她的床旁总会与你攀谈几句，但是我还记得大娘刚来的时候总是一副闷闷不乐的样子，身体因车祸原因不能活动，与她说话，总是象征性地知会一声，因为护理工作的繁忙，我也没有机会与大娘细细地交谈。

那是一个普通的工作日，不是很忙，我像往常一样来到石大娘的床旁换药，完事后就准备离开，却听到大娘叹了一口气，想到今天不是很忙，我又回到大娘的床旁，问道："大娘，怎么了？为啥叹气啊？"大娘并没有与我交谈的意思，这时大娘的女儿回来了，是一个很外向健谈的人，"妈，人家护士跟你说话，你怎么不理人家啊？这样不礼貌啊！"这时大娘缓缓地说道："小护士，我心里苦啊！你看我这腿，前阵子出了车祸就不好使了，这岁数了，也不知道还能不能好，这又得了白血病，这不是给孩子添负担么，我不治了，孩子还不同意，唉！"大娘的情绪变得激动起来。

我继续说道："大娘，咱们不要这么想，遇见问题咱们就面对问题，出于对女儿的关心，您才有这么大的心理负担，可是您看您的女儿正在想一切办法给您治病，您也不用太担心，现在白血病通过化疗等药物的作用，后期效果还是不错的，主要是您得有战胜病魔的决心，您看您的女儿寸步不离地在床旁照顾您，多孝顺啊！而且您不让女儿给您看病，她才会有负担，看着你遭罪，她的心里能舒服么？只有妈妈在，孩子才有家啊！"她的女儿这时也说道："是啊！妈，你就安心看病，我不想成为没妈的孩子。"说着石大娘和她的女儿都红了眼眶，看着眼前的母女俩，我默默地退出了病房。

后来大娘像想开了，变得开朗了，治疗也积极了，通过治疗恢复，可以下床走路了，大娘自己都说："我现在是一个正常的老太太啦，我还要回去看我的小孙子呢。"

护士是陪伴患者走夜路的人，我们虽然不能改变夜的黑，但我们的陪伴可以增加患者走过夜路的勇气。这句话时刻提醒着我。护士要做的不仅仅是治疗患者身体的病魔，更重要的是战胜患者心理的病魔。

十三、让人难忘的支援生涯

我在消化科支援，体会到了消化科与肿瘤科的不同。

大致无不同的是临床服务于患者，而细节上侧重点不同。例如吃饭，肿瘤科放化疗吃不下饭，责任护士开导患者必要时吃点清淡的饮食，这样的话，放化疗时胃里有食物不会对患者进行更大的刺激，也就减少了恶心呕吐的发生，但是在消化科，大部分胃肠手术的患者或者上消化道出血的患者，医生、护士不让进食，因为面临着手术，手术需要麻醉，这些食物会造成误吸和反流，上消化道出血的患者要是吃东西会对胃肠造成二次刺激，引起再次出血。所以在吃饭上是不同的。

还有消化科和肿瘤科在心理上是不同的，肿瘤科患者会有预感性，悲哀认为自己存活时间不长，再加上治疗期间情绪消极，这时候护士充当的角色很重要，不仅要有临床的治疗，还要进行心理疏导，帮助树立战胜病魔的信心。从入院住院生活点滴入手，在消化科因为疾病没有那么重，患者大体乐观，配合治疗，住院时间缩短，可以很快出院。

肿瘤科60多岁的阿姨，乳腺癌患者，起初放化疗大量脱发，紧接着胃肠道反应非常大，不吃不喝，吃什么吐什么，身体情况下降很多，不与家人交谈，不下地活动，治疗时，我问阿姨："您怎么了？我们现在要打针了，您的配合程度不是很好。"她用暗淡的眼神看着我说："打什么针，吃什么药啊，我也不治疗了，花这些钱我这也好不了，我现在连饭都吃不下了。"当时我就静静地听她说，我也没说话，她的言语中有唠叨、有抱怨，更多的是对自己的埋怨，认为是因为自己的病拖垮了老伴与女儿，看病花了很多钱，了解后心里也着急，晚饭我给她订了小米粥和咸鸭蛋，我放在她面前，她一口也不吃，还说了一些很泄气的话，"我要是死了对大家都好。"这时我也什么都没说，只是将她的手放在我的手里，起初她也愣了一下，之后我用勺一勺一勺喂给她，她把嘴张开了，有点不知所措，我看到她的眼里也泛着泪光，她内心除了对我的感谢，也是找到能够理解她的人了。从那以后，我们也成了朋友，她对我也更加信任了，我对这件事情印象很深，在小组中不断探索、不断摸索、不断努力、不断学习，在临床为患者更好地做好护理服务工作。

十四、永不过期的是信任

金大爷，66岁，因肢体无力、进食呛咳、构音障碍急诊收入我科，头部磁共振显示多发性脑梗死。因进食障碍，遵医嘱给予留置胃管。

我值中班时，金大爷的儿子小金找到我，气冲冲地说："白护士，你过来一下！""有什么事吗？"我问道。"你快点过来一下！"我看他明显有些不耐烦了，便赶紧跟着他来到病房。"我爸咳血了，就是你下胃管下的！"他指着床旁带着血迹的卫生纸说道，语气中满是愤怒与责备。当时我一阵委屈，痰中带血跟我下胃管有什么关系？而且床头胸片也显示胃管在胃中的。但我转念一想，家属可不懂这些，况且还在气头上，对于他来说，我的解释就是掩饰。于是，我沉住气说："哥，你先别着急，大爷现在有没有哪里难受的？我给你找医生看一眼。"值班医生过来看完后说："痰中血目前看是陈旧性的，跟下胃管关系不大，先观察吧。"随后转过头对我说："小白，你给大爷做一个口腔护理，我现在下医嘱。"随后我跟小金说："家属，一会我会给大爷用棉球清理一下口腔，避免感染，另外，大爷有痰的时候，让他头偏向一侧，及时清理，避免呛咳、窒息。"接下来在我给大爷做口腔护理时，我发现小金的情绪稳定了一些，于是解释道："家属，下胃管一般是不会咳血的，下完后我用听诊器听过，确定在胃内，而且胸片也显示在胃内，所以这个你不用担心的。"小金讪讪一笑："白护士，真不好意思，我错怪你了！"我说："没关系的，毕竟有些医疗操作你们不太懂，而且我看你那会儿很着急，能看出你很孝顺，对大爷的病情非常关心，照顾得也很细致！"

小金："嗯，我小时候父母离异，是我爸拉扯我到大，他是我唯一的亲人，我爸突然生病，生活不能自理，我很上火、着急，再加上他又咳血，所以一时很烦躁，有些激动了。"

我安慰道："我能理解你，看着自己最亲的人突然病倒了，肯定难以接受，但是你既然来我们医院了，肯定信任我们，我们每天都能看到一批批患者，他们刚来时跟大爷一样，行动不便、不能进食，但配合治疗一段时间后慢慢也都康复出院了。"听完，小金脸色舒缓了很多。

我接着说："再就是你担心痰中带血这个事，我刚才认真看了大爷的病历、检验、检查报告，大爷肺CT显示有肺炎，血常规提示有感染，之前抢救时有过吸痰，可能跟这些有关，但是你不用担心，医嘱里有对应处置，消炎药和化痰药也都用着呢，炎症控制住了，大爷的病情也能相应好转。"听完，小金恍然大悟。

检查结果很快出来了："双肺炎性病变，右肺中下叶小结节，前纵隔结节，请结合临床及其他检查，建议定期复查。"

下午，小金给我和同事送来了几瓶可乐，还笑着对我们说："护士值班辛苦了！"这时，我感到非常欣慰，之前的委屈也烟消云散了，不禁感叹道，本是一场误会，运用叙事护理，不仅避免了护患矛盾，而且促使护患关系更加和谐！

护理工作是重复、枯燥乏味的，重复的工作性质使我们变得焦躁、缺乏耐心，临床上我们不仅呵护着病患的躯体健康，更要与他们的心理、精神打交道，叙事学习让我知道，护士要更加注重患者及家属的情绪、感受，设身处地用心发现他们问题的背后还有故事，去解构，去冷静分析，去鼓励、协助他们解决问题，以疗愈他们的身心创伤！而叙事学习也似乎使护理工作变得更有深度，让护患关系更加和谐，充满人情味！

十五、牵挂是甜蜜的负担

孔子说过："仁者爱人，有礼者敬人。"

仁者是充满慈爱之心、满怀爱意的人，仁者是具有大智慧、人格魅力、善良的人。用心去尊重人、理解人、关心人、爱护人、帮助人也是中华民族的传统美德。

赵大娘是我们科的老病号，60多岁，是位普通的家庭妇女，一年住院3～4次，与往常一样，我和白班同事交接完之后，又开启了我的夜班日常。凌晨2点在我常规巡视病房的时候，一个在床边眺望的背影引起了我的警觉，我立马赶到她的身旁，悄声问道："赵大娘，您怎么还不睡觉？是不是感觉又憋得难受了？""没有没有，就是睡不着，心里有点闷得慌，你大爷白天照看我也挺累的，我也没叫醒他。"我觉得正好可以用刚学习的叙事护理的方法来分析一下问题，我说："大娘，是心里有事情吧？我现在也不忙，等转完病房我来陪您聊一会好吧。"

转完病房，我和赵大娘打开了话匣子。

赵大娘："我有两个女儿，大女儿在外地工作和生活，由于疫情原因，两年只回来一次，平时都是丈夫和小女儿照顾我，现在小女儿怀孕了，马上要到生产的时候，自己不仅不能帮上忙，还总让小女儿担心我，让她更加辛苦，因为自己的病情老是反反复复，觉得一直在拖累家人。"

我："那您形容一下您现在的感受是什么呢？"

赵大娘："觉得自己很没用，也很痛苦。"

我："那您觉得您现在这样晚上睡不着觉，对您有什么影响吗？"

赵大娘："我觉得我更加痛苦，总感觉心里烦闷，呼吸也不通畅，什么都吃不下，白天头总是晕晕的，一点精神都没有。"

我："大娘，那您以前不住院，在家的时候睡得怎么样啊？"

赵大娘："以前在家没有疫情的时候，大女儿总能回家，小女儿也还没有怀孕，一家人在一起我也很开心，每天都能吃得饱睡得香。但是现在，大女儿也见不到，小女儿马上生产，老伴儿天天没日没夜地辛苦照顾我，病情也不见好转，我怎么能睡得着？"

我："您想多了，照顾自己的家人，怎么能算麻烦呢？就算是负担，也是甜蜜的负担，正因为是亲人，所以才会牵挂，如果生病的是大爷，您也一定会尽心尽力地照顾，不会把他当作累赘吧？再说这只是小小的慢性病，平时多注意一些就好，如果您真的想帮助小女儿，那就积极配合治疗，早点好起来回家，妈妈都是女儿的主心骨，正好女儿坐月子的时候，您还能去照顾一下。家里又多了一个可爱小宝宝，需要您的时候还多着呢，您得赶紧把身体养好，好好吃饭，注意休息。"

赵大娘："是呀是呀，我就是睡不着，然后就想多了，你看你们上班也这么辛苦，也赶紧去忙你们的吧，我现在就睡觉，早点好了回家，这样我女儿就能少担心我了。我还得早点回家去照顾他们娘俩呢。"

第二天赵大娘专门告诉我，后来她睡得很踏实。

面对患者要与其共情，就是贴近内心的情绪，如同马斯洛的需要层次理论一样，满足其尊重需要，暂时忘掉患者的生理需求，把目光放在心理感受上，抓住其情感爆发点，让患者感知到我们对他们的理解和关心，我觉得这就是共情与尊重，感恩活在当下，不仅是对生命的尊重，更是一种莫大的福气。

十六、离开时花香自来

人生不会一帆风顺，但总有一束光指引着我们前行，即便没有重生的希望，也要勇敢地面对离开时的模样。

王阿姨今年 65 岁，本该安享天伦，却患有营养不良导致的各脏器器官衰竭，体虚无力、周身水肿、腹水明显、呼吸费力，住院期间使用双通路吸氧，表情淡漠，不愿配合治疗，绝望地对我们说："你们都不要管我了，我没有牵挂了，我活够了。"由于居住农村，无儿无女，住院期间由王阿姨的爱人李叔叔陪护，长期的营养不良、居住环境、卫生条件差等因素，使王阿姨、李叔叔的病房总有种刺鼻的怪味。第一次护士长带领我们护士晨间查房的情景，我记忆犹新。在值班室就已经听说王阿姨家的情况，在查房时，我特别注意王阿姨和李叔叔的表情，因为王阿姨体虚无力、呼吸费力、强迫体位，我们要为她检查皮肤受压的情况，阿姨一直在按着被角，示意我们不要看了，我趴在王阿姨的耳边轻轻地跟她说："没关系的，我知道你现在很难受，不愿意动，我们帮你翻身，活动活动吧。"王阿姨稍微放下戒备之心，示意我们可以。轻轻地掀开被子，动作轻柔地为王阿姨整理床铺、尿垫，更换衣服。之后的每天我们交班，都会尽力地改善王阿姨护理单位的环境，鼓励阿姨进餐，床上活动，阿姨努力在治疗的痛苦疲惫中露出一丝希望的微笑。可是，噩耗还是来了，检查结果是肝癌晚期，李叔叔一直在走廊里徘徊踟蹰，最终还是把这个噩耗告诉了王阿姨，王阿姨经过了两天的思想抉择，最终与李叔叔决定放弃治疗，轻松地离开，查房时与王阿姨和李叔叔聊天，聊到他们年轻时的相遇，生活的不易，无儿无女的牵挂，说到这里，王阿姨忽然说："有病这么长时间了，我还没有好好洗洗我的脸呢。"听到后，我便组织在班护士为王阿姨温水擦浴，洗头，更换衣服，整理床铺，病房中洗发水的花香味道至今难忘，王阿姨和李叔叔在入院后还是第一次这么放松。

在窗帘透过阳光的一个下午，王阿姨安然地离开了，离世的那天丝毫没有症状，就像睡在花丛中的睡美人，安静、安宁、安然。

有效有爱的沟通是架起医患、护患之间的桥梁，使我们能够准确地帮助王阿姨实现获取自我价值的愿望，虽然我们的护理工作很平凡，但是在与患者的交谈沟通中，能够真正了解患者的需求，在护理道路上坚定地发光发热，用充满爱的力量疗愈患者。

十七、保持善良，一路向阳

这天清晨急诊以"胸痛"将患者张伟收治入缓冲病房，患者紧张焦虑情绪明显，对患者进行流调时发现患者来自上海市嘉定区，涉及疫区，于是为患者调整病房，遭到了患者及家属的质疑和反对。

于是，我开始为患者及家属进行解释，争取获得他们的配合。

"阿姨，是这样的，因为咱们是10日从上海来到哈尔滨的，现在上海有疫情出现，按照医院相关规定，需要为咱们调整一下病房，这个病房离卫生间比较近，比较方便。"但还是遭到了家属的拒绝，阿姨说道："小姑娘啊，我们已经住进来了，东西都放好了，为什么又要换病房？而且他现在很痛的噢，痛得要死掉了呀，怎么还能换来换去呢？我们不换。"

我又继续解释道："阿姨，叔叔已经在使用缓解疼痛的药物了，但是药物起效可能还需要一些时间，相关的化验也都在等待结果，我们的医生也会时刻关注叔叔的病情变化，稍后咱们可能需要下楼做一个肺CT的检查，但是不用担心，检查的全程我们都会安排医生陪同，您可以放心。"

听到这，阿姨可能放心了一些，毕竟医生的陪同检查能够取得患者的信任，随后我又继续说道："等叔叔检查回来，咱们就直接回到6号病房，这样也正好省得您折腾，您看看有什么东西需要拿到6号病房可以交给我们，我们为您消杀之后提前帮您拿过去，这样您也方便。"事情到这里算是取得了家属和患者的配合。随后，患者下楼检查的时候，我们帮助患者及家属将东西搬到了6号病房，同时也对患者之前所在的1号病房进行通风、消杀等。

患者检查结束返回病室时，患者及家属都很配合。之后，我为患者连接心电监护的时候，阿姨跟我解释："小姑娘啊，你不要不高兴噢，不是我们不配合，实在是来的时候太着急，我看他痛得厉害，我心里着急哟。但是你们都是好人呀，还陪我们检查，我们来哈尔滨参加朋友的葬礼，没想到他又这样了，孩子也不在身边，我们也是着急。"

我安慰阿姨："没关系，已经到医院了您就放心吧，虽然孩子不在身边，但是您如果有其他需要或者不明白的地方都可以随时找我们，叔叔也会有医生细心照看，您千万别急。"

人不等于问题，问题影响了人，问题才是问题。

通过倾听患者的故事，运用适当的问话，帮助患者找出遗漏的片段，使问题外化，从而引导患者重构积极故事，以唤起患者发生改变的内在力量。

十八、奥特曼打怪兽

3 岁的小赞因为"支原体肺炎"住进了我们科室。这天下午，在给他进行静脉穿刺时他非常抗拒，平时的他一直很乖巧听话，之前的穿刺也没哭闹过，但是这次却哭闹不止，不肯把手伸给我，这让我很奇怪。他的妈妈怕我着急，想强硬压住他来配合我，被我拒绝了。我想尝试着慢慢与他沟通。

我："小赞，可以把小手给阿姨看看吗？"

小赞："不要，我知道你要给我打针。"

我："小赞真聪明。那你能告诉阿姨为什么不要打针吗？"

小赞："我害怕！"

我："原来是害怕呀，那你告诉阿姨害怕是什么呀？"

小赞："害怕是大怪兽，他咬我，很疼！"

我："这个怪兽是个大坏蛋。你想想看，如果你不把小手给我，会怎么样呢？"

小赞："那你就不能给我打针了。"

我："没错，不给我小手就打不上针了。打不上针咱们能战胜疾病吗？"

小赞："不能。"

我："不战胜疾病，小赞就没办法回家了呀！"

小赞："我想回家，小朋友还等着我回家玩呢。"

我："哇，小赞有好多朋友吧，那我们要赶快治好病，然后回家呀！"

小赞："嗯，我们把大怪兽赶跑，这样你就能打上针给我治病啦。"

我："小赞说得对！"

小赞："妈妈说，男子汉要勇敢，不可以哭，我要像奥特曼那样，把大怪兽赶走。奥特曼是大英雄，他什么都不怕，我也要做那样的男子汉，疼一下，不算什么！"

我："小赞好棒，那要变成奥特曼那样勇敢的男子汉，我们先试着把小手给阿姨好吗？"

小赞："嗯！我是男子汉，我不怕。"

说着冲我扬了扬手里的奥特曼玩具，然后勇敢地把小手伸给了我。

穿刺的过程很顺利，小赞也非常配合。

我："小赞真是个勇敢的孩子，你看，我们打上针了，病很快就能好了。"

小赞："嗯！我们把大怪兽赶跑了，我马上就可以回家了。等你去我家，我有好多好多奥特曼的玩具给你。"

我："好呀，那咱们约定好了，小赞快快地把病治好，然后邀请阿姨去你家看奥特曼。"

小赞开心地点点头。几天后，小赞康复出院了，临别时还不忘带着他心爱的奥特曼跟我告别。

小赞："阿姨，谢谢你！以后我一定要当一个勇敢的男子汉。"

小朋友的世界其实很简单，出现问题的时候，我们不要想着用我们的方式去强迫他们，试着用他们的方式去沟通，去解决。

十九、爱的长跑

这天急诊夜，科室收治了一位患脑梗死的大爷，左侧肢体无力，不能独立行走，日常生活需要别人帮助。陪同前来的是大爷的儿子，当我把他叫出病房询问患者病情时，他只是叹气，默不作声，我站在一旁静静地等待。几分钟后他才缓缓地开口说："自从妈妈生病手术之后，我就把爸妈接到身边跟我们一起住，他怕拖累我们，就一边照顾我妈一边帮忙看孩子，一定是累的，可他从来什么都不说。"

我："现在的家庭，大多是老人帮忙照顾孩子。他们为了我们操劳了一辈子，还要帮我们带孩子，很不容易，经常生病了也还在忍耐。"

患者儿子说："是啊，都是为了自己的儿女啊，他们是不想我们那么累啊！"

办理完入院手续，我看到患者的儿子坐在走廊里，一脸愁容，就坐在他身边准备和他聊一聊。他看见我问道："护士，你说像我爸现在这种情况，还能痊愈吗？"

我："大爷的病发现比较及时，送来医院又比较早。积极配合医生的治疗，等病情稳定了，后续进行一些康复治疗，慢慢会恢复的。"

患者儿子："真愁人啊，屋漏偏逢连夜雨。"

我："能不能具体形容一下你这个'愁人'呢？"

患者儿子："家里孩子小，我和爱人平时工作忙，想着爸妈能帮忙照应着，结果妈妈查出肾癌做了手术，爸爸现在又这个情况。接下来都不知道该怎么办才好了，就好像一块大石头一样压得喘不过气来。"

我："那这块'大石头'给你带来多少影响呢？"

　　患者儿子："它让我心情很不好，感觉压力很大，感觉看不到什么希望。这样下去我可能没办法平衡工作和家庭，甚至可能会和爱人吵架，家庭生活会变得越来越糟。这样爸妈一定也很难过。"

　　我："那你想不想扔掉这块'大石头'呢？"

　　患者儿子："当然想，可哪有那么容易？今天医生说了，我爸现在这个情况，要恢复需要很长的时间。况且现在还处在疾病的进展期，还有可能会加重。听医生这样一说，我就感觉希望特别渺茫。"

　　我："你平时会做运动么？比如长跑之类的。"

　　患者儿子："我每天都会长跑，虽然不是专业的，但现在已经可以坚持跑很长的距离了。"

　　我："你很了不起啊！长跑的人都是有耐力、坚强勇敢的人。这种运动，我连想都不敢想，你是怎么坚持下来的呢？"

　　患者儿子："最开始也是坚持不了多久的，但慢慢地总是鼓励自己再坚持一下就能到终点了，久而久之就坚持下来了。"

　　我："那你在途中遇到了阻碍有想过要放弃吗？"

　　患者儿子："当然有啊，刚开始那会儿，我跑不了多久就没有力气了，一步都迈不动了，但是想放弃的时候，又觉得很丢人，我就鼓励自己，调整步伐和呼吸，循序渐进，慢慢就坚持得久了。"

　　我："这是个厉害的过程啊。"

　　患者儿子："我也觉得挺不可思议的，我以前运动真的很差。后来我还参加了我们单位的长跑比赛，赢了个第一名呢！"

　　我："你好棒啊。坚持长跑，一定带给你带来了很多收获吧！"

　　患者儿子："当然，我觉得自己都变得坚强而且有韧性了！"

　　我："如果把你这种坚持的精神放在生活中，你觉得会不会对你现在的状况有所帮助呢？"

　　患者儿子："再坚持坚持，爸爸现在虽然不能站起来，但只要我不放弃，他一定能康复的。妈妈的手术非常成功，他们两个一定会好起来的，到时候，我们就都不会有那么大压力了，生活一定会变得好起来的。"

　　像是做了什么决定，患者的儿子从椅子上站起来："谢谢你，护士！我想明白了，虽然爸爸的康复是一个很艰难漫长的过程，但我就把这当成是一次长跑，积极配合治疗，坚韧不轻易放弃。"

　　我："嗯，现在还觉得'大石头'沉重么？"

患者儿子："就当是给自己长跑加的砝码，挑战一下自己。"

这晚谈话之后，我再也没看见他在走廊里叹过气。在医生的治疗和指导下，他学习给爸爸做康复训练，精心地照顾爸爸。出院时，大爷已经能在搀扶下行走了。他很激动地对我们说："真的很感谢你们，起初我真的没有想到我爸爸恢复得会这么快、这么好，回去后我还会带着他继续做康复训练的，争取让他恢复到健康的状态。"

夜晚再黑暗，也终将迎来初升的太阳，只要我们不放弃，再坚持一下，一定会看见最美的朝霞。

二十、化疗日记

这天早查房，我走进刘阿姨的病房，发现她正在跟女儿生气，刘阿姨的女儿坐在一边一声也不吭。刘阿姨是一名白血病患者，即将接受第四次化疗，但这次她不想再继续治疗了。

我："刘阿姨，您能不能跟我说说为什么生您女儿的气？"

刘阿姨长叹一口气说："本来我们说好了，这次来不再化疗了，可是到了医院，她就把同意书签了，都没跟我商量一下。"

我说："您女儿没跟您商量，确实是她不对，但您有没有想过，她为什么不跟您商量呢？"

刘阿姨不假思索地说："肯定是怕我不同意呗，要是跟我说了，我是不会签字的。"

我又问："那您方不方便告诉我，为什么不想再化疗了呢？"

刘阿姨激动地说："当然是'害怕'啊！"

我说："那您觉得'害怕'对你造成了哪些影响呢？"

刘阿姨说："没完没了地抽血，不停地输液、骨穿、腰穿，还有化疗的不良反应等，这些都令我抵触。饭也吃不下，什么也不想干，更害怕病情加重。再说我都这么大岁数了，偏偏得了这样的病，治不好不说，还拖累家人。"

我接着说："刘阿姨，化疗确实是个很难的过程，还给您带来了这么多的影响，但前几次化疗您都坚持下来了，能告诉我您是怎么做到的吗？"

刘阿姨沉默了一会儿，继续对我说："之前几次化疗，也很不舒服，但是看到女儿忙前忙后照顾我，想着小孙子和老伴还在家等我，咬咬牙也就坚持下来了。"

我："前几次的化疗您都能坚强地挺过来，那这次为什么会这么抵触呢？"

刘阿姨："化疗了几次，但还是反反复复的，我实在不忍心看女儿这么折腾下去了，虽然每次化疗难受的都是我，但家里人也跟着我遭罪啊，我吃不下东西，我老伴看着我这样也吃不下东西。女儿除了照顾我，还要照顾孩子，照顾家里，甚至为了陪我，差点都辞职了，我实在是不想再拖累他们了。"

我说："刘阿姨我明白您的担忧，但您想想，这几次的化疗，您都在家人的支持下很好地完成了，家人没有放弃您，他们还在等着您回家呢，您的坚持也是小孙子最大的榜样啊。"

刘阿姨说："你说得对，我的家人都没放弃我，我更不能放弃我自己。我得好好加油，我还得看着我小孙子考上大学呢！"

后来，刘阿姨同意继续进行化疗，当出现不良反应的时候，她也努力地坚持着，还坚强地对我们说："我会好好地坚持治疗，我不是一个人，还有我的家人和你们陪着我呢，我得好好活着！"

我们也许体会不了患者身体上的病痛，但我们的鼓励、不放弃，能给他们带来信心和希望，只要还有希望，就要勇敢地去面对，无论结果如何，至少努力过就不会有遗憾。

二十一、风华正茂

病房里住进了一个漂亮的女孩，女孩名叫小霞，今年 24 岁，大学刚刚毕业，青春正好，风华正茂。小霞被诊断为白血病，从入院开始，她就一直很安静。这天我在查房的时候，来到了她的病房，她对我说："姐姐，我好想妈妈，你能陪我聊聊么？"

于是我坐下来，对她说："给我讲讲你的故事吧。"

小霞："我今年刚刚大学毕业，在学校期间，我努力学习，一直都是班级里的优秀学生。我刚刚考上了公务员，我的人生才开始啊，为什么偏偏这个时候得了这样的病？"

我："那你怎么形容你现在的情况呢？"

小霞顿了顿："我觉得它就像一个甩不掉的'魔鬼'。"

我："魔鬼？"

小霞："是的，我很害怕，害怕我甩不掉这个'魔鬼'，我的工作怎么办？我的妈妈谁来照顾？我无法面对这些，我好想哭，想妈妈。"

我："那这个'魔鬼'都给你带来什么影响了呢？"

小霞："我的家人很爱我，为了给我治病，哥哥嫂子把结婚用的新房都卖了。妈妈为了我的病到处奔波，我也很爱我的家人，我不想成为他们的累赘。"

我又问道："那你有想过把这个'魔鬼'赶走吗？"

小霞：“当然想啊，我还有美好的未来和人生，我不想让它就这么把我打倒。”

我："你说你刚刚考上了公务员，这可不容易，你是怎么做到的呢？"

小霞："复习那段日子，真挺难熬的。好在我们宿舍六个人，大家相互扶持，一起学习，相互鼓励。我们都不服输，只要是努力坚持就一定能成功的，后来我们六个人，有两个人顺利考上了研究生，其余四个人也都成功考上了公务员。"

我："那你们很厉害呀！能够彼此鼓励，相互扶持很棒的。你们的关系一定很好吧？"

小霞一脸骄傲地说："那是当然了！同学们都可羡慕我们了。这次我生病，我的室友们还经常给我打电话鼓励我呢！"

我："考公务员这么困难的事情，你都可以做得这么好。生病虽然很难受，但只要拿出你考公务员时候的那股不服输的劲头来，我相信这次你一定也可以做得很完美。"

小霞想了一下，然后抬起头挺起胸来对我说："姐姐，你说得对，我应该坚强、勇敢，勇于面对困境，这点小事，没什么大不了的，今后我还要挑战更多呢，我相信只要我努力坚持，没什么是我做不到的。"说着，小霞的脸上，露出了久违的笑脸，充满了活力和阳光。

不久就传来了好消息，小霞找到了适配的捐献者，接受了后续的治疗。身体正一点点恢复着，我相信，迎接她的一定是更加阳光、美丽的未来，她的人生故事才刚刚开始，还有更多精彩的故事在等待着她慢慢书写。

二十二、用爱"撑起"脊梁

我们科来了一个脊柱侧弯的小患者，她叫小寒，今年14岁，不太爱说话，总是笑眯眯的。我看到这个小姑娘时有一种说不出来的感觉，不知是心疼还是惋惜。她的妈妈说："已经求医很久，来到这里终于看到了希望。"

在这天查房时，我们发现小寒闷闷不乐，她妈妈说孩子昨晚没有睡好觉，心事重重的。在护士长的带领下，我们决定用所学的叙事护理的方法来帮助小寒。"护士阿姨，我会死吗？"这是倾听小寒的故事时，她说的第一句话，是啊，她还是个孩子，要手术了，她能不害怕吗？她说她不想变成罗锅，她想跟别的女孩一样，站得直溜溜的，但是要做手术了，她突然怕就这样死掉，也不敢跟妈妈说，怕妈妈担心，她不止一次看见妈妈偷偷地抹眼泪。齐老师是一名心理咨询师，并且也参加过很多次叙事护理的学习，很快便与小寒心灵共情，进行了有效的沟通，给小寒找了很多成功的案例，还有很多漂亮女孩子的照片等，让小寒相信手术之后一定会遇见更好的自己。通过这次沟通，小寒变得积极自信了，又露出了甜甜的笑容。上手术台之前，小寒对我们说，我睡一觉，就变得更漂亮了。术后小寒也积极主动地配合治疗，很快就达到了出院的指标。

每一个生命都有他的独特性，也值得我们每一个医护人员去用心呵护，用心对待。其实我们护士与患者、与患者家属的每一次相遇，都是与患者生命的一次相遇，在这种相遇的过程中，我们可以建构出患者不一样的生命故事。爱在左，同情在右，走在生命的两旁，随时撒种，随时开花，将这一径长途，点缀得鲜花弥漫，使穿枝拂叶的行人踏着荆棘，不觉得痛苦，有泪可落，却不是悲凉，让我们与患者在这一段段故事中，遇见更好的自己。

二十三、爱的教育

这天夜班，我刚进科室，同事就把我拽到了一边，悄悄地对我说："你晚上小心一点，她又来了！"我心下了然，同事说的"她"是何大姐，来过我们科室好几次了，出了名的暴脾气，科里的医生和护士对她都是格外小心翼翼，生怕受到"爱的教育"。何大姐今年40多岁，因为疾病的原因下半身瘫痪。早年与丈夫离婚，又没有子女，每次来住院的陪护都不一样，这一次陪她来的是她的邻居。

晚上我照例去查房，走到她的病房跟她打招呼："何大姐，晚上好啊！今晚我值夜班，有什么需要可以随时找我。"大姐没有理我，等我出门的时候，不满地嘟囔一句："好什么好啊？也不看看我都成什么样了，一点都不真诚。"不一会儿，何大姐床边按了床边的呼叫铃，我赶到她床边，问她怎么了，大姐说："我胃痛，你去帮我找医生来。""好的，您稍等一下，我现在就去找医生。"我把值班医生叫到大姐的床边，询问了大姐的症状之后，医生对我说："给她打一针胃复安吧。"大姐一听要给她打针，很不乐意："我不打，你们这些人心眼真坏，上来就打针。你们这些护士都特别狠，扎针都疼着呢。我不打针，我要吃药！"医生说："您自己有药的话也可以先吃上，如果还不缓解再打针。""我没药！""您要的这种药，我们急诊药局没有，要不您自己买一下吧。""自己买药又不给报销，我不管，你给我想办法解决。"医生很无奈地走了。不一会儿大姐又按铃了，跟我说："你来给我打针吧。"我给大姐打了针，大姐的邻居也从药店给她买了药回来。

晚饭过后，我看见何大姐一个人坐着轮椅在走廊里发呆，于是走过去想跟她聊聊。一开始，大姐有点抵触，把头扭到一边去，不愿意搭理我。我就坐在她身边，自言自语："大姐，我记得上次陪你来的是你姐姐吧。你看这次是你邻居陪你来的，刚刚你说胃痛，她还特意给你去买胃药，你们平时关系一定相处得很好，要不哪有邻居能做到这些呢？"何大姐看了看我说："你懂什么？我们可是 20 多年的老邻居了，她家的孩子都是我帮着看大的。"大姐说话的时候，露出了很自豪的表情。慢慢地，何大姐一点点打开了话匣子："我得了这么个病，下半身渐渐就不能动弹了，什么也干不了，就是废人一个，只能成为大家的累赘。谁愿意一直照顾我这么个累赘啊？"我轻轻拍了拍何大姐的肩膀说道："你应该对自己有信心，其实你现在这个状态就像是小孩子一样，需要一些时间来慢慢适应和学习。"

"可是你说我这病总是反反复复的，它折磨得我很难受，有时候真不想活了。每次跟你们大吼大叫，其实也是害怕，我怕哪天我不在了，就再也没人记得我了。我总想着让你们怕我，至少以后你们聊天的时候还能想起我这么个难缠的患者来。"何大姐说完重重地叹了一口气。原来我们以为的"暴躁"都是她不安的表现。

我说道："其实你也可以换一种方式让大家记得你呀，你和你的邻居这么好的关系能维持 20 年，就很了不起。你的邻居能来医院陪护，一定是因为你对她很真诚，她关心你才会来的。你把你的'暴躁'换成对邻居那样的'真诚'，你该让大家记住你美好的样子。"

"你说得有点道理，小护士，对不起呀，其实你们扎针一点都不疼。"

我笑笑对何大姐说："没关系的，我还是挺相信我们的技术的。"大姐听完我的回答，也哈哈大笑了。

之后的日子里，何大姐不再那么暴躁了，查房的时候会主动和我们打招呼，还会找我们聊天，学习一些疾病的知识和功能锻炼的方法。大姐的转变，大家都打心眼里高兴，再也不用害怕"爱的教育"了。经过一段时间的治疗，何大姐情况好转了很多，准备出院了，"这次来我可是被好好地'改造'了，你的话让我又看见了希望。谢谢你们细心的照顾，我一定会好好生活的。"

叙事护理，让我们在细心护理患者的同时，以谦卑、好奇、尊重的态度去了解她们背后的故事，从细节去关心、帮助患者，找到困扰她们的心结，去引导她们重新认识问题，学会自我调节，帮助她们解决问题和树立战胜疾病的信心，体会生活的美好，遇见更好的自己。

二十四、执意拔管的老爷爷

今天科室收了一位衣冠整洁的 91 岁的老爷爷，结肠癌术后造瘘半年多，主诉"腹痛腹胀"，门诊以"肠梗阻"收治肝脏外科，入院后完善相关检查，给予二级护理，禁食水，自由体位，给予胃肠减压，补液抗炎对症治疗。入院第 3 日，留置肠梗阻导管一枚，在例行的查房中，我察觉到老爷爷面部表情有些狰狞，感觉很不舒服的样子，于是我问："您怎么了，哪里不舒服？"

　　老人："我难受，嗓子疼。"

　　我："您感觉怎么样能缓解？"

　　老人："把这个管子拔掉。"

　　我："您肚子还疼吗？您觉得肠梗阻导管有用吗？"

　　老人："我肚子已经不疼了，我也能排便了。"

　　从对话中不难了解到，老爷爷是对肠梗阻导管有一定的心理压力，爱干净了一辈子的老爷爷，要每天面对这枚并不美观的导管，心里是很别扭的。我带老爷爷来到了其他病房，告诉他，这些患者同样面临着老爷爷身上发生的苦恼与困扰，但是经过一段时间的恢复，他们即将顺利地拔除这枚"不美观"的管路，这时老爷爷紧锁的眉头也随之展开了些许，接纳了自己这枚临时"不美观"的管路。

　　随后的日子里，老爷爷每天跟着护士积极学习管路护理相关知识，调整饮食结构，看着越来越乐呵的老爷爷，我想生活带给我们的矛盾，有时又何尝不是一种动力，一种愿意坚持不懈的信念和坚守呢！

二十五、用心聆听，用爱感受

　　那是一个很平常的工作日，忙碌的中午班，送手术，接手术，为住院患者发餐，突然大门被狠狠地拽了两下，我马上放下手中的工作，飞快地去解锁门禁。一位瘦瘦小小、满头大汗的老人家推着轮椅进来了，说："护士，快给我们入院！"

　　我马上查看审核群中的患者信息，填写出入登记本，为患者测量体温，顺便了解患者的基本情况。轮椅上的患者是他的老伴，少言寡语，面露愁容。左足的创面入院前只是做了简单的包扎，渗液已经渗透了纱布。患者孙大娘，60岁，农民，文盲，入院诊断为下肢动脉硬化伴糖尿病。陪护满大爷，男，64岁，识字不多，两人均使用老年机，无微信。为患者宣教后安置到床位上，继续完成发餐的工作。闲暇时突然想起刚刚入院的阿姨和老伴都没有智能手机，订餐和陪护床是个大问题。于是打算去病房看看两位老人有什么可以帮忙的。

　　我来到患者身边，看到患者和老伴面露难色地坐在病床前。

　　我说："大娘，吃中午饭没有啊？"

　　大爷带着有点吼出来的声音说："没有呗，一大早就赶着过来做核酸，哪里都找不着，一天没吃饭了，谁知一进来还出不去了，我们还啥啥都不会，姑娘在家忙着照顾小外孙子，哎，饿着吧，饿不死。"而此时患者并没有理我，只是双手扶着左足，看得出大娘一直忍受着疼痛。

我说："大爷您别着急，我帮您想办法，您让咱姑娘加我手机微信，我教她怎么订餐，陪护床怎么使用，住进来就别担心了，有什么事我们医护人员帮你想办法。大娘，我看你一直捂着脚，脚有什么不舒服吗？"

孙大娘："我这脚疼得要命！太遭罪了。"

我说："大娘，您这脚疼是怎么来的？"

大娘说："坏了呗，姑娘你看看这脚破的，以前就一个小口，也不好，现在越来越大。"说着大娘解开了纱布，露出了创面，左足第一、第二脚趾、足面大面积破溃伴黄色的渗出液。

我："嗯，有伤口确实会比较疼，这疼痛给您带来了什么影响吗？"

孙大娘："成宿成宿睡不着啊！在家吃两片去痛片都不好使。"

我："吃了两片都不管用？您心里现在什么感觉？"

孙大娘："我害怕啊，我害怕它好不了了，以后走不了路，亲戚说严重还有截掉的，这不成废人了。"

我："您这病在我们这是常见的老年病，俗话说通则不痛，不通则痛，您现在腿有堵的地方，所以血液循环不好，加上大娘您有糖尿病，咱们现在开始把血糖控制好了，创面我们有专业的伤口师给您换药。您看您隔壁床这个阿姨，之前比您还严重呢，现在跳广场舞都没问题，观察两天人家就要出院了。你在这积极配合治疗，回家还能帮姑娘带外孙呢！"

孙大娘："真的吗？以后真能下地走，陪我外孙玩？"

我："真的啊，你只要好好配合，听医生的话，以后也能睡好觉，也能看外孙啊！"

听完我的话，大娘的焦虑的情绪平静了很多。加了患者女儿的微信，指导家属订餐和陪护床的使用，为她推荐科室创面群，告诉她创面治疗是一个漫长的过程，出院以后，任何有关疾病的问题都可以在群里询问。看到大爷和大娘自然流露出的笑容，我这心里的大石也放下啦！

经过一段时间的治疗与护理，大娘很快进行了支架置入术，准备进行左足清创术。

术前在和家属交流时听闻患者有点小恐惧，于是和阿姨进行了第二次对话。

我："大娘，今天怎么不高兴了？有什么事吗？跟我说说呗。"

孙大娘："婷婷啊，你说我是不是血压高了？怎么这么难受呢？"

我："您血压 146/96 mmHg，什么时候开始不舒服的啊？"

孙大娘："上次做了支架，脚是不凉了，但是这创面不是还没好嘛，孙主任让我上台清理一下。上次回来一躺就躺一宿，腿都不让打弯，我一想起来这次还得遭一回罪，我就闹心。"

　　我："那阿姨您感觉现在的状态好不好？对手术有没有好处啊？"

　　孙大娘："什么好处都没有，昨晚都没怎么睡着，现在头都晕。"

　　我："是吗？影响蛮大的，大娘您能用一句话概括你现在的感觉吗？"

　　孙大娘："害怕。"

　　我："咱们来聊聊，以前也有过这样类似的感觉吗？"

　　孙大娘："有啊，你大爷上次犯心脏病，送他去医院的时候，我很害怕，那次真是吓坏我了。"

　　我："看得出您和大爷的感情很深，那您觉得大爷为什么能康复呢？"

　　孙大娘："还不是你们治得好，小护士们也细心，你大爷自己也坚强、努力。"

　　我："你看，大爷知道配合我们才好得快，您也得向老伴学习，不让他操心，配合治疗，早日康复，早点看外孙啊，而且这次手术不会像第一次躺24小时的，只是简单地清创，腐肉清除了，咱就回家了，您快别担心了！"

　　孙大娘："听你说完我就放心了，我可得好好配合你们，早点回家，姑娘给我花钱治病不容易。"

　　孙大娘的两次手术都很成功，因为血糖控制得好，创面愈合得很好。患者出院当天，患者女儿发来了感谢的话语，出院时大爷、大娘紧紧地握了握我的手，高高兴兴地回家了。

　　叙事护理满足了患者爱与被爱的需要，会给患者带来春风一样的感受，正如在美国纽约东北部的撒拉纳克湖畔特鲁多医生的墓志铭——"有时去治愈，常常去帮助，总是去安慰。"

第二节　双向奔赴，共同成长

一、热爱可抵岁月漫长

　　一个忙碌的周一上午，穆女士因为肾结石发作，在老公的陪同下，住进了我所负责的病房，医生为其下达了黄体酮一日两次肌内注射缓解痉挛的医嘱，当我带着用物到穆女士床旁为其做治疗时，穆女士很不情愿，对我说她不想打针，但想了想还是皱眉接受了。

　　下午我再次到病房准备为穆女士注射时，发现她正在床上哭，家属在一旁安慰着。

我："怎么哭了？能不能跟我说说怎么了？是害怕打针？还是我上午给您打疼了？"

穆女士："就那么几个小石头，折腾我这么多天，太疼了，怎么就非让我遭这个罪呢？"

我："那咱就积极配合治疗把它们解决掉呀！"

穆女士："我本来就特别怕疼，现在还得天天打针。"

我："打这个针是帮您缓解疼痛的，您想想这些天疼痛有没有给您带来什么影响呢？"

穆女士："影响可太大了，天天疼，疼得我吃不下饭，睡不着觉，孩子都陪不了。过几天孩子幼儿园就要放假了，我怕到时候没办法在家照顾她。"

我："孩子多大了？您来住院，孩子现在谁在照顾呀？"

穆女士："我女儿今年3岁了，我这次来住院，让奶奶在家照顾她，孩子这么小，而且从来都没离开过我，这一下要分开这么多天，我担心呀！刚刚跟我视频，还说想妈妈，想哭又怕我着急就憋着，看得我太心疼了。我不想治了，想赶快回家陪我女儿。"

边说着边拿出手机来给我看她女儿的照片。

我："您说自己以前生病的时候还要一边上班一边照顾孩子，那么难的时候您都过来了，现在这就是个小小的手术，治好了您很快就能回家陪孩子了。孩子在视频里还在给您加油呢，您要给孩子做个榜样，让她知道她的妈妈是最坚强最棒的！"

穆女士："你说得对，可我就是害怕疼，一想到我在这遭的罪就觉得特别委屈。"

我："您在这遭罪，您老公看着也心疼呀，我相信如果可以，他是想跟您共同承担，甚至愿意替您分担的。"

家属："是呀，你说你在这遭罪，我能不心疼嘛，要不这样，你每次打针的时候，你就掐我一下。"

我："这个办法可以试试，让他陪着您一块儿体验。"

穆女士被我们俩的一唱一和逗笑了。

我："那就说好了，您好好配合治疗，给女儿做榜样。早点治好病，回家陪女儿。"

穆女士："行，我听你的！谢谢你！跟你聊了一会，我这心情就没那么糟糕了。"

接下来的几天，穆女士都积极配合治疗，我也会去病房跟她聊聊天。

在一次聊天中，我发现我们有一个共同喜欢的偶像，这让我跟穆女士的沟通又有了更深层的进展，我会跟她聊聊偶像新的动向来分散她的注意力，用偶像的话鼓励她，穆女士的焦虑也慢慢地缓解了。

几天后，穆女士顺利地进行了手术，手术前，我轻轻地握了握她的手，"加油！别害怕，很快您就能回家陪女儿了。"

经过手术治疗，穆女士很快就康复出院了。

临出院前，她给了我一个大大的拥抱，并对我说："小丫头，你真是太好太可爱了，这么多天谢谢你！咱俩加个微信吧，等我恢复好了，一定要请你喝酒！"

保持炙热，坚持下去，或许前路未必光明坦荡，但一定充满无限可能，热爱可抵岁月漫长。

二、走进故事的背后，倾听心灵的声音

周女士，52岁，是一家公司的负责人。一天晚上，周女士在做晚饭时忽觉右侧肢体无力，继发言语不利，一日后入院。经查体思维清晰，存在构音障碍，右上肢肌力3级，右下肢肌力4级。周女士平日性格较急，利落能干，家里家外一手操持。入院后对自己丧失肢体控制能力和失语感到恐慌，对疾病预后没有信心，十分焦虑，康复训练依从性较差。

一天下午，我来到病房进行治疗处置，安慰她时，她哭了，说："不一样了，和以前不一样了。"

我："你觉得什么和以前不一样了？"

患者："都不一样了。"

我："可以具体说说吗？这种不一样是跟病一起来的吗？和它一起来的是什么？"

患者："是说不清话，手脚也不听使唤了。"

我："如果给这种不一样起个名字的话，它叫什么？"

患者："'不方便'吧。"

我："您觉得'不方便'给您带来了哪些影响？"

患者："烦，变成不健康的人，不能去公司上班，不能再和以前一样生活。"

我："听家里人说，你一直是家里家外一把手。把一大家子操持得井井有条不说，事业上也特别成功。做女强人已经很厉害了，还能做到事业家庭两不误，一定有什么特别的诀窍吧？"

患者："唉，有什么诀窍呀？就是认定了一件事比别人付出更多的努力罢了，不服输。"

我："遇见过很难的时候吗？能具体聊一聊吗？"

患者："遇见过……都是以前的事了，讲起来太长，都过来了，亏得脑子活，不认死理，别人都不知道该怎么办的事，偏偏就硬着头皮干，就那么都干成了。"

我："虽然您没有说具体的事，但我从中听到了变通、勇气、坚韧，您现在还能想起当时自己的心情和状态吗？"

患者："当然，那时候走路带风。"

我："如果让那个'走路带风'的您对现在的自己说一段话，您觉得她会说什么？"

患者沉默了一下："把心放宽，多少风浪都过来了，没有什么熬不过的坎儿。"

我："真想见见那个您呀。我能有幸认识她吗？"

患者："能。"

我："好，那我们约定吧，从今天起咱们开个读书会。每天您选一篇您喜欢的好文章读出来，分享给我们听，可以吗？"

患："好，我试试。"

患者焦虑烦躁症状明显改善，康复训练积极性提高。

经过一周的治疗与康复，患者恢复良好，出院时已可独立完成日常交流，构音基本准确。独立完成上厕所、平地行走、床椅转移、上下楼梯等活动，可做到完全自理。

护士只有树立叙事护理意识，时刻保持一种尊重、谦卑、好奇的态度，才能敏锐地发现患者故事中的切入点。通过不断交流与倾听，与患者相互走进对方的心灵，才能使患者得到疗愈。

每个人都是独特的个体，都值得了解和探索，通过我们的护理倾听他们心灵的声音，为他们减轻病痛，释放焦虑，带来慰藉，我想这就是我们工作的意义和价值所在！

三、给"大白"一个温暖的拥抱

当时新冠疫情反弹，防控又有新要求。2021 年 10 月 30 日，全员核酸采集的号角吹响，我们医院闻令而动，护理部迅速、周密地部署了各项工作任务，连夜紧急集结 350 名医务人员披星戴月地投入战斗。

身穿厚厚防护服的他们被大家亲切地称为"大白"，一声"大白"，万千担当，一大早"大白"们辗转到达任务小区，开始进行核酸检测任务。

我："你是一个非常直爽、不怕困难的人，这次是遇到了让你感觉受伤的事情了吗？我学习过叙事护理，我们现在用叙事的方法来聊一聊，你愿意吗？"

"嗯，我也有看过一些叙事方面的文章，那今天先体验一把吧。"她故作轻松地说。

我："那好，如果用一个词来形容现在的状态，你觉得哪个词语比较合适呢？"

"沮丧。"她闷闷地说。

我："它是怎么来的呢？"

她："今天我给一位小朋友采核酸标本时，他说你能不能轻点捅，采完后觉得不舒服，恶狠狠地朝我吐口水。虽然我戴了面屏，并不会造成实质性的伤害，但我还是感到沮丧。明明我没有错，我做的事情也没有错，为什么他们会这么不理解、不配合我们的工作？"

我："我们不能在家陪伴自己的家人，甚至可以说冒着生命危险帮助大家，却得到这样的对待，所以你感到委屈、寒心。"

她："是的，还是你懂我。不过话说，我自己在被采核酸的时候也确实会有一些不舒服。"

我："你采核酸这么多天了，关于怎样减轻采集时的不舒服，你有一些经验了吗？"

她："嗯，要是提前告知会有一些不舒服，告诉他们张大嘴'啊'才会将咽部充分暴露出来。让他们有心理准备，也许会好一些。（沉思一会）可能是不舒服的感觉太强烈了，小朋友是本能反应，根本不可能顾忌到我们的感受。"

我："有没有令你印象深刻的事情呢？"

她："大多数人进行核酸采集都会不舒服，但还是很客气地跟我们说谢谢，这样我会觉得自己的工作很有意义。虽然天气冷，手冻一会就木了，最后都没有直觉，我还是觉得付出也值得了。下午还碰到一个小朋友对我甜甜地笑着比心，我当时觉得心里暖暖的，很开心。"

我："自己能克服困难，咬牙坚持，尽量不给别人添麻烦，又能感受到大家的友谊。站在旁观者的角度看这样的一个小花，你会对她说些什么呢？"

她："小花，虽然你工作辛苦，但是有小伙伴在一起，并不会觉得孤单，虽然有时候会受委屈，但大部分都是可爱的人。多年后，你回忆起自己曾经因为新冠疫情支援过社区采集核酸，将会把它当作人生里的一件值得自豪的事情。"

叙事护理不仅仅是为了和谐的护患关系，其实它对于我们自己本身更是一种能力的提升和修炼。

无论走多远，都不要忘记当初为什么出发！

四、我和叙事护理共同成长

张薇："你好,春艳。叙事护理在咱们科室有两年了,那'伴我成长'的主题你有什么想和大家分享的?"

马春艳:"在倾听中吸取营养,在陪伴中改写疾病,在叙事过程中收获很多可能。还记得我们那个 5 岁的小萱萱吗?"

张薇:"有印象,肿瘤压迫视神经。爸爸来陪同检查,但是整个人很坚强。"

马春艳:"对,就是他。来时闷闷不乐,问我:'阿姨为什么我的眼睛和别的小朋友不一样?妈妈是不是因为我的眼睛不要我的?'"

我说:"萱萱相信阿姨,世界上没有不爱自己孩子的妈妈,有个小怪兽特别调皮跑到你的脑子里让你的眼睛变成这个样子,到这就是和阿姨一起打败小怪兽,要对自己有信心。"之后我们给这个小怪兽起名字叫牛魔王,光是这么说,孩子的理解力真的很有限,所以我没事拿玩具跟孩子一起玩开导他。因为化疗的原因,他吃不进去饭,所以得鼓励他,我说萱萱你今天吃什么了呀?多问问他。之后,有一天他爸兴高采烈地找到我说萱萱今天早上吃了一个特别大的包子,我一听这话特别有满足感。

张薇:"他这次来确实长高了。"

马春艳:"对啊,他这次复查我给他采血的时候,从他的眼神里,我能看出来对生命的渴望,所以说在叙事的过程中我给他的小于他给予我的,他虽然只是个孩子,但更值得我尊重。"

张薇:"由单向的付出变成双向的认同这种转变还是很大的。"

马春艳:"是啊,薇薇这两年你有什么大的感触吗?"

张薇:"接触叙事护理的初期更多的是失败的反馈。"

马春艳:"不要灰心,有位老师说故事即生命,生命即故事,用谦卑好奇的心去倾听患者,用耐心陪伴每一个生命,首先需要的是把温暖给他们,之后我们静待改变。"

张薇:"所以我不再执着去改变什么,因为患者表现的一切是正常的,一个正在承受躯体痛苦的人很难要求他的内心不去改变,我更多的是去陪伴这些痛苦、纠结,让情绪能够被看见、被拯救。在这个过程中,我们和患者共同去接纳、去面对疾病。"

马春艳:"我认同,从患者的身上能看到未来的自己,他们有着疾病却有着丰富的阅历,希望通过我们的叙事护理能够改写他们以后不一样的人生。"

张薇："确实这样，我们不要期待从叙事护理上能够药到病除。被惦记、被关心、被关注，也会温暖到患者。"

马春艳："如果说把叙事护理比作一场考试的话，由原来的不及格已经达到60分了；如果把叙事护理比作上学，我们已经从幼儿园走到了小学；如果把叙事护理比作植物的话，希望我们能做叙事护理的蒲公英。"

张薇："叙事护理不是目的或者是结果，我希望它更多的是变成一种习惯，带着这种习惯走近患者，陪着他们找回失去的能量，倾听他们，一切皆有可能。"

五、黑夜里的一束光

提起叙事护理，我常能想起萨提亚提出的冰山理论，一个人的"自我"就像一座冰山一样，我们能看到的只是露出水面很少的一部分"行为"，而更大一部分却藏在水底，不为人所见的"真正的自我"。在临床工作中，我们常常将工作重点放在疾病的治疗上，而忽略了患者真实的内在感受。叙事护理其实是打开患者心门的钥匙，通过叙事护理揭开冰山的秘密，我们会看到生命中的渴望、期待、观点和感受，了解更"真实"的患者。

夜深人静时，那些回忆中的细枝末节，如同黑夜中的一束微光，不明亮却很温暖，念起生命中的某个片段或某个人，竟会在脸上扬起笑容，不够灿烂却真实。

"叮铃铃、叮铃铃……"急诊的来电声响起，我如往常一样，准备好床单位迎接新患者，20分钟后一位大娘在护理支持中心及家属的陪伴下进入病房，经过核查核酸结果、扫码及测温后，我将大娘安置在床位。

大娘眉头紧锁："护士，我要住的病房在哪里？几个人的？"

我："大娘，现在病房里就只有一张床了，是六人间，要不您先住下，咱先治疗？"

大娘有些不悦，嘴里念叨着："病房人太多了，我睡不好觉，能调床不？"

我："没有问题，只要有合适的床位，就可以给您调床。"

大娘皱着眉："好吧。"

这时医生来问诊，大娘说道，"我主要是头晕，一生气就上不来气，然后休克。医生，你给我两支葡萄糖喝吧，我一喝葡萄糖就好受了。"说话时大娘明显很焦虑，旁边的儿子没有说过一句话。

医生问诊结束后，大娘补充说道："医生，你在病历里面一定要写上我以前割过腕，想过自杀。"

医生查体后，我找到家属来护士站完善接诊信息，对他说："大娘看着很焦虑啊，一定要看好大娘，应用两侧床档，24小时床旁陪伴，去卫生间或做检查时，一定穿防滑鞋前去。"家属沉默地点了点头，过了 20 分钟左右，家属跟我说要下楼一趟，父亲来送生活物品，我跟他解释了其中的危险性，但是家属很淡定地说："我已经习惯了，我妈经常这样，不会有事的，我尽快回来。"

家属刚走，大娘就步履蹒跚地走出病房，我担心会发生什么意外，赶紧走上前去扶住大娘。

我："大娘，您怎么不休息啊？"

大娘："我睡不着啊，出来走走。"

我："大娘，您儿子去取东西了，我在这儿陪您一会吧。您现在感觉怎么样？比来的时候好点了吗？"

大娘："头晕好点了，但想想就是生气。"

我："大娘，什么事这么生气啊？能和我说说吗？"

大娘："我老伴天天抽烟，抽烟也就算了，家里这么脏，也不打扫，今天我一说他，就跟我吵起来了。唉，我俩吵了一辈子的架，吵起来没完没了的，年轻的时候甚至都动手，气得我都想跳楼！"

我："大娘，没有过不去的坎儿，咱可不能做那冲动的事。如果用一个词形容您的这种状态，您觉得是什么呢？"

大娘："叫'不顺心'吧。"

我："大娘，您把这个感受想象成两个背在身上的包袱，一个包里装的是疾病给您身体带来的感受，另一个包里装的是精神压力给你带来的感受。身体的疾病导致您现在活动受限，生活没有质量，但是可以通过药物来改善，如果精神上再有寄托，那您就不再被其束缚了。"

大娘："我好像明白你的意思了，按你说的，我感觉好像真的从身上卸下了一个大包袱似的，可是怎么样才能把它给彻底扔掉？"

我："先别着急，您觉得这个'不顺心'给您带来什么好处或者坏处了呢？"

大娘："孩子，哪有好处啊！生气的时候可管不住脾气，整天烦躁不安，血压高、上不来气、睡不着，家人也跟着担心。我觉得这么下去，都活不了多久。"

我："大娘，您挺不容易的，其实您做得很好，如果换作是我，我肯定不如您。但是话又说回来，这些年您都走过来了，现在还有什么事情不能释然，割腕得多疼啊！在监护室里那几天也很受罪，很难受吧？因为吵架付出这样的代价，实在是太大了，这样对您的孩子影响也不好。对了，大娘您家里几个孩子，您以前都在家做什么啊？"

大娘："就一个孩子，刚才来的那个，下楼拿东西去了。你别看我现在这样，以前我性格很开朗，没有什么想不开的事儿，喜欢养养花，听听戏剧、评书，但是现在因为这事闹得心情烦闷、睡眠不好、血压高，感觉活得没意思。"

我："大娘，其实您这样想不开，您儿子心里是很难过的，虽然现在已经长大了，不会像小时候那样哭了，但是可能会更伤心无奈。您再看看您和大爷，两个人都过了大半辈子了，肯定都互相了解对方的脾气性格，多包容些，您就会发现生活其实并没有这么糟糕。像您这样有爱好、通情达理、性格好，完全可以把自己的生活调理得充实而快乐啊！而且您现在配合治疗，等病好了，您还可以过像以前一样的生活。"

大娘："你说得对，我以前的生活挺充实。现在就是把注意力全放在这事上了，越来越钻牛角尖，结果变成了这样。如果我像以前那样，不也就开心了吗？"

我："您能这么想，真是太好了！"

大娘："孩子，你真好！跟你聊完我心里舒服多了，感觉也不那么生气了。也不是得了什么绝症，咋就想不开呢！放心吧，我一定好好配合治疗，不打扰你工作，我回去睡觉了。"

第二天，早查房时。

大娘："孩子，我没事了，昨晚睡得很好，也不头晕了，太谢谢你了！"

家属："护士，我妈现在整个人精神都好多了。我代她写了一封感谢信，多谢你对老人的理解与照顾。"

我："太客气了！这是我们的职责所在，希望大娘早日康复！"

叙事护理，架起了通往患者心灵的桥梁，让护理工作不再冰冷、单调；疗愈患者的同时，体现了护理人员的职业价值。用心去沟通，用情去感化，把枯燥的护理工作化作涓涓细流，滋润到每个患者的心田。

同时，这是我坚持叙事护理工作的第二年，接触叙事护理以来，我对患者的关注不仅仅是在疾病的治疗方面，还有心理、家庭、社会方面，让我在形形色色的故事中收获了许多快乐与感动，所以让我们将叙事护理进行下去，相信时光不会辜负每一份坚持！

六、爱一直在身旁

一次意外，同事小李骨折住院了，休养是一个很漫长的过程，伤情得到了控制，可她的心情却越来越沉重。这天下午，我去小李的病房探望，原来爱说爱笑的小李，如今头发凌乱、面色灰暗地躺在床上一动不动，脸上还挂着泪痕。

我："小李，现在感觉怎么样？"

小李："感觉很糟糕。"

我："可以说说哪里不好吗？"

小李："经过几天的治疗，腿暂时没事了，可是心里却不好受。"

我："可以具体说说吗？"

小李："就是感觉特别焦虑，而且为什么我就这么倒霉呢？"

我："这个'焦虑'从什么时候开始的呢？"

小李："从我住院开始吧，各项检查、治疗，处置其实都挺顺利的，大家知道我是本院的护士，都对我特别地照顾。我住院以后，主任、护士长还特意来看我，告诉我有什么困难尽管说，不要有什么思想负担。同事也都抽空来看我，陪我聊天，本来科室就很忙了，大家还要占用休息时间来探望我。"

我："那是大家都很关心你呀！"

小李："一直都是咱们照顾患者，一下子自己变成了患者，还真有点不适应呢！现在科室人手本来就不足，休息的时间还要去支援采核酸，我这不是掉链子了嘛，感觉欠了大家很多人情啊！"

我："那你想过大家为什么这么关心你吗？"

小李："因为我是咱们科室的一员啊，科室里大家相处起来跟家人一样，家人肯定要互相关心呀。"

我："是呀，那你的家人生病了，你又会怎么做呢？"

小李："肯定很着急啊，想尽一切办法想让她赶快好起来啊！"

我："那又为什么觉得自己倒霉呢？"

小李："好好地走在路上都能把自己摔成骨折，这还不够倒霉嘛！这一骨折，就要在床上躺好久，不能上班，什么都不能干。感觉自己都成一个废人了。家里还有孩子需要照顾，正是调皮的年龄，很不好带，老公平时工作很忙，经常出差，也帮不上忙。婆婆的身体不好，我担心婆婆一个人带不了孩子。"

我："所以你就'焦虑'了？"

小李："是啊，我现在相当'焦虑'，恨不得马上就出院回家。"

我："那你的'焦虑'给家里人带来了什么呢？"

小李："家里肯定是手忙脚乱的，但也有好的方面，以前我老公从不带孩子，也不做家务，更别提辅导孩子写作业。现在知道买菜做饭，帮婆婆做家务，辅导孩子写作业；感觉孩子也懂事了，每次打电话都会说：'妈妈，你放心住院吧，我好好听话，认真做作业，希望你早点康复出院！'"

我："这些都是好事啊，你应该感觉很高兴吧。"

小李说："是呀。通过这次住院我才发现，其实也没那么糟糕，大家都是爱我、关心我的。"

我："那你现在还'焦虑'吗？"

小李："突然觉得没什么值得'焦虑'的了，我现在要做的就是积极配合治疗，尽快康复，尽快回到家人身边，尽快回到工作岗位上去。要对得起大家对我的关心，尽可能弥补这段时间给大家带来的麻烦。"

我："不用太急，慢慢来，一切都会往好的方向前进的。"

小李思考了一下说："我可以利用现在住院的时间，对自己的人生进行一个简单的规划，做一些自己力所能及的事情，感觉自己又充满力量和动力。"

一周后，再去看小李，她又恢复成活力满满的样子，准备出院回家休养了。看见我立即高兴地拉着我的手说："谢谢你！跟你的那次聊天给了我很大的启发，叙事护理很奇妙，真的可以'疗愈患者，关爱友朋，亲密爱人，遇见更好的自己'，我以后也要多多学习叙事护理。"

叙事护理给我们带来的改变，不止一点点，在这条路上，我们能做的还有很多。

七、更好的自己

晴晴是我带的一名实习护士，这是她实习的第三个科室了，很多基础的处置在别的科已经学习过了，但最近我发现她不像刚来的时候那么活跃了，做事情也有点畏首畏尾。

这天夜班，我俩在吃饭的时候，我问她："你刚来科室的时候，我记得你是一个活泼开朗的小女孩，最近几天怎么了？感觉你的兴致不高，也不爱下病房跟患者沟通做处置了，能不能告诉老师发生什么了？"

她说："老师，我觉得我干不好护理工作。"

我问她："为什么这么评价自己呢？能不能形容一下你现在的状态？"

她说："就是没有信心。我觉得自己什么事也干不好。"

我问她："具体一点呢？都发生了什么事情？"

她说："我有一次给患者打针的时候，没扎上，他很不高兴，还说我拿他当练习对象，当时我就很害怕，后来是您扎上的，帮我解了围，从那以后我就挺害怕给患者扎针的。"

我说："那你有没有过成功的时候呢？那个时候你有什么感受？"

她说："我也有打上针的时候，那时候我还挺开心的，有的患者还夸我打得好呢，但我还是对自己没有信心。"

我说："老师也曾经当过实习生，你的这些担心和感受我也都经历过。打针和学习是一样的道理，都是需要一个过程的，在这个过程中，我们难免会出现过错和失败，但不能因为一点困难就放弃，不是么？我记得你说过你是班级里的班长，那同学们为什么选择你做班长呢？"

她说："同学们可能觉得我好相处。我的成绩并不是最好的，而且出过错误。"

我又问她："与同学友好本来就不是一件很容易做到的事情。你说你也犯过错误，那你又是怎么做的呢？"

她说："我很真诚地跟同学道了歉，并且尽自己的能力去帮她解决问题，同学最后没有责怪我。"

我说："那你说自己成绩不是最好的，你又是怎么做的呢？"

她说："我就很努力地学习，休息的时候也会去图书馆看书，有不懂的地方就找学习好的同学请教。"

我："嗯，那你这么做的结果是什么呢？"

她说："考试成绩出来的时候，我有了很大的进步，在班级排名也在前列，我特别高兴，而且还可以选择自己心仪的医院来实习。"

我说："这就对了呀！就像学习一样，是靠一点点努力积累起来的，自信心也是一样。你没有因为自己成绩不好就放弃，那在临床实习也不能因为一次失败就放弃啊！一次不成功，那就多多地练习，总会有成功的时候，到了那个时候，你一定就会有新的体会了。"

她说："您说得对，不成功我也不能气馁，我要好好练习技术，我相信自己可以做好的。"

我说："你能这么想就对了，你刚刚接触临床不久，以后还有很多的事情要去经历和学习的。多给自己一点信心，没什么是大不了的。"

她说："老师，谢谢您！今天跟老师聊了聊，我感觉心情轻松了许多。"

我说："能帮到你，老师也很开心，以后再遇到什么问题也可以随时跟我说。"

后来，晴晴在微信里跟我说："在后面的实习生活里，自己有了很大的进步，还得到了其他的老师和患者的一致表扬。就连之前自己没什么信心的护士资格证考试也是一次就顺利通过了。老师您让我相信，我可以变得更好！"

迷茫的时候一次小小的对话，也许能给她们带来很大的信心，相信在以后的工作生活中，她也会带着那份自信心，成为更好的护理人，帮助更多的人。

八、入院风波

那是一个雨后的下午，病房的门外传来急促的敲门声，走进来一对老夫妻，年龄七十多岁，大爷搀扶着老伴，蹒跚着走进病房。

一走进病房，大爷就显得很急躁，敲着随身携带的拐杖大喊："赶快给我老伴安排病房啊！"我赶忙迎了上去，"大爷，您先别着急，我们正在为阿姨准备床铺，马上就带你们去病房。""那你们倒是快一点啊！没看到我老伴很难受么？她要是有个什么好歹，我就从你们这楼上跳下去！"大爷越说越激动。我赶快将大爷和大娘安置到了病房，经过医生的检查，阿姨没有什么大碍，只是血压有点偏高。安置好大娘后，我跟大爷做起了入院宣教。"大爷，现在由于疫情的原因，医院施行封闭式的管理，除了外出检查外，您和阿姨是不可以离开病区的。吃饭和买生活用品的话，您可以通过手机扫码下单，送到后我们会给您送到病房来的。""什么？不让出门，我们哪会用什么手机扫码，这还让不让我们老年人活了？我不会，还能把我们饿死么！""大爷，您先别激动，您可以把订餐的二维码发给您的孩子，他们在外面也是可以帮您和大娘下单的，或者您可以找我们帮您进行操作。"这时候一旁的大娘缓缓地开口道："孩子，别跟你大爷一般见识，他就这个脾气。我们年纪大了，很多高科技的东西用不明白，孩子在外地工作，赶不回来，这次又赶上我生病，他是担心我才对你这个态度，阿姨给你道个歉。"说着还拍了拍大爷的手。"大娘，您不用道歉，大爷的这些顾虑我都能理解，您就安心地养病，有什么事情尽管找我们，不必客气，我们都会帮助你们的。"

大娘感激地说："孩子，谢谢你！你真是一个善良的护士。一会儿你帮我把那个什么程序发给我儿子，我让他在外地帮我们弄，我知道你们平时都很忙，我们尽量不给你们添麻烦。""大娘，你不用客气，这都是我们应该做的。我帮您发给您儿子吧！"随后我通过大爷的手机，跟他们在外地的儿子进行了简单的沟通。接下来的日子里，大爷再也没跟我们大喊大叫过，每次查房都高高兴兴地跟我们打招呼。

经过一个星期的治疗，大娘很快就出院了，出院前，大娘交给我一封亲手写的感谢信，拉着我的手说："护士，这段时间谢谢你们的照顾了，你们的热情周到，给了我家的感觉，而且给了我战胜疾病的信心。"

其实像这样的小事在病房里每天都可能会发生，我们不光要解决患者疾病上的痛苦，还要在心理上给予其支持和帮助，我们要逐步打开患者的心结，和风细雨地化解风波。患病包括两个部分：身体的疾病和心理的疾病，身体的疾病可以用科学的技术来解决，而由身体的疾病引发的心灵之痛则需要叙事护理去解决。叙事护理让我体会到，我们作为护理人，同时拥有"工程师"和"艺术家"的两种能力，作为"工程师"，我们与医生共同发现患者身体的问题，运用技术手段来解决它；而作为"艺术家"，我们要多一些沟通、关爱和包容，理解患者何时需要一个温暖的微笑，何时需要一个温柔的抚触。把叙事护理用在每一件小事上，让叙事生活化会收获不一样的人生。

九、我愿做一盏灯塔，照亮你心中的夜

患者，高某某，25 岁，生长在单亲家庭里，从小由母亲抚养长大，虽然家庭经济状况一般，但在母亲眼里他是品学兼优的好孩子，新加坡国立大学研究生毕业，上学期间曾得过奖学金，现在是一名程序员，就职于深圳某通信公司。

患者入院时病情较重，持续发热，诊断为急性淋巴细胞白血病，患者的母亲为此特别焦虑。患者入院一个月前反复发热，最高 40℃。由于患者自己在外地工作，以为只是普通感冒，疫情原因未去医院就诊，晕倒在马路后被路人送到医院。待病情平稳后患者母亲将其带回家休养。患者于 6 月 12 日来我院就诊，门诊以"急性淋巴细胞白血病"收院。接待患者入院后，我作为责任护士，尝试与患者本人及其母亲进行沟通，我发现患者不愿与我沟通。

由于患者不喜欢与人沟通，所以先与其母亲进行沟通。

患者母亲："我的孩子非常优秀，为什么会得白血病？"

我："没有人的一生会一路顺畅，都会有一些挫折及困难，当我们经历过这些以后就会一切顺利的，而且现在白血病的治愈率不断地提高，我们要树立战胜疾病的信心。"

就在这时患者看了我一眼，于是我就试图与其沟通。此时我很开心，患者愿意与我沟通。

患者："我只是觉得自己还很年轻，刚刚开始工作，憧憬着自己的未来，我的同学们也都在努力，而我却……"

我："每一个人的经历都是不同的，都会有痛苦的时候，只不过你比他们先经历痛苦，当你度过了这段经历你就会变得更强大，你的人生感悟就会有很大的不同，经历过生病这件事，我相信你以后会变得很坚强，更加自信，而且也会变得从容，风雨之后总会有彩虹。"

患者："护士，我听你说完，心里舒服多了。"

通过这次交谈，我对患者的母亲进行了心理疏导，让患者的母亲感到安心，患者开始慢慢愿意与我沟通，能够表达自己的想法，并积极配合今后的治疗，有利于

护士更好地开展工作。

而我作为他们的护士，更需要在每一个故事里找到患者心中"夜的黑"，做他们的灯塔，照亮前方的路。

十、用心护理，拉近你我

8月份周五的急诊夜班，病房来了一对父子俩，大叔自诉既往体健，没有高血压、糖尿病。因"发作性口角歪斜伴口角流涎 5 小时"入院，入院前 5 小时饮酒时出现口角歪斜伴口角流涎，病程中伴有言语笨拙，走路不稳，共发作一次，持续 20 分钟后缓解。这在神经内科患者里是症状比较轻的。当时我负责接诊，所以对爷俩印象比较深刻。经过星期六、星期日两天的治疗，周一早上护士长查房的时候，患者家属诉患者昨夜折腾了一夜都没睡觉，浑身不舒服。详细询问原因，原来患者病情加重，入院的时候走着来的，现在出现一侧肢体无力，已经不能下床活动。

对于神经内科患者，这种情况是经常发生的。医生、护士对这种情况已经见怪不怪了。但对于患者和家属来说，第一次遇到这种情况，难以理解。他们会认为越治疗越重，被耽误病情，怀疑医疗护理水平，情绪激动、焦虑。对于这种情况，护士需要重视疾病的健康宣讲，而我则正好是大叔的负责护士。

我："您好，大叔，我是您的负责护士。您的治疗和护理由我来为您完成。"

大叔："您好，护士。你知道我吧？我可是活蹦乱跳走着来的，这才来几天，怎么越治越重，这医院水平也不行呀，走着来，抬着出去呀。"

儿子："一开始只是说话不清楚，刚发现我们就来了，多及时，现在走道也走不了，胳膊也抬不起来，喝水、吃饭也呛，是不是给我们耽误了？"

我："我特别理解大叔和你。谁得病谁着急。病来如山倒，病去如抽丝。病不是一天得的，也不会几天就治好。尤其是脑梗塞更需要几个月的时间去康复。现在首要是把心态放平，越急对疾病治疗越没有帮助。在脑梗塞中有一种类型是进展型，起病就到医院就诊，病没有发展到最重，随着治疗，疾病还会进展。脑梗塞就像山上掉了大石头，药物就好比拦着的木板，我们努力去拦，但是它下降的趋势一直在，很多时候不能一下拦住。大石头往坡下滚，滚到底，才会向好的方向发展。大叔您理解我说的话了吗？道理很简单，但要您自己想通，才能过您心里的坎儿。"

大叔："我怎么这么倒霉？得了这个病。"

我："您既往身体挺好，有没有高血压、糖尿病呀？"

大叔："我就是空腹血糖高点，血压不高。"

我："您平时控制血压、血糖了吗？"

大叔："也不高，控制啥，我身体素质挺好，就喜欢抽点烟，喝点小酒。"

我："大叔，您现在的采血结果显示空腹血糖异常、血脂异常，这几天血压测量结果显示，血压也异常。吸烟、饮酒这些都是脑梗塞的危险因素，所以您得这个病，不是一天两天，而是日积月累。"

大叔："我一直认为这些都是小问题，我也没有啥感觉，就认为没事。"

我："大叔您得这个病可不是倒霉，这些小问题就是得病的罪魁祸首，也是您对自己身体疏于管理造成的。"

大叔："这岁数大了，病就找上门了。"

我："大叔，既然敌人已经上门，我们没有不迎战的道理。我们一起战胜他，好吗？"

大叔："好，听你的。躺床上瞎想也没有用。我积极配合治疗，都听你的，你让我干什么，我就干什么。"

我："家属你在治疗的过程中，大叔自己能完成的事情，让大叔自己完成，来体现患者的价值，让他参与到自己的康复治疗中。大叔不能完成的部分，就需要你的帮助。在这个过程中，你要有好的心理状态，不能急躁，你的情绪会直接影响患者的心情，大叔比你还紧张、焦虑。你要给予大叔正能量，鼓励他，给他加油，好吗？"

儿子："好的。我也积极配合。爸，我们一起努力。都等着你回家给我们做饭，做好吃的。"

大叔："还吃呢，得控制饮食了。"

我们都乐了。

每天到病房，检查患者康复情况，规范患者的康复动作，指导语言、吞咽康复治疗。大叔精神状态、情绪都很好，积极配合。

每次大叔都会感谢我，我为大叔的努力付出竖起大拇指。

经过一周的治疗，大叔即将出院，转入康复医院继续治疗。

大叔："谢谢你朱护士，谢谢你开导我们爷俩。你们那么忙，还跟我们讲了那么多。我的心里真的很感动。从一个健康人突然倒下，我这心里的落差太大，难免着急，你耐心地给我讲解这病是怎么回事，我就理解接受了。我再继续努力康复，争取早日能生活自理，不给孩子增加负担。朱护士，你是一个有爱心的护士，设身处地为我们着想。"

我："大叔，非常感谢您的理解和支持。护士长经常告诉我们要换位思考，要多为你们考虑，为你们答疑解惑。看着您积极地配合治疗和康复，我为您点赞。我们都继续努力、加油！祝您早日康复！"

有了叙事护理，护理再也不是一个冰冷的词语，而是让人感动、给人温暖。我用耐心、爱心、细心让患者和家属在医院也能感到不是亲人胜似亲人的温暖。简单的一句问候、一声关心、一个动作，认真地倾听，感同身受地站在患者角度看问题，用心护理，拉近护患的距离，让患者和家属体会到护理人的温馨护理服务。

十一、与爱为伍，一路同行

一个忙碌的工作日中午，36 号 7 床患者家属来找换药，我马上放下手里的事情跟她说："我先给你冲管，现在去给你拿药。"

我拿药来到患者床旁的时候，看见大爷正在吃饭，于是跟大爷说："大爷看起来好多了，比刚来时候有精神了。"这时候家属马上挡在我跟大爷之间，说道："有事你跟我说，换完你就先去忙吧，一会冲完管我自己换药，我会整。"我回答道："好的，那你有事情再叫我。"然后就离开了病房。

这位家属明显给人一种非常抗拒的感觉，她不希望我们护士跟大爷有交流，她充当了患者和护士交流的媒介。

随后，我打开患者的医嘱单，又看了看患者的病历，我发现这名患者的用药好多确实不是我们心内科的常用药，有一些升白细胞、升血小板的药物，我心里一下子就有点明白了，之后跟这名患者交流就更加注意了。

第二天我值夜班，在巡视病房过程中，看见 36 号 7 床家属蹲在走廊，看起来特别无助，于是我走过去，蹲在她旁边，拍了拍她的肩膀，问道："你怎么了？"她抬头看了看我又低下了头，就在我以为她不会再理我的时候，我听见她说："我不想让我爸走。"

我把手搭在她的肩膀上，跟她坦白道："其实，我看过你父亲的病历了，他现在的状态已经非常好了，能看出你们照顾得非常用心，要是我没猜错的话，他应该不知道自己得了什么病吧？"她抬起头，看着我，我能看出她强忍泪水，她跟我说："就一年，哪怕就一年，我带他去看看他没看过的，吃点他没吃过的，让他看看不一样的风景，年轻的时候，我忙，我哥也忙，现在条件好了，有能力了，爸却要走了，我可怎么办啊？"

我在旁边默默地陪了她一会，等到她情绪稳定了，我跟她说："能看出你父亲现在非常幸福，儿女没有负担，家庭幸福，对他来说，可能没有什么比你们过得好更重要的了，现在的他未必就不快乐，不是看过了风景，吃过美食的人生才是圆满的，可能子女幸福才是他最想看到的。"

她看了看我，跟我说："谢谢你听我说这些，也谢谢你跟我说这些，我都能明白，但是可能我还需要一些时间去接受。这段时间麻烦你们了，我特别怕他知道自己的情况，所以有时候态度比较强硬，你们多担待。"我回答道："没关系的，你的心情我们都能理解，你能理解我们才是更难得的。"

这一晚之后，我们明显能感觉到她对护士信任了很多，也不再抗拒我们和她父亲日常的交流。当然，我们也会尊重家属的意愿，不向患者透露他的病情。我想可能是这一次的交流让我们之间架起了一座信任的桥梁。

过了几天，又是我夜班，她来护士站找到了我，跟我说："我们明天就出院了，谢谢你啊！等他这次化疗完，我打算带他去内蒙古看看，这段时间麻烦你们了。"对父母的感恩，不应该只在父亲节、母亲节的那一天，而应该在生活中的每一天。

参 考 文 献

［1］陈和珍，黄稳萍，祝君君，等.叙事护理在慢性伤口患者中的应用效果观察［J］.护理实践与研究，2022，19（12）：1807-1810.

［2］黄辉，刘义兰.叙事护理临床应用的研究进展［J］.中华护理杂志，2016，51（2）：196-200.

［3］程青云，张艳，田雨同，等.叙事护理现状及发展对策思考［J］.护理管理杂志，2022，22（6）：441-445.

［4］杨蕾，邹永辉，王腾飞.叙事护理结合团体认知行为干预在主动脉夹层覆膜支架置入术后患者中的应用［J］.临床医学工程，2022，29（7）：1007-1008.

［5］成琼，朱海燕.叙事教育在我国护理教育中的应用研究［J］.中国医学伦理学，2022，35（7）：720-723，740.

［6］王磊，蒋晓莲.叙事研究——护理质性研究的新方法［J］.中华护理杂志，2006（4）：352-354.

［7］王应芝.我国医改不成功之思考［J］.医学与社会，2006，19（5）：21-23.

［8］王书悦，焦明丽，黎迎，等.医务人员遭受医院暴力及对媒体作用的认知研究［J］.中国医院管理，2017，37（10）：45-47.

［9］赵敏，姜锴明，杨灵灵，等.暴力伤医事件大数据研究——基于2000—2015年媒体报道［J］.医学与哲学，2017，38（1A）：89-93.

［10］张大庆.医学人文学导论［M］.北京：科学出版社，2013.

［11］郑晓瑛，宋新明.中国人口转变，经济发展与慢性病增长［J］.中国高级社会科学，2014（4）：109-118.

［12］丽塔·卡伦.叙事医学：尊重疾病的故事［M］.郭莉萍，魏继红，张瑞玲，译.北京：北京大学医学出版社，2015.

［13］郭莉萍.从文学与医学到叙事医学［J］.科学文化评论，2013，10（3）：5-22.

［14］邹和建，陈晓阳．医学伦理学实践［M］．北京：人民卫生出版社，2014．

［15］郭莉萍．临床工作中的叙事伦理［J］．医学与哲学，2018，39（5A）：15-18，46．

［16］张自力．健康传播学［M］．北京：北京大学出版社，2009．

［17］贺利平，周芸．叙事教育在培养护理本科生人文关怀品质中的应用［J］．中国医药导报，2015，12（9）：157-159．

［18］黄辉，刘义兰，何娇．护士对患者叙事认知的质性研究［J］．护理学杂志，2015，30（20）：74-76．

［19］尚美美．卵巢癌患者心理痛苦的叙事研究［D］．济南：山东大学，2015．

［20］刘颖颜．从叙事医学视角探索社区临终关怀护士培训新路径［J］．上海医药，2015（4）：11-13．

［21］和田仁孝，中西淑美．晏英，译．医疗纠纷调解：纠纷管理的理论与技能［M］．广州：暨南大学出版社出版，2013：46-62．

［22］Giulia MM. Narrative medicine: bridging the gap between evidence-based care and medical humanities［M］. Switzerland: Springer International Publishing, 2016: 93-103.

［23］Garrison D, Lyness JM, Frank JB, et al. Qualitative analysis of medical student impressions ofa narrative exercise in the third-year psychiatry clerkship［J］. Acad Med, 2011, 86(1): 85-89.

［24］Charon R. Narrative and medicine［J］. N Engl J Med, 2004, 350(9): 862-864.

［25］Rita C. The novelization of the body, or, how medicine and stories need one another［J］.Narrative, 2011, 19 (1): 33-50.

［26］Atkinson P. Narrative turn or blind alley?［J］.Qual Health Res, 1997, 7(3): 325-344.

［27］郭莉萍．叙事医学［M］．北京：人民卫生出版社，2020．

［28］黄辉，刘义兰．叙事护理临床应用的研究进展［J］．中华护理杂志，2016，51（2）：196-199．

［29］姜安丽．叙事护理的发轫与探究［J］．上海护理，2018，18（1）：5-7．

［30］王贺．如果护理有温度［M］．郑州：郑州大学出版社，2021．

［31］许冬梅，张明贺，等．40例精神科叙事护理实践［M］．北京：中国医药

科技出版社，2022.

　　［32］张海荣.叙事护理在改善患者就医体验中的实践探索［J］.中国医学人文，2018，4（11）：16-19.

　　［33］周宏珍，杨晓霖.叙事护理与人文素养［M］.长沙：中南大学出版社，2021.